SU GUÍA PARA LA SALUD DE LOS SENOS

EXPERTOS EN ROSA

CINDY PAPALE-HAMMONTREE
SABRINA HERNANDEZ-CANO, RDN, CDE, NC

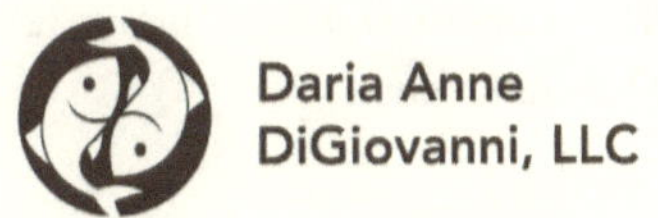

Daria Anne
DiGiovanni, LLC

Impreso en los Estados Unidos de América

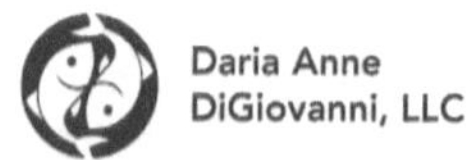

Expertos en Rosa
Su guía para la salud de los senos

Cindy Papale-Hammontree
Sabrina Hernández-Cano, RDN, CDE, NC

Colaboradores

Mónica Yepes, M.D.; Alejandro Badia M.D.; Jill Waibel, M.D.; Deirdre Marshall, M.D.; Erin Wolfe, B.S.; Roger Kouri, M.D.; Daniel Calva-Cerqueiral, M.D.; Richard Nadal, M.D.; Beatriz Amendola, M.D.; Carmen Calfa, M.D.; Javier Jiménez, M.D.; Susan Kesmodel, M.D.; Rita Dargham, D.M.D.; Dennis Patin, M.D.; Moises Jacobs, M.D.; Alex Fagenson, M.D.; Mariana Khawand, M.D.; Khin M. Zaw. M.D.; Don Torok, Ph.D., F.A.C.S.M.; Sameet Kumar, Ph.D.; Cristina Pozo-Kaderman, Ph.D.; Janet Villalobos, A.R.N.P; Jonathan David, Esq.; Suzanne Moe; Gary Barg, CEO & Editor-in-Chief of Today's Caregiver; Tamera AndersonHanna, L.M.C.; Marilyn Van Houten, R.N.M.S., C.C.C.M; Sam Rivera.

Traducción realizada por Claudia Miro de RapidPro Translations

DESCARGO DE RESPONSABILIDAD LEGAL

El cáncer es una condición médica grave. Requiere atención médica profesional. La información en este libro se presenta como una guía para ayudarle en su viaje.

Ninguno de los autores, colaboradores, Daria Anne DiGiovanni LLC, o cualquier persona asociada con *Expertos en Rosa: Su guía para la salud de los senos* o la información contenida en este libro tiene como objetivo sustituir la atención médica. Utilice este libro para ayudarle a hacer preguntas, discutir y ser proactivo junto con el equipo profesional médico que usted elija.

Los autores, el editor o cualquier persona asociada con los Expertos en el libro, el sitio web o cualquier entidad bajo este nombre no son responsables de ninguna pérdida o daño que supuestamente surja de cualquier información o sugerencia en el libro de los Expertos en Rosa.

Nuestro propósito es traer luz y conciencia a las muchas opciones disponibles en el cuidado del cáncer de seno y ayudar a hacer de este viaje uno lleno de paz, esperanza, y mucho amor y alegría.

RESEÑAS

"Es muy importante estar informada como mujer. Cindy y Sabrina proporcionan una perspectiva compasiva y detallada sobre el impacto y, lo que es más importante, sobre las soluciones para fortalecerse a sí misma cuando se trata del cáncer de mama. ¡Gracias, chicas!"

— MARIEL HEMINGWAY

"Son los desafíos más grandes de la vida los que usualmente nos llevan a entender nuestro propósito y para qué estamos aquí. Cindy Papale-Hammontree y Sabrina Hernández-Cano son dos mujeres increíbles que han convertido sus desafíos en oportunidades para iluminar y enseñar a otros. *Expertos en Rosa* es una guía que ayudará a educar a las mujeres sobre la salud del cáncer de mama para las generaciones venideras. Es un honor llamar a estas dos damas amigas".

— TRACY WILSON MOURNING, FUNDADORA DEL PROGRAMA

Honey Shine Mentoring Program y esposa del ex
jugador de Miami Heat Alonso Mourning.

"Expertos en Rosa, es sólo eso, una colección o más bien una comunidad, de personas que ofrecen su experiencia en lo que sucede antes y después del diagnóstico del cáncer de mama. Pero, este libro ofrece mucho más que eso. Además de la invaluable información médica y clínica de algunos de los más respetados y reconocidos médicos en este campo, usted aprende que el viaje es largo y sinuoso, con varias bifurcaciones en el camino. Descubres que el "quimio cerebro" es algo real y los efectos cardíacos de la quimioterapia también se destacan. Se discute la importancia del cuidado dental y se le recuerda que la nutrición y el ejercicio son de suma importancia. Aprendes el papel central que juega la espiritualidad y eso incluye mi amor... la música! ¡Quién lo diría! Y no olvidemos el papel vital del cuidador, esa persona que esta a tu lado que te defiende en cada paso del camino. Considere este libro como otra animadora, gritando y haciendo volteretas desde la línea de banda, cantando "¡Tú puedes con esto! ¡Tú puedes hacerlo! ¡Porque, por supuesto que si puedes!"

— Julie Guy, presentadora de Morning Radio, Lite 101.5
FM

"Sabrina y Cindy nos están iluminando una vez más con la inteligencia continúa vinculada a la lucha continua contra el cáncer de mama. Su implacable compromiso es un testimonio de su pasión y dedicación a esta causa".

— Mari Secada, Secada Productions, Inc.

DEDICACIÓN

Es con el placer y el gran amor de hermana que dedico Expertos en Rosa a mi querido hermano Mike Papale, quien perdió su batalla contra el cáncer de colon en junio de 2010 a la temprana edad de 51 años. Mike era un tipo increíble y cariñoso que siempre se esforzaba por ayudar a los demás. Estábamos todos devastados al escuchar la noticia de su diagnóstico, pero Mike siempre se mantuvo positivo. Rara vez se quejaba de su dolor.

Debido a que todavía era un niño dentro del cuerpo de un joven, Mike podía ser inmaduro a veces. Recuerdo nuestros años escolares cuando él y yo fuimos sacados de la clase al mismo tiempo y pensamos que nos estaban echando de la escuela. Estaba asustada; Mike estaba feliz. Resultó que nos habían expulsado de clase porque descubrieron que no habíamos recibido las vacunas obligatorias contra la poliomielitis. Al enterarse de la noticia, Mike ya no estaba contento.

Durante 30 años trabajó en el Hollywood Memorial Hospital en la Unidad de Pediatría de la UCI, donde salvó la vida de muchos bebés. Mike era muy cercano a sus compañeros de trabajo, muchos de los cuales tomó bajo su protección. Gente como Jay Hill, a quien siempre seguía riendo, y De Ann Laufenberg, a quien amaba como a una hermana (y cuya familia lo trataba como a uno de los suyos).

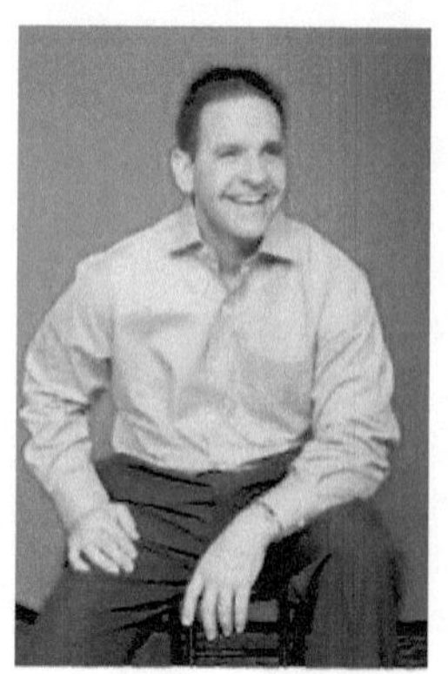

A las otras amigas de Mike, Bobbie Jones y Eileen Watkins, gracias por cuidar tan bien de él durante sus últimos días. A su esposa Debbie, quiero que sepas que Mike te quería más que a nada en este mundo. También habría estado orgulloso de sus dos hijos Debbie y Michael, y de sus ocho nietos. Todos extrañamos y amamos a Mike, y sabemos que estás descansando en paz - otro ángel cuidando a tu familia y amigos.

Mike Papale

Con mucho amor de tu hermana,
Cindy Papale-Hammontree

DEDICACIÓN

En memoria de mi socio Allen Brentenson y mi hermano Ralph Lázaro Sánchez.

Con mucho amor recuerdo al inolvidable y el mejor socio de negocios que pude haber pedido. Allen, sé que tu espíritu sigue conmigo y que tus ojos azules nos vigilan a todos.

Siento tu orgullo y tu guía en la crianza de "nuestro bebé", Hummingwell bar, nuestro proyecto humanitario de amor. Su pasión, sus palabras de aliento y su conocimiento de los negocios perduran. Pienso en ti todos los días y cumplo cada promesa que te hice antes de que me dejaras. El compromiso de Hummingwell con los niños de St. Jude's siempre será nuestra primera prioridad, mientras continuamos deseando el bienestar de todos y cada uno de nuestros clientes. Te amo por todo lo que fuiste durante tu tiempo en la tierra, y por todo lo que sigues representando: un buen estadounidense a la antigua usanza, un águila nacida y criada en Montana. Nuestro Colibrí está volando alto; siempre serás el viento bajo mis alas.

Yo te quiero.

Tu "mejor socia". Sabrina

Allen Brentenson se graduó de la Thunderbird School of Global Management. Fue un hombre de negocios a nivel internacional que se unió a una empresa de fortuna 500 y la dirigió con éxito a través de América Latina y el Caribe. Fue miembro de la junta directiva de Baptist Hospital durante muchos años y formó la División Internacional de Baptist Health South Florida, donde Allen y Sabrina se conocieron y trabajaron juntos. En 2003, Allen y Sabrina descubrieron que ambos compartían la

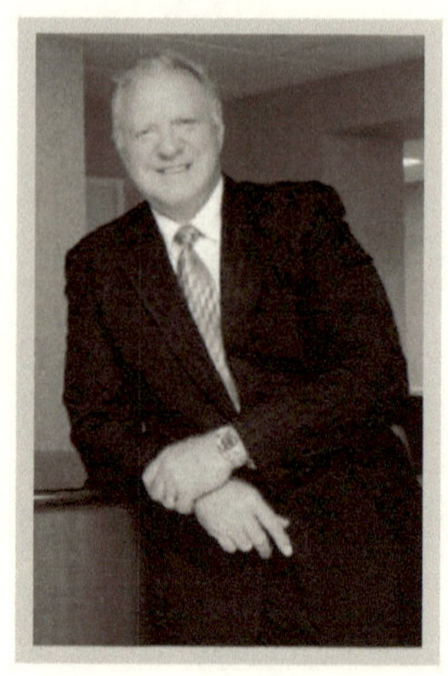

misma pasión por la buena nutrición y el bienestar. Ellos fundaron Scientific Nutrition y desarrollaron las barras del bienestar Hummingwell para llevar a la comunidad el mensaje de que la comida deliciosa también puede ser nutricionalmente sana.

Después demuchas pruebas y el descubrimiento de ingredientes de primera calidad en Oregon, se arriesgaron y desarrollaron una barra que tiene todas las bondades de la naturaleza con 22 vitaminas y minerales. Poco después del nacimiento de las barras de Hummingwell, Allen recibió un diagnóstico devastador: un cáncer maligno poco común llamado angiosarcoma en la frente. Le quitó la vida el 14 de enero de 2015. Él deja un legado de liderazgo y amistad y a su socia Sabrina para continuar con el nombre de su pajarito y su mensaje de bienestar, Hummingwell.

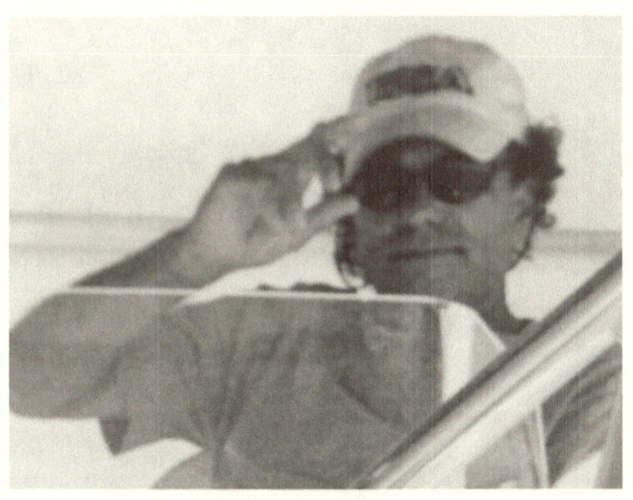

¡A mi hermano Ralph Lázaro Sánchez - un espíritu libre y afín a quien perdí el 26 de diciembre de 2014 por el cáncer de próstata metastásico - mi hermano, tu fuiste absolutamente lo máximo! Estoy viviendo la vida que me enseñaste a vivir. Cada día es un soplo de aire fresco del océano; cada minuto escucho el sonido de las campanas de la iglesia y sé que tu espíritu está danzando en mi corazón.

Te amo y te extraño, especialmente todos los años durante el Día de Acción de Gracias y todos los que quedan por venir.

Tu hermana,

Sabrina

CONTENTS

PREFACE

VINCE PAPALE

Cuando pienso en lo que la gente diría sobre cual fue mi legado, pienso que sería que "él ayudaba a las personas a alcanzar su pleno potencial". Y al pensar en ello, una de las mayores pérdidas de tiempo es la pérdida del potencial y no vivir la vida al máximo. Una persona que conozco que no está desperdiciando un segundo de su vida es mi querida y valiente prima, Cindy Papale-Hammontree.

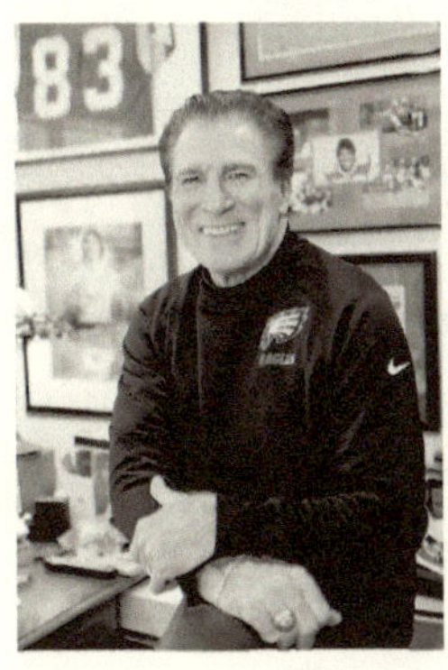

En el fútbol, no entraríamos en un partido sin un plan de juego que esté bien escrito en nuestro libro de jugadas. Y lo mismo debería ser cierto en la vida porque en este juego del mundo real es mejor estar preparado para los obstáculos y atrasos. En su nuevo libro, *Expertos en Rosa: Su guía para la salud de los senos* Cindy, junto con su coautora Sabrina Hernandez-Cano les proporcionan a usted y a sus cuidadores un plan de juego ganador y una estrategia para derrotar a uno de los mayores oponentes en la vida, el cáncer. En este caso, el cáncer de mama. Cindy ciertamente ha luchado en su batalla de 18 años como sobreviviente del cáncer de seno. Creo que yo también lo he hecho después de patear al cáncer de colon en el trasero durante los últimos 17 años.

Una de las claves para sobrevivir es la actitud y, por supuesto, rodearse de un equipo ganador. Al tratar de encontrar algo original para comparar, sigo volviendo al equipo elite del ejercito naval Navy Seal Team Six remando ese barco contra las olas y el mar. Visualice esto en la batalla contra el cáncer de mama: cada persona que tira de su remo debe hacerlo al unísono para atravesar esas poderosas olas. Cada

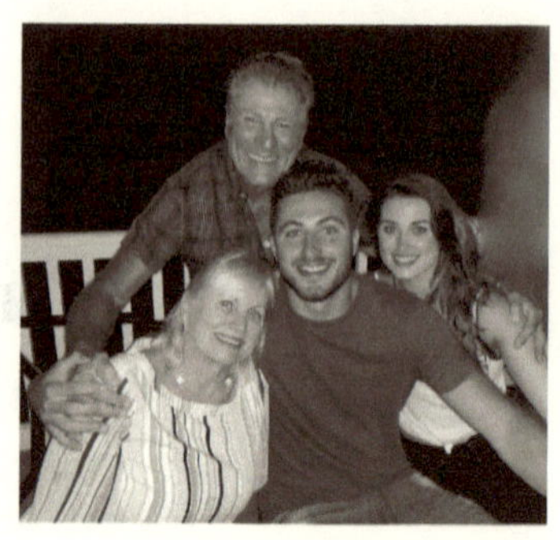

Vince Papale con su esposa Janet, su hija Gabriella y su hijo Vinny

persona tiene que cavar profundo, ignorar el dolor y encontrar algo en su interior que no sabía que existía para poder ganar esa batalla. Imagine que cada remo esta remado por el oncólogo, el radiólogo, el cirujano, el hospital, el cuidador, el técnico de laboratorio, el nutricionista y el entrenador físico. El 'cox' es la familia. Si un remo está fuera de cadencia, el barco entero se sacude y se desvía fuera de control, y toda la misión se pierde. En el caso de Cindy, todo estaba en sincronía, y aquí está 18 años después sonriendo e inspirando. Ella está ayudando a la gente a alcanzar su pleno potencial no sólo sobreviviendo sino también cuidando, compartiendo e inspirando.

En mi batalla contra el cáncer descubrí que la nutrición y el buen estado físico eran las claves de mi supervivencia, así como, por supuesto, la actitud y el equipo. Sabrina amplía la información sobre nutrición en *Expertos en Rosa* y te voy a implorar que estés en la mejor condición física de tu vida mientras te acercas a tu juego, el Super Bowl de tu vida.

Cindy está tan llena de energía y pasión que ella te va a encantar mientras lees este libro. Sí, te vas a reír y vas a llorar, pero lo más importante es que vas a estar inspi-

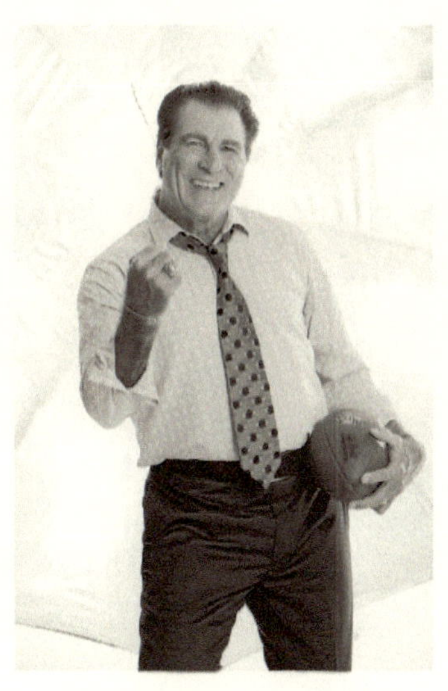

rado y motivado para ser lo mejor que puedas ser y no desperdiciar tu potencial. Gracias a la investigación moderna y a mujeres fuertes como Cindy y Sabrina, está claro que lo imposible es realmente posible y que habrá una cura para el cáncer. ¡Hacer lo impensable es lo que define ser invencible y Cindy, Sabrina y todos nosotros nacimos para ser invencibles!

BRCASTRONG

BRCAStrong fue fundada por Tracy Milgram-Posner en 2015 como un grupo de apoyo comunitario para mujeres positivas y sobrevivientes del BRCA. En 2018, BRCAStrong se convirtió en una organización sin fines de lucro www.brcastrong.org que se construye sobre la base de apoyar a las Pre-vivientes y Sobre-vivientes. Ya sea que se trate de un control de rutina o de una cirugía preventiva, podemos ayudarlo a lo largo de su viaje.

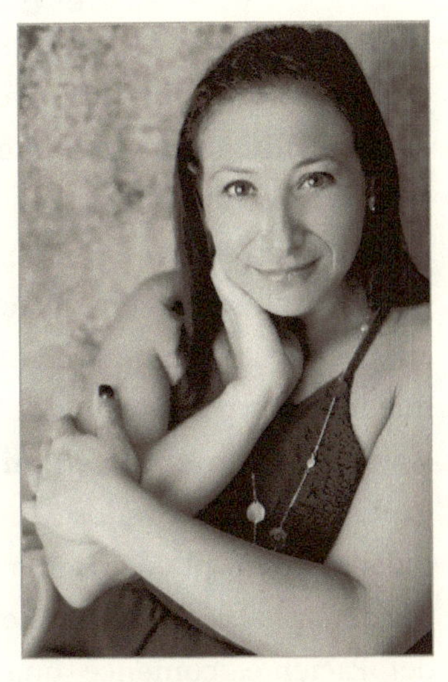

Tracy Milgram-Posner

El diagnóstico puede ser abru-mador y aislante. ¡Usted no está solo! BRCAStrong lo guiará a través del proceso con otros que están tomando las mismas decisiones y enfrentando los mismos temores. Empoderar a las mujeres que viven a través de su viaje y las mastec-tomías es imperativo. Podemos ayudar a las mujeres a establecer una red con la fundación y los médicos adecuados para apoyar adecuadamente sus necesidades. "Nuestra misión es apoyar, educar, inspirar y empoderar a Pre-vivientes y Sobrevivientes, para eliminar el sentimiento de aislamiento." A través del dinero recaudado con BRCAStrong financiamos a las mujeres que necesitan sostenes u otra ropa femenina, ayudaremos a que esas mujeres se sientan completas de nuevo. BRCAStrong se esfuerza por aliviar las cargas emocionales y financieras de las mujeres que enfrentan cáncer de mama y/o de ovario genéticamente predispuesto a través de la promoción, la asistencia directa, el empoderamiento, las iniciativas de recaudación de fondos y eventos.

Me sometí a pruebas genéticas a los veinte años y me enteré de que era portadora de la mutación del gen BRCA 2 antes de que "Angelina Jolie" presentara al público su diagnóstico. Antes de su diagnóstico había muy pocos grupos de apoyo o incluso investigación como los que hay ahora. Tres meses antes de mi viaje quirúrgico para convertirme en un Pre-vivor, empecé con BRCAStrong. Cuando empecé BRCAStrong mi intención era sensibilizar a otras mujeres y familias, poco pensé que un par de años más tarde tendría a más de 2.000 mujeres en un grupo privado publicando preguntas y compartiendo sus historias en todo el país.

Convertirse en un Pre-viviente no fue una opción fácil, ¡quien dijo que remover partes sanas del cuerpo sería fácil! "NADIE JAMÁS." Mi viaje se ha convertido en mi pasión y continuaré compartiendo mis experiencias con todos y marcaré la diferencia en tantas comunidades como pueda. Había participado en un ensayo clínico (airXpanders), hablé en el Capitolio con respecto a la Ley de Educación del Paciente, comencé una Boutique de Concierge (UnBRCAble Boutique), Eventos (Panel Médico y Desfiles de Moda), Retiro para Sobrevivientes y Pre-vivientes, artículos de revistas, salud de Dateline y mucho más.

BRCAStrong está agradecido y agradecido por haberse asociado con Cindy PapaleHammontree y Sabrina Hernández-Cano. Ambas forman parte de la Junta Directiva de BRCAStrong.

Cindy desde el primer día que te conocí en persona después de ser amiga a través de los medios sociales durante 2 años, sentí que tu energía era contagiosa, tu historia era UnBRCAble y me abriste tu corazón ese día y sentiste una conexión que duraría mucho tiempo. Desde ese día en adelante en 2018 hemos hablado al menos dos veces al día planeando lo que podemos hacer a continuación y cómo podemos llegar juntas. Su manera de trabajar en equipo, dedicación y compromiso es admirable.

Sabrina, Cindy me habló de ti durante meses y cuando te conocí, supe porqué eras su cómplice. Ambas mujeres, en mi opinión, tienen un corazón tan grande y un alma tan grande. La primera vez que conocí a Sabrina en persona fue en la firma de libros Experts In Pink y ella estaba contando mi historia. Mientras que Sabrina contaba mi historia al publico presente dijo que esa historia era personal, y dijo llamemos a Tracy mientras las lágrimas corrían por su cara y mientras me saludaba con el abrazo más fuerte que he sentido. Desde ese día en adelante nuestro vínculo y relación ha crecido.

A Blessed to Be Stressed trabajando con estas increíbles mujeres y su libro que ayudará a millones de mujeres.

Para más información visite BCRAstrong.com.

PRÓLOGO

GAIL IRONSON, PH.D, M.D.

Cindy y Sabrina se han unido por tercera vez para poner a disposición de todos aquellos que tienen o conocen a alguien con cáncer de mama un libro excepcional, un libro de lectura obligada, reuniendo a un grupo increíble de expertos. Han hecho un trabajo increíble al hacer que sus libros anteriores *The Empty Cup Runneth Over y Miami Breast Cancer Experts* sean aún mejores, actualizando los contenidos y añadiendo varios capítulos para ofrecer a los lectores las últimas opciones de tratamiento.

Lo bueno de este libro es que cubre múltiples temas, y lo hace de una manera legible e interesante, permitiéndonos estar mejor informados sobre cómo sobrellevar la situación, qué esperar y cómo tomar decisiones sabias sobre el tratamiento. También le ayudará a discutir las opciones con el personal médico.

Conocí a Cindy hace más de 20 años cuando era asistente administrativa en el Centro de Servicios Psicológicos de la Universidad de Miami. Inmediatamente me impresionó su entusiasmo y su habilidad para hacer que todos los que venían al Centro de Servicios Psicológicos se sintieran cómodos. Su inclinación natural por compartir y ayudar a la gente llevó a este libro (y a los dos anteriores) donde, en una labor de amor, ha transformado su propia experiencia desgarradora con el cáncer de mama en un vehículo para educarnos acerca de muchos aspectos de cómo lidiar con él. Ha reunido a un grupo increíble de expertos que escriben capítulos sobre todo lo que uno quiere saber sobre esta enfermedad. Este libro quita el misterio y el miedo del cáncer de mama haciendo familiar el diagnóstico y lo que sucede.

Los expertos incluyen médicos, una enfermera, un nutricionista, un profesional de la salud mental y un abogado. En un capítulo particularmente conmovedor, la enfermera de oncología Janet Villalobos describe los altibajos diarios del tratamiento de pacientes en primera línea (especialmente niños). Ella también da algunos consejos útiles a los pacientes de cáncer de años de experiencia viendo a los pacientes pasar por el tratamiento.

La cobertura de expertos médicos en diferentes áreas relacionadas con el cáncer de mama es amplia. Lo nuevo en esta edición es un capítulo sobre la imagenología y el diagnóstico de la BCA. Usted puede darse cuenta de que este capítulo está escrito por un profesor y un médico galardonado, ya que ofrece explicaciones muy claras (incluyendo excelentes imágenes radiográficas) de por qué el médico podría necesitar pruebas adicionales para el diagnóstico y cuáles son estas pruebas. Este capítulo es particularmente útil porque proporciona suficiente información para dar al lector una idea de lo que puede esperar durante los procedimientos de diagnóstico, lo que los médicos buscan y cómo se hace el diagnóstico. Por lo tanto, no te sientes que estas "en la oscuridad".

Una vez diagnosticado, los lectores pueden aprender sobre el tratamiento en los siguientes tres capítulos. El nuevo capítulo de la Dra. Susan Kesmodel sobre la cirugía describe los diversos tipos de cirugías, incluyendo la tumorectomía y los diferentes tipos de mastectomías. El capítulo sobre Oncología del Cáncer de Mama de la Dra. Carmen Calfa describe los diversos subtipos de cáncer, estadios y quimioterapias. A veces es técnico, pero sigue siendo comprensible y transmite información muy necesaria y elimina el miedo sobre las opciones. Otro capítulo de tratamiento es el capítulo actualizado por la Dra. Beatriz Amendola sobre Radioterapia. Describe los avances en la radioterapia, incluyendo, por ejemplo, la braquiterapia, en la que se coloca una fuente de tratamiento radiactivo cerca o dentro del tumor, que preserva los tejidos adyacentes de la radiación. Ella hace una comparación con la radioterapia tradicional de haz externo y observa, por ejemplo, que la braquiterapia reduce drásticamente la duración del tratamiento. El saber qué se puede esperar durante la cirugía, la quimioterapia y la radiación a la que el lector tendrá acceso en este libro, puede ayudarlo a estar preparado para hacer frente a los tratamientos.

Después de la cirugía, una de las decisiones difíciles a las que uno se enfrenta es decidir qué tipo de reconstrucción mamaria debe hacerse. Este libro tiene un conjunto de cuatro capítulos que le ayudarán a guiarse. Tres de estos capítulos son nuevos, mientras que el del Dr. Khouri está actualizado. La Dra. Deirdre Marshall cubre las diversas opciones de la cirugía plástica, el Dr. Khouri habla de la reconstrucción mamaria autóloga (es decir, el uso de sus propios tejidos y el injerto de grasa). Y también incluye dos nuevos capítulos para mejorar la apariencia de la reconstrucción: uno sobre el tatuaje del pezón (Suzanne Moe) y otro sobre la rehabilitación de cicatrices (Dra. Jill Waibel).

Los siguientes temas proporcionan información sobre los problemas asociados con el tratamiento del cáncer de mama y cómo tratarlos. Algunos síntomas particularmente

problemáticos incluyen linfedema, neuropatía y dolor: El capítulo del Dr. Badia detalla cómo reconocer la linfedema, separa la realidad de la ficción y da sugerencias para mejorar los síntomas. Un capítulo actualizado por el Dr. Patin ofrece descripciones muy útiles y opciones para el tratamiento del dolor. El reconocimiento de que las terapias contra el cáncer de mama pueden tener un marcado impacto en la salud dental y qué hacer al respecto se trata en el nuevo capítulo del Dr. Dargham. Finalmente, las complicaciones cardíacas potenciales de agentes específicos de quimioterapia y radioterapia son parte del cuadro completo cubierto en el nuevo capítulo por el Dr. Jiménez.

Hay varios capítulos en los que se reflexiona sobre cómo lidiar con el cáncer de mama y cómo mantener el bienestar emocional tanto de la paciente como del cuidador. El capítulo principal en este sentido está escrito por una experimentada psico-oncóloga, Sameet Kumar, PhD, a quien invito cada año a dar una conferencia en mi clase de postgrado de estudiantes que se están formando para ser psicólogos de la salud. Un nuevo capítulo sobre Yoga y Meditación por Tamera Anderson Hanna explica los muchos beneficios del Yoga y la meditación (incluyendo una sensación de calma) y la importancia de encontrar un practicante que se especialice en Yoga para pacientes con cáncer. Y este libro no se olvida del cuidador : El nuevo capítulo de Gary Barg discute compasivamente los desafíos que implica.

Los estilos de vida saludables son otra de las principales áreas de contenido, con capítulos de expertos que proporcionan información actualizada. Éstos serán útiles tanto para las personas con cáncer de mama como para aquellas que deseen tomar medidas para evitar el cáncer de mama. El capítulo actualizado sobre nutrición, escrito por una nutricionista y coeditora de este libro, Sabrina Hernández-Cano, proporciona información amplia sobre alimentación saludable, superalimentos, suplementos para pacientes con cáncer o para la prevención, información sobre la pérdida de peso y recetas maravillosas. Hay un capítulo sobre la obesidad del Dr. Moisés Jacobs, que se centra en las opciones quirúrgicas. Y un capítulo muy informativo sobre el ejercicio de Don Torok, PhD, da consejos útiles sobre qué actividades generales hacer que en realidad cuentan como ejercicio, así como sugerencias específicas sobre el cáncer para que el ejercicio se pueda hacer de manera segura. El ejercicio es particularmente importante tanto para la prevención del cáncer como para mejorar el bienestar general. De hecho, otra literatura muestra que el ejercicio es el equivalente a tomar un antidepresivo para la depresión de leve a moderada.

Las historias personales también ayudarán a las personas con cáncer a sobrellevar y navegar esta difícil enfermedad. Como Cindy señala, el diagnóstico y el tratamiento del cáncer de mama son indudablemente difíciles y a menudo resultan chocantes. Su historia lo guía maravillosamente a través de los ajustes y las decisiones, y le habla de su emocionante viaje hacia adelante con la escritura de los libros para hacer que la información intrincada sea alcanzable. Ella es un brillante ejemplo de resiliencia. Marilyn Van Houten nos lleva a través de su inspiradora historia de la dificultad de encontrar un bulto y ser diagnosticada con cáncer de mama, pero también descubre un nuevo mundo para ella y sus nuevos amigos a través del canto en el coro "The Heroines Choir".

Además, este libro no duda en discutir temas difíciles - proporciona información sobre temas profundamente personales como el sexo y la sexualidad de Christina Pozo-Kaderman, Ph.D. Otra preocupación difícil que se aborda es lo que sucede si la salud se deteriora significativamente - hay un capítulo completo sobre cuidados paliativos del Dr. Khin M. Zaw y la Dra. Mariana Khawand. Hay un nuevo capítulo de Sam Rivera, quien valientemente discute un tema a menudo olvidado y estigmatizado - el cáncer de mama masculino. Y finalmente, hay un capítulo legal informativo por Jonathan David, esquire.

Para concluir, se estima que 1 de cada 8 mujeres contraerá cáncer de mama durante su vida. La información sobre el tratamiento y las decisiones que uno debe tomar después de ser diagnosticado con cáncer de seno pueden ser desalentadoras y abrumadoras. Este libro indudablemente ayudará a lidiar con esas decisiones y a tomarlas. Y ayudará a navegar por lo que viene después del diagnóstico. Es un gran servicio que Cindy y Sabrina han hecho al poner en marcha este libro actualizado y lo apoyo con mucho entusiasmo.

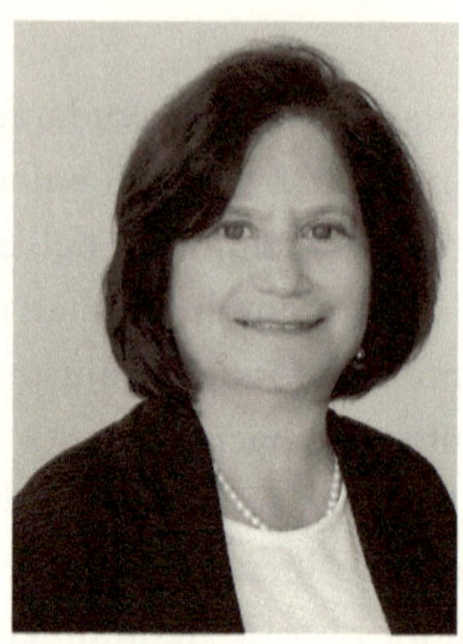

La Dra. Gail Ironson es Profesora de Psicología de la Salud y Psiquiatra Certificada. Recibió su doctorado de la Universidad de Wisconsin, su doctorado de la Universidad de Miami y su entrenamiento de residencia en Stanford. Tiene 250 publicaciones en el campo de la medicina del comportamiento aplicada al VIH/SIDA, el cáncer y las enfermedades cardiovasculares, es la actual presidenta de Health Division of the International Positive Psychology Association es ex presidenta de la Academy of Behavioral Medicine Research Society (una organización de nivel superior sólo por invitación) y es miembro actual o pasado de la junta editorial de cinco revistas (International Journal of Behavioral Medicine, Mind/Body Medicine, AIDS and Behavior, Health Psychology y Journal of Applied Psychology).

Ha dirigido o codirigido estudios de investigación financiados con fondos federales que investigan los factores psicológicos en la supervivencia a largo plazo con el VIH/SIDA, el control del estrés en el VIH y el cáncer, la terapia de masaje y la inmunidad, y los tratamientos para la recuperación de eventos traumáticos. Finalmente, estableció y dirige el programa de tratamiento de traumas en el Centro de Servicios Psicológicos de la Universidad de Miami, que pone a disposición de la comunidad (en base a una escala móvil) tanto los enfoques tradicionales

(PE, CPT) como los nuevos (EMDR) para el tratamiento. Sus áreas de enfoque actuales incluyen el examen de factores psicológicos positivos (como la espiritualidad, la compasión, el significado, el afecto positivo, el optimismo y la expresión emocional) y la salud, y la recuperación del trauma.

INTRODUCCIÓN

Es con inmenso placer que Sabrina y yo le damos la bienvenida a *Expertos en Rosa: Su guía para la salud de los senos*. En 2014, nos propusimos lograr una meta simple pero importante con nuestro libro *Miami Breast Cancer Experts: Su guía indispensable para la salud de los senos* - para crear una mayor conciencia a través de los ojos de las sobrevivientes de cáncer de seno y la experiencia de los profesionales médicos y de la salud que conforman el cuidado integral del viaje de una mujer a través del diagnóstico, tratamiento y recuperación del cáncer de seno. Aunque se habían publicado muchos libros sobre el tema, nunca se habían reunido expertos en la materia para compartir sus conocimientos sobre su especialidad. Basados en la retroalimentación positiva y las críticas favorables que recibimos, creemos que logramos nuestro objetivo.

Con *Expertos en Rosa*, decidimos ampliar los temas para incluir información muy necesaria sobre temas relacionados con el cáncer de mama, incluidos los efectos cardíacos después de la quimioterapia y la radioterapia por el Dr. Javier Jiménez; Yoga y atención plena por Tamera Anderson; y musicoterapia y su efecto beneficioso sobre el sistema inmunológico por Marilyn Smith Van Houten. Alejandro

Badia, M.D., F.A.C.S., un cirujano de renombre mundial de manos y extremidades superiores, fundador de Badia Hand to Shoulder Center con sede en Miami y el innovador creador de OrthoNOW®, una franquicia nacional única de centros ortopédicos sin cita previa, contribuyó con un capítulo completo sobre los efectos de la linfedema y la neuropatía después del tratamiento.

Estamos seguros de que encontrará inspiración, educación y esperanza al pasar las páginas de *Expertos en Rosa* y le deseamos una abundancia de bendiciones en su viaje.

A tu salud,

Cindy Papale

Autor/Sobreviviente/Productor Ejecutivo

1

──────

DONDE ANTES ESTABA

CINDY PAPALE-HAMMONTREE

Mientras me sentaba a escribir mi tercer libro, *Expertos en Rosa: Su guía para la salud de los senos*, reflexioné sobre el día en que escuché esas temidas palabras: "Tienes cáncer de seno", hasta donde estoy ahora. Para mí, más que nada, el cáncer era horripilante y deshumanizante. Desde aquel diagnóstico hasta la cirugía, y pasando por el tratamiento y la pérdida de mis senos, fue un gran desafío. Esto puso una tensión en mi matrimonio y dañó mis relaciones con mi familia y amigos. En lo más profundo de mi alma, pensé que iba a morir, y nunca me había sentido tan sola.

Dieciocho años han pasado desde el día del diagnóstico con un cáncer de mama invasivo multifocal izquierdo (es decir, más de un tumor) en estadio I. Ya no siento la desesperación y el aislamiento de hace casi dos décadas, porque he conocido a la gente más increíble. Tener cáncer de mama demostró ser una bendición disfrazada. Entre otras muchas experiencias divertidas, modelé en un desfile de moda sobre el cáncer de mama con mujeres inspiradoras en el evento *Day of Caring* patrocinado por el Baptist Hospital de Miami, Florida. Nunca olvidaré la alegría de salir al escenario frente a 500 personas y mostrarles que sobreviví.

Volviendo al 13 de julio de 2000, recuerdo que me desperté solo en recuperación, escuchando todas las máquinas conectadas a mí, y que tenía miedo. Mi vida tal como la conocí había cambiado dramáticamente. Aunque me sentí aliviada al saber que el cáncer no se había propagado fuera de mis ganglios linfáticos, saber que era un tumor invasivo multifocal me infundió una ansiedad y preocupación formidables. Mi tumor estaba por debajo de los 2 centímetros, pero tener tres separados me asustaba. Luego, por supuesto, vino la molesta pregunta que estoy seguro de que la mayoría de los pacientes de cáncer hacen: "Aunque no había nódulos linfáticos afectados, ¿el médico extirpó todo el cáncer? Sin embargo, al mismo tiempo, sé que preocuparme excesivamente por algo sobre lo que no tenía control sólo impediría mi recuperación.

Tres meses después, me hice una mamografía en el seno derecho, la cual, según el radiólogo, parecía sospechosa. Decidí que me extirparan el pecho derecho, aunque resultó ser benigno. Durante los meses siguientes, opté por tomar un medicamento llamado Tamoxifeno. En ese momento, el protocolo era de cinco años. La quimioterapia era simplemente demasiado fuerte para mí, así que tomar Tamoxifeno era mejor que no recibir ningún tratamiento. Me fue bien con la droga; mi único síntoma fue que la temperatura de mi cuerpo fluctuaba de caliente a fría. Otras mujeres que conocí trataron síntomas mucho peores como adelgazamiento del cabello, aumento de peso y malestar óseo. Me sentí terrible por ellos y le agradecí a Dios que no tenía que lidiar con los mismos síntomas; ya tenía suficiente con lo que lidiar, desde no tener senos hasta divorciarme. Cuando me puse nerviosa hasta la fecha, rara vez recibí una segunda después de salir....y eso, amigos míos, es deprimente!

Aproximadamente un año después de perder ambos senos, fui invitada a hablar con estudiantes de pregrado en una clase de psicología en la Universidad de Miami, donde compartí mi viaje sobre el cáncer de mama. Fue emocionante y desafiante para mí; a menudo, me encontraba luchando contra las lágrimas mientras intentaba responder a mis preguntas personales. Sin embargo, sabía que tenía que ser honesto si quería educar a otros sobre la enfermedad.

Durante esa primera conferencia, me sorprendió que muchos estudiantes no supieran mucho sobre el cáncer de mama y el cáncer en general, aparte del hecho de que había múltiples y distintivos estadios y tipos. Aún así, me gratificó su genuino interés en el tema, como lo demuestra su sincera atención y la variedad de preguntas.

Durante los siguientes tres años, mis presentaciones en las escuelas secundarias y universidades de Broward y Miami-Dade me llevaron a la publicación de mi primer libro, *The Empty Cup Runneth Over*, con mi amiga y coautora Sabrina Hernandez-Cano. En él, compartí mi viaje y entrevistas con varios especialistas en cáncer de la Universidad de Miami que me explicaron en detalle cosas importantes como mamografías y ultrasonidos, cómo se realizan las biopsias y el proceso de reconstrucción del seno. También entrevisté a seis mujeres menores de 30 años a las que se les diagnosticó cáncer de mama. Cada una de sus inspiradoras historias se convirtió en parte de *The Empty Cup Runneth Over*.

El libro se vendió tan bien en Barnes and Noble y en Amazon en el transcurso de siete años que Sabrina y yo decidimos escribir otro. En octubre de 2015, publicamos *Miami Breast Cancer Experts*. La mesa redonda y la firma de libros con los médicos de Books and Books en Coral Gables atrajeron a más de 250 personas, y la presentación se transmitió en directo a más de 40.000 personas. *Miami Breast Cancer Experts* continúa vendiéndose bien y cosechando excelentes críticas de sus lectores. Al momento de escribir este artículo, el 6 de octubre de 2018, *Experts in Pink: Your Guide to Breast Health* se publicará nuevamente en Books and Books in Coral Gables, donde los médicos organizarán un panel de discusión antes de la firma de libros.

El cáncer de mama me ha llevado a un viaje increíble: He conocido a los hombres y mujeres más notables, he aparecido en nuestra emisora local del Canal 6 y he tenido una entrevista con una maravillosa organización llamada *Living Beyond Breast Cancer* (LBBC), con la que sigo en contacto. Actualmente, estoy colaborando con el productor Derek Britt, ganador del Premio Peabody, en un largometraje y una serie piloto inspirada en mi viaje por el cáncer de mama.

Realmente creo que vivimos nuestras vidas no sólo para nosotros mismos, sino también para otros que necesitan que permanezcamos fuertes y nos esforcemos. Es importante mostrar a otras sobrevivientes de cáncer de seno que ellas también pueden ser fuertes y que no están solas. Sentirse impotente, como si su alma se hubiera escabullido, es normal. Pero para mí, el mayor desafío fue silenciar mi mente después de mi diagnóstico inicial. Pensamientos como, *¿cómo me veré sin senos?* y *¿voy a morir?* reverberando a través de mi cerebro. De seguro, el diagnóstico y tratamiento del cáncer de mama inicia un viaje único e individual para cada paciente. ¡He llegado a verlo como mi bendición disfrazada y me niego a ser una víctima!

Estoy encantado de que usted descubra la información más actualizada sobre los tratamientos, aportada por múltiples médicos talentosos y consumados - todos los cuales conozco personalmente. Algunos incluso son mis propios médicos. Hace aproximadamente un año, un amigo me refirió al Dr. Javier Jiménez, un cardiólogo del South Miami Hospital, quien escribió un capítulo en este libro sobre los efectos cardíacos después de la quimioterapia y la radioterapia. Le doy crédito por preservar mi cordura después de que tuve dificultades para adaptarme a un medicamento recetado por otro cardiólogo para la hipertensión y el colesterol. El Dr. Jiménez ofrece una combinación única de ciencia y medicina de alto nivel dentro de una atmósfera de apoyo - verdaderamente lo mejor de ambas dimensiones del cuidado.

Mi experiencia con el cáncer de mama también me conectó con la Dra. Carmen Calfa, una oncóloga médica de mama del Centro de Atención Integral Sylvester de la Universidad de Miami. Al igual que la Dra. Jiménez, la Dra. Calfa demuestra una compasión admirable por todos sus pacientes. Su capítulo sobre oncología médica del seno proporciona información vital sobre el último nivel de tratamientos.

En última instancia, este libro está lleno de ESPERANZA, como debe ser. La esperanza nunca debe ser quitada de alguien a quien se le haya diagnosticado cáncer de seno. Como sobreviviente, soy un ejemplo vivo de que se puede superar.

Para terminar, me gustaría compartir una de mis citas favoritas de Albert Schweitzer:

"En la vida de todos, en algún momento, nuestro fuego interior se apaga. Luego se incendia por el encuentro con otro ser humano. Deberíamos estar agradecidos por las personas que reavivan el espíritu interior".

~

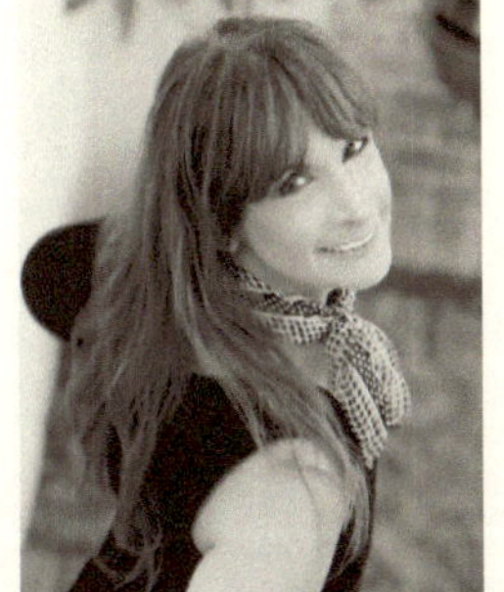

Cindy Papale-Hammontree se unió al equipo del Miami Breast Center en julio de 2010. Nacida en Long Island, Nueva York, se mudó a Miami en 1972, donde recibió una licenciatura en Negocios de la Universidad de Miami. La pasión sin límites de Cindy por ayudar a otras sobrevivientes de cáncer de seno se hizo aún más pronunciada en el período posterior a su propio diagnóstico y tratamiento en julio de 2000. Ella ha aparecido en el South Florida Today Show y en 101.5 LITE FM Radio. Cindy está en el proceso de colaborar con el productor ganador del Premio Peabody, Derek Britt, en un largometraje inspirado en su viaje por el cáncer de mama. Encuéntrala en Facebook como Cindy Papale, síguela en Twitter @PapaleCindy, y contáctala en el Miami Breast Center.

Expertos en Cáncer de Seno de Miami: Su Guía Indispensable para la Salud del Seno:

https://www.amazon.com/Miami-Breast-Cancer-Experts-Indispens-able/dp/0692499393

Expertos en rosa: Su guía para la salud de los senos:
https://www.amazon.com/Experts-Pink-Guide-Breast-Health/dp/0692146733

Otras formas de conectarse conmigo:
http://www.theemptycuprunnethover.com
http://www.facebook.com/cindypapale
http://twitter.com/papalecindy

2

LAS IMÁGENES MAMARIAS Y EL CÁNCER DE SENO: LO QUE TODA MUJER DEBE SABER

MÓNICA YEPES, M.D.

En este mundo altamente tecnológico, el desarrollo de múltiples modalidades nuevas para la detección y el diagnóstico de cáncer de seno, además de la amplia y constante difusión de información a través de los medios, puede hacer difícil entender cuáles son las mejores opciones diagnósticas para usted como paciente. Para ayudar a resolver esta pregunta, este capítulo revisará las diferentes recomendaciones de tamizaje y diagnóstico de cáncer de seno por imágenes, basadas en la evidencia, tanto para pacientes de riesgo promedio como para aquellas que tienen riesgo elevado de presentar cáncer de seno. Adicionalmente, se revisarán las diferentes modalidades de imágenes incluyendo la mamografía, el ultrasonido, la resonancia magnética, la mamografía con contraste y las imágenes moleculares como la gammagrafía mamaria comparando los beneficios, las limitaciones y los posibles efectos adversos de cada una.

Detección de cáncer de mama y mamografía

El cáncer de mama es la neoplasia más frecuente en las mujeres a nivel global (I) y es la segunda causa de muerte por neoplasia después del cáncer de pulmón(2). Se calcula que 1 de cada 8 mujeres sufrirá cáncer de mama en su vida, con un riesgo vital promedio de 12%. En 2018, se espera diagnosticar 266,120 casos nuevos de cáncer invasivo en los EE. UU, con 63,960 casos nuevos de cáncer de mama no invasivo (in situ) (1) .

El tamizaje de cáncer de seno es uno de los temas más estudiados y controversiales de la medicina moderna. La historia natural del cáncer de seno cambió a partir de la introducción de tecnología mamográfica especializada: Se pasó de hacerse diagnóstico de tumores palpables, generalmente mayores de 3 centímetros con metástasis a ganglios axilares y sobrevida de sólo 5 años en el 75.2% de las pacientes al diagnóstico de tumores no palpables, más pequeños, de tamaño promedio de 1.4 centímetros y ganglios axilares negativos con sobrevida a 5 años de 90.6 a 98.6% en estadíos tempranos (2).

Controversia

A pesar de las importantes limitaciones tecnológicas de las primeras mamografías realizadas en las décadas de los 70 a 90s, los estudios aleatorios (considerados el estándar de oro de la investigación) que compararon la mortalidad por cáncer de seno en mujeres que participaron y aquellas que no participaron en programas de tamizaje mamográfico demostraron reducción en la mortalidad de 15 a 17% en aquellas que fueron "invitadas" a participar, aún cuando sólo el 50% de las mujeres "invitadas" participaron de manera consistente. Análisis posteriores demostraron que la reducción fue del 24 a 41% en aquellas mujeres que participaron en forma consistente, incluyendo el grupo etáreo más controversial de mujeres entre los 40 a 50 años (3,4). Desafortunadamente, no podemos obtener información de estudios aleatorios que utilicen los resultados de la tecnología moderna, lo que podría demostrar un mayor beneficio de sobrevida, ya que no sería ético negar a un grupo de pacientes el examen mamográfico basado en lo que sabemos sobre el beneficio del examen en este momento.

Sin embargo, múltiples estudios observacionales, no aleatorios, realizados en poblaciones controladas en Europa y Canadá han demostrado reducción en la mortalidad aún mayor de 30 a 48%, incluyendo el grupo etáreo de 40 a 50 años (5,6,7).

Entonces porqué persiste la controversia? La controversia gira alrededor de los posibles daños que produce la mamografía de tamizaje. Estos daños incluyen la ansiedad y el costo adicional de los hallazgos "falso positivos" cuando se identifica un hallazgo anormal en la mamografía que no es cáncer. Otras consideraciones son la irradiación adicional, el costo y número de mamografías requeridas y la posibilidad del sobrediagnóstico y el sobretratamiento de cáncer.

Para analizar cada uno de estos argumentos, debemos hacer las siguientes consideraciones:

La mayoría de las mujeres sufren de mayor ansiedad de tener un cáncer avanzado por un diagnóstico tardío que de regresar por imágenes adicionales después del tamizaje de rutina, o tener una biopsia cuando la mamografía muestra un hallazgo anormal. Con adecuada comunicación, la mayoría de las mujeres agradecen el esfuerzo adicional cuando el resultado final es negativo. La dosis de irradiación de la mamografía es muy pequeña y el riesgo teórico de adquirir un cáncer de seno fatal por ello es mucho menor que el beneficio del diagnóstico temprano (8,9).

El costo de un programa de tamizaje se compensa reduciendo el costo del tratamiento avanzado (cirugía más extensa, quimioterapia y radiación), así como minimizando la incapacidad de las pacientes y la pérdida de tiempo laborable requerido por los cánceres más avanzados. Si bien el costo para la sociedad de los programas de tamizaje puede influir en la campaña negativa contra el tamizaje mamográfico, existen pruebas innegables e incontrovertibles de que la detección temprana es beneficiosa para cada mujer individualmente.

Y, por último, existen grandes avances que permiten identificar correctamente el subtipo especifico de cada cáncer mamario a través de su perfil genético para determinar el tratamiento adecuado e individualizado para cada paciente y así minimizar la posibilidad de sobretratamiento.

Recomendaciones para el cribado mamográfico

Con base en todas estas consideraciones, el Colegio Americano de Radiología (American College of Radiology) ha hecho las siguientes recomendaciones de tamizaje (10):

Las pacientes con riesgo vital promedio (12%) deben comenzar el examen anual a los 40 años.

Las pacientes que tienen un pariente en primer grado (madre, hermana, padre, hermano) con cáncer de seno diagnosticado antes de los 50 años deben comenzar el tamizaje 10 años antes del diagnóstico en su pariente, es decir: si a la madre fue diagnosticada a los 45 años, la paciente deberá comenzar a los 35.

Consideraciones especiales para pacientes de alto riesgo:

Las pacientes que han sido diagnosticados con mutaciones genéticas que predisponen al cáncer de seno, tales como BRCA 1 y 2 deben comenzar el tamizaje con mamografía y resonancia magnética (RM) anual a más tardar a los 30 años, pero no antes de los 25. Pacientes con otras mutaciones como Li Fraumeni, PTEN, CDH1, PALB 2, CHEK 2 y ATM también deben comenzar el tamizaje temprano dependiendo de la edad de presentación del cáncer de seno en su familia. Las pacientes que han recibido altas dosis de radiación al tórax antes de los 30 años deben comenzar tamizaje anual con mamografía y RM 8 años después de finalizar el tratamiento debido al aumento del riesgo de cáncer inducido por radiación, pero no antes de los 25 años (11 , 12).

Más recientemente, debido al alto riesgo de cáncer de seno de presentación temprana y agresiva en la población afroamericana, el

Colegio Americano de Radiología ha recomendado que estas pacientes se sometan a una evaluación para determinar su riesgo vital a la edad de 30 años para definir si deben someterse a tamizaje mamográfico temprano (12).

¿Cuándo debe dejar de hacerse la prueba de detección?

Esta es una pregunta frecuente: y la respuesta varía de mujer a mujer. El objetivo principal del tamizaje mamográfico es reducir la probabilidad de morir por cáncer de seno y, por lo tanto, se deben hacer las siguientes preguntas en las pacientes mayores:

1. 1. ¿Está la paciente lo suficientemente sana como para someterse al tratamiento del cáncer de seno si se le diagnostica? Las pacientes que sufren enfermedades importantes tales como enfermedad cardíaca severa, accidentes cerebrovasculares graves, insuficiencia renal u otros tipos de cáncer avanzado probablemente no tendrán un beneficio significativo en su sobrevida si se diagnostica tempranamente el cáncer de seno ya que tendrán muchas limitaciones para ser tratadas y tienen mayor riesgo de morir por su enfermedad de base.
2. Incluso si la paciente mayor se encuentra sana, ¿desea someterse a más procedimientos y tratamientos?

Estas son preguntas importantes que cada paciente mayor debe discutir con su médico antes de someterse al tamizaje mamográfico.

La recomendación general del Colegio Americano de Radiología y la Sociedad Americana del Cáncer es que las mujeres deben continuar el tamizaje mamográfico, siempre y cuando tengan una esperanza de vida de al menos 10 años.

Técnica

Mamografía digital 2D

Una mamografía 2D consta de 2 proyecciones de cada seno obtenidas desde diferentes ángulos para obtener una evaluación tridimensional del seno (proyecciones craneocaudal y mediolateral oblicua). El seno se comprime entre dos placas, una de las cuales es un detector especializado. La radiación penetra en el seno, es absorbida por el detector y se traduce digitalmente en una imagen. Aunque es muy incómoda, la compresión es necesaria por múltiples razones: impide que el seno se mueva mientras se obtiene la imagen (si hay movimiento, la imagen es borrosa y debe repetirse), disminuye el grosor del seno lo que permite obtener imágenes con mejor contraste y dosis más bajas de radiación, ya que la cantidad de radiación también depende del grosor del seno.

Mamografía 3D (tomosíntesis):

Con la mamografía 3D, se obtienen múltiples proyecciones delgadas de baja dosis de todo el volumen del seno. Estas se reconstruyen digitalmente para producir múltiples proyecciones de 1 mm de espesor. Además, éstas se pueden reconstruir en proyecciones 2D "sintéticas" que no requieren irradiación adicional. El principal beneficio de la tecnología 3D radica en minimizar el efecto de la superposición del tejido mamario normal y anormal que se produce con las proyecciones 2D de rutina, ya que ésta es la mayor causa de los falsos negativos de la mamografía (cuando la mamografía es negativa pero sí hay cáncer) y una de las causas más importantes de falsos positivos (cuando la mamografía es anormal pero no hay cáncer). La preocupación inicial con respecto a la mayor dosis de radiación al realizar la tomosíntesis se debía al hecho de que los estudios iniciales requerían realizar una combinación o "combo" que consistía en la mamografía 2D más la 3D. Cada una tiene la misma dosis de radiación, y por lo tanto este estudio "combo" equivale al doble de la dosis de una mamografía regular. Con el advenimiento de la proyección 2D "sintética", la dosis de radiación de un estudio 3D es ahora equivalente a la de un estudio 2D (y la mitad de la dosis del " combo ") .

Varios estudios han demostrado que la mamografía 3D aumenta la detección de cáncer de seno entre un 27% y un 53% (13-15) y disminuye el número de proyecciones adicionales en la mamografía de tamizaje debido a la superposición de tejido, resultando en un doble beneficio.

Se espera que un buen programa de tamizaje identifique 3 a 4 cánceres por cada 1000 pacientes examinadas. Al agregar la mamografía 3D, se pueden identificar 2 a 3 cánceres adicionales por cada mil pacientes examinadas.

Sensibilidad y especificidad

La sensibilidad es una medida de la probabilidad de que la mamografía detecte un cáncer, y la especificidad es la probabilidad de que un hallazgo mamográfico anormal sea cáncer. La sensibilidad y la especificidad de la mamografía están determinadas por la técnica mamográfica, la densidad del tejido mamario (ver la sección sobre densidad mamaria), los factores de riesgo de la paciente y, finalmente, la experiencia del radiólogo que interpreta el estudio.

La sensibilidad y especificidad son más altas en pacientes que tienen tejido mamario graso: y se calculan entre 86% y 97% respectivamente. Estas cifras son más bajas en pacientes con tejido mamario denso en las cuales la sensibilidad fluctúa entre 49% a 64% con especificidad de 89% (16) .

¿Qué vemos en una mamografía?

Una mamografía se utiliza para identificar signos de cáncer de seno tales como una masa irregular (con o sin depósitos de calcio llamados calcificaciones), distorsión de la arquitectura del tejido, cambios en la piel como engrosamiento o retracción, inversión del pezón, o ganglios linfáticos anormales en la axila (ver imagen 1). Los primeros signos de cáncer de seno pueden ser pequeñas calcificaciones o áreas de asimetría (ver imagen 2). Es muy importante proporcionar mamografías previas para comparación, ya que un cambio sutil de un año a otro puede ser el único signo de malignidad. Las pacientes no deben molestarse por la solicitud de estudios previos para comparación, ya que ésto también puede disminuir la posibilidad de que tengan que regresar para obtener imágenes adicionales.

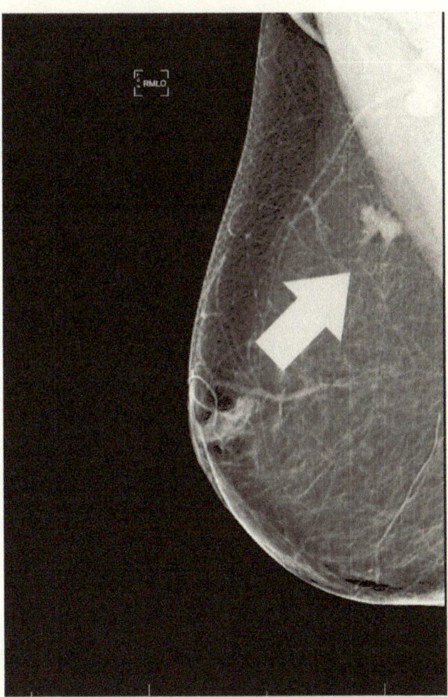

Figura 1: Vista de mamografía mediolateral oblicua derecha mostrando un seno reemplazado graso con una masa irregular y espiculada de alta densidad con micro calcificaciones pleomórficas en la parte posterior del seno, que es más fácil de ver en este seno graso que en un seno denso (comparar con la figura 3 que es un seno denso).

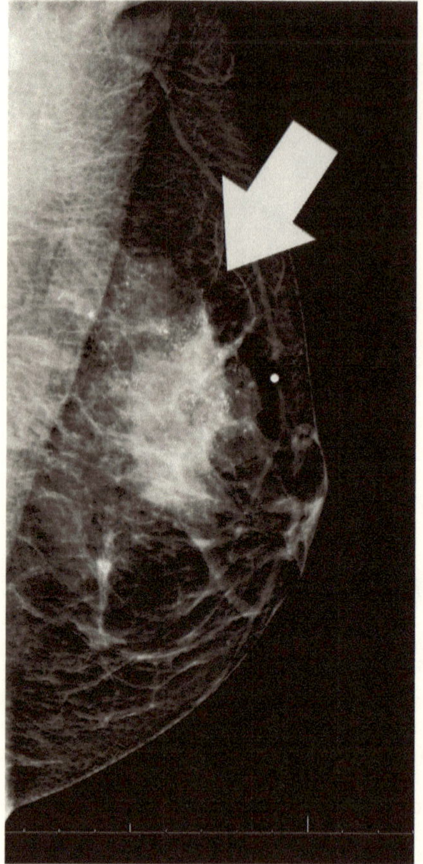

Figura 2: Proyección de la mamografía oblicua mediolateral izquierda que muestra un cáncer que se presenta como asimetría con calcificaciones (flecha).

Densidad mamaria

Una mamografía también puede determinar la densidad del tejido mamario. Esto se refiere a la cantidad de tejido glandular y fibroso en relación con la grasa en el seno, y se clasifica en 4 categorías según el porcentaje de tejido que es denso:Reemplazo casi total de la grasa (<25%)

1. A. Reemplazo casi total por grasa (<25%)

2. B. Densidades fibroglandulares dispersas (25% -49%)
3. C. Heterogéneamente denso (50-74%)
4. D. Extremadamente denso (75% o mas)

La importancia de la densidad mamaria radica en el hecho de que el tejido denso aparece blanco en la mamografía (a diferencia de la grasa que aparece oscura). El cáncer de seno también es blanco en la mamografía. Por lo tanto, encontrar un cáncer blanco en una mamografía con tejido blanco (denso) es mucho más difícil que encontrar un cáncer blanco en un seno oscuro (graso) (ver imágenes 1 y 3). Además, algunos estudios sugieren que el tejido denso puede ser un factor de riesgo adicional para el desarrollo de cáncer (17). Debido a ésto, algunos estudios recomiendan que las pacientes que tienen alto riesgo de cáncer de seno y tejido mamario denso deben someterse a exámenes de tamizaje adicionales como el ultrasonido o resonancia magnética (ver secciones sobre ultrasonido y resonancia magnética).

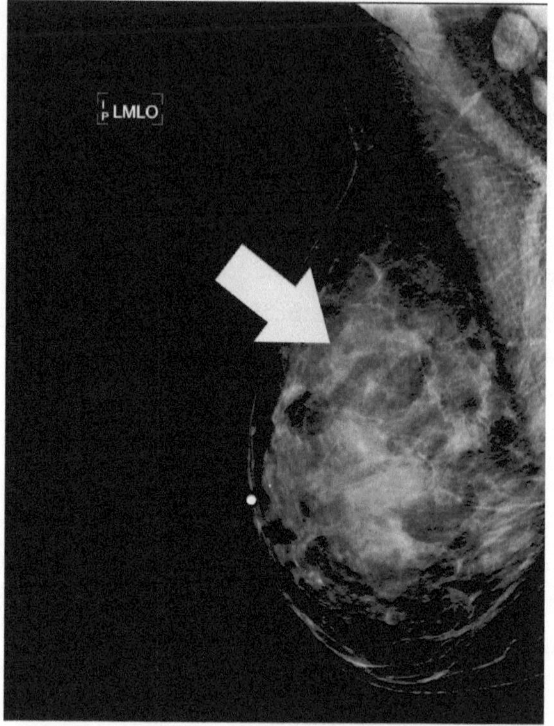

Figura 3: Proyección de mamografía oblicua
mediolateral derecha que muestra una mama densa
(muy blanca), en la que la detección del cáncer
(flecha) es mucho más difícil.

¿Cómo se obtienen e interpretan los resultados de la mamografía?

La **mamografía de tamizaje** es la mamografía de rutina para pacientes que no tienen síntomas y a quienes no se está haciendo seguimiento de un hallazgo anormal previamente identificado. En los Estados Unidos, los resultados son enviados por correo a la casa de la paciente en los 30 días siguientes al examen en la forma de una carta que indica si el estudio es normal y la paciente debe regresar en un año o si hay un hallazgo anormal que requiere que regrese para obtener imágenes o estudios adicionales como el ultrasonido. Regresar puede ser muy estresante, sin embargo, es importante entender que la gran mayoría de estas "re-llamadas" terminan con resultados normales que no requieren acción adicional. Aproximadamente el 10% de estas pacientes requerirán una biopsia, y de éstas, solo el 20-40% tendrá cáncer. Dependiendo de la legislatura estatal, esta carta también puede informar a la paciente sobre la densidad de sus senos. Con esta información, y dependiendo de otros factores de riesgo, la paciente puede optar por complementar la mamografía con ultrasonido o RM de mama. El médico remitente y el radiólogo pueden ayudar a la paciente a tomar esta decisión.

La **mamografía diagnóstica** es la que se realiza en pacientes que tienen síntomas (como un bulto o lesión palpable, cambios en la piel, secreción por el pezón o retracción del pezón) o aquellas que deben regresar para obtener imágenes adicionales después de una mamografía de tamizaje anormal, o cuando se realiza un seguimiento cada 6 meses por un hallazgo probablemente benigno. Las pacientes que tienen antecedente de cáncer de seno generalmente clasifican para mamografía diagnóstica, aunque ésto puede variar dependiendo de la institución. A las pacientes "diagnósticas" generalmente se les informan sus resultados al momento de su visita.

El Colegio Americano de Radiología ha estandarizado los resultados y las recomendaciones de las imágenes de mama utilizando una nomenclatura especializada, llamada el BI-RADS (Sistema de datos e información de imágenes de mama) de la siguiente manera:

BI-RADS 0: estudio incompleto: es necesario obtener imágenes adicionales, o la paciente debe proporcionar estudios previos para realizar una comparación antes de hacer una recomendación definitiva.

BI-RADS 1: mamografía negativa, seguimiento de rutina.

BI-RADS 2: hallazgos benignos, seguimiento de rutina.

BI-RADS 3: probablemente benigno (menos del 2% de probabilidad de cáncer), se recomienda un seguimiento a corto plazo (generalmente 6 meses) .

BI-RADS 4: sospechoso, necesita biopsia.

BI-RADS 5: altamente sospechoso (> 95%) de malignidad: necesita biopsia.

BI-RADS 6: cáncer comprobado por biopsia (para pacientes que ya han sido diagnosticadas, pero aún no han completado el tratamiento quirúrgico requerido).

Ultrasonido

El ultrasonido utiliza ondas sonoras de alta frecuencia (sin radiación) para proporcionar información adicional acerca de masas o áreas de asimetría identificadas en la mamografía y para caracterizar bultos o áreas anormales que la paciente siente. Puede ayudar a determinar si una masa es un quiste (compuesto de líquido y generalmente benigno) o sólida. También ayuda a evaluar la forma y los márgenes de las masas sólidas a fin de determinar su grado de sospecha (véase la imagen 4). Si una masa sospechosa puede verse por ultrasonido, se puede realizar la biopsia dirigida por ultrasonido.

Adicionalmente el ultrasonido es el estudio de elección para mujeres embarazadas y pacientes menores de 30 años con síntomas. También puede ser la primera opción de imágenes para pacientes con ciertos síntomas entre las edades de 30-39 años.

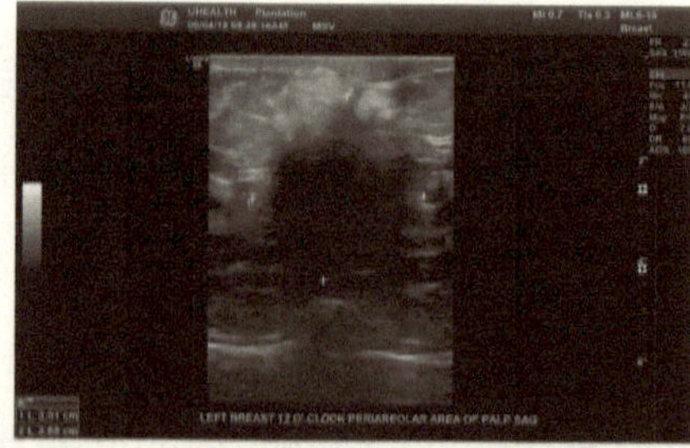

Figura 4: La imagen de ultrasonido muestra un tumor sólido e irregular en el seno derecho (medido entre calibres) que no era fácilmente visible en la mamografía de la figura 3, ya que estaba oscurecido por el denso tejido mamario.

Screening Ultrasound

Las mujeres con senos densos, especialmente aquellas que tienen factores de riesgo adicionales, pueden beneficiarse del tamizaje adicional con ultrasonido (18). Estudios han demostrado que en pacientes con senos densos y mamografías de tamizaje normal el ultrasonido puede identificar 3 a 4 cánceres (no visualizados por mamografía) por cada 1000 mujeres examinadas. Desafortunadamente, el tamizaje con ultrasonido aumenta la probabilidad de resultados falsos positivos y biopsias de lesiones benignas. Adicionalmente puede no estar cubierto por algunos seguros médicos.

¿Puede el ultrasonido reemplazar a la mamografía como el único estudio de revisión?

Esta es una pregunta frecuente. A muchas mujeres les disgusta la compresión requerida para la mamografía, ya que es incómoda e incluso dolorosa para algunas. Otras mujeres preferirían evitar la irradiación producida por la mamografía. Desafortunadamente, el ultrasonido no puede reemplazar la mamografía. La mamografía es equivalente al mapa que proporciona al radiólogo la visión global de la composición y simetría de los senos, además de signos y cambios sutiles que no son visibles por ultrasonido tales como microcalcificaciones y áreas de asimetría o distorsión de la arquitectura normal del tejido. El ultrasonido complementa la mamografía, mas no la reemplaza.

Algunos consejos para reducir la molestia producida por la compresión mamográfica incluyen evitar hacer la mamografía durante las fechas premenstruales y menstruales y la premedicación con dosis bajas de ibuprofeno.

Mamografía espectral mejorada por contraste:

Esta es una mamografía que se obtiene después de la inyección de medio de contraste (yodado). Al utilizar una técnica especial en la que se obtienen 2 imágenes por cada proyección utilizando diferentes niveles de energía, se crean imágenes de sustracción que permiten visualizar y caracterizar masas con altos niveles de vascularización (similar a la RM). Este estudio solo aumenta la irradiación en 20% comparado con la mamografía convencional y toma aproximadamente 10 minutos obtener un estudio de 2 proyecciones de cada seno (4 proyecciones en total). Estudios han demostrado que en aquellas pacientes que tienen hallazgos sospechosos en la mamografía, la sensibilidad de la mamografía contrastada es del 93% frente al 78% de la mamografía sin contraste (19). Estudios adicionales han demostrado que su sensibilidad diagnóstica puede aproximarse a la de la RM (20, 21) en pacientes con cánceres comprobados, con la ventaja adicional de mayor especificidad (22).

Existe información favorable inicial sobre su uso como medio de tamizaje de primera línea (o adicional) en pacientes de alto riesgo.

Resonancia magnética

La resonancia magnética (RM) utiliza los efectos de campos magnéticos potentes y los pulsos de radiofrecuencia para provocar la excitación o resonancia de los átomos de hidrógeno presentes en el tejido humano. Luego, esta información se utiliza para crear imágenes que pueden diferenciar el tejido mamario normal del anormal, como también la grasa, el agua y la silicona. Al administrar contraste (gadolinio), la RM también puede detectar tumores de seno que generalmente absorben el contraste con mayor avidez y rapidez que el tejido mamario normal. Al evaluar la forma y el comportamiento del tumor, la RM puede ofrecer información sobre si un tumor es benigno o maligno.

La RM de mama es una modalidad de imagen muy sensible que tiene varios requisitos técnicos sin los cuales no puede proporcionar la información necesaria: hasta la fecha, debe realizarse en un imán cerrado (los imanes abiertos no son apropiados para la evaluación mamaria) de al menos 1.5 Tesla (esta es la medida del la fuerza del imán que varía de 1.5 a 3.0 Tesla para fines clínicos). La inyección de contraste es absolutamente necesaria para la evaluación del tumor. Adicionalmente, el estudio es altamente sensible al movimiento: por lo tanto, si la paciente se ha movido a lo largo del estudio, es posible que deba repetirse. El tiempo habitual para el estudio completo oscila entre 25 y 40 minutos.

Indicaciones para la resonancia magnética

1. Tamizaje de pacientes de alto riesgo

Como se mencionó previamente, si una paciente tiene alto riesgo, definido como riesgo vital mayor al 20% de desarrollar cáncer de mama (11), la mamografía sola no será suficiente para la detección precoz. Múltiples estudios han demostrado que la RM aumenta significativamente la detección temprana del cáncer (no detectado) con mamografía o ultrasonido. Los rangos de detección por modalidad son: 15-20/1000 con RM vs 5.4 / 1000 con mamografía y 3-4/1000 con la ecografía(23 -25).

Las pacientes en esta categoría son aquellas portadoras de mutaciones genéticas, como BRCA 1 y 2 o mutaciones menos frecuentes como Lifraumeni , Cowden y PTEN. Más recientemente, las pruebas genéticas expandidas han identificado otras mutaciones de alto riesgo como CHEK 2, PALB 2, ciertas variantes de ATM y otras (mencionadas anteriormente). Los familiares en primer grado de mujeres que han sido diagnosticadas con estas mutaciones también deben considerarse de alto riesgo hasta que ellas mismas hayan sido evaluadas (y se comprueba si son portadoras). Estas pacientes deben comenzar el examen de detección con mamografía y resonancia magnética entre los 25 y los 30 años, según la edad de presentación del cáncer en su familia (12).

Algunas pacientes tienen historia familiar significativa de cáncer de mama u ovario y, sin embargo, sus pruebas genéticas son negativas. Estas pacientes también deben incluirse en la categoría de alto riesgo, ya que es posible que tengan una mutación genética desconocida, aún no identificable con las pruebas actuales.

Las pacientes que han recibido radiación al tórax para el tratamiento de neoplasias malignas del mediastino tales como linfoma a edad temprana (entre 10 y 30 años) también tienen mayor riesgo de cáncer de mama y deben someterse a RM anual 8 años después de completar la radiación, mas no antes de los 25 años.

Las pacientes diagnosticadas con carcinoma lobular in situ (LCIS, por sus siglas en inglés), que es una lesión de alto riesgo que aumenta el riesgo vital de cáncer de mama, también pueden beneficiarse de la detección anual con RM (26).

Más recientemente, el Colegio Americano de Radiología recomendó la evaluación anual con RM (además de la mamografía) para pacientes con antecedente personal de cáncer de mama, especialmente para aquellas con tejido mamario denso o diagnosticadas antes de los 50 años de edad, ya que existe evidencia de que la RM sumada a la mamografía tienen mayor capacidad de detección de recurrencia que la mamografía sola (12).

Actualmente no se recomienda la RM de tamizaje para pacientes con riesgo promedio de cáncer de mama ya que aunque es muy sensible para la detección del cáncer, tiene alta probabilidad de detectar lesiones benignas que lucen sospechosos, y que pueden resultar en biopsias y seguimientos innecesarios. El riesgo de procedimientos adicionales debe sopesarse cuidosamente en aquellas pacientes de riesgo promedio. El costo, el tiempo requerido y la incomodidad de este estudio son otras razones para no realizar esta modalidad de forma rutinaria.

2. Evaluación pre-quirúrgica de cáncer de mama

Dada la sensibilidad de la RM para detectar cánceres que no son identificables por mamografía o ultrasonido, la RM es una herramienta valiosa para detectar cánceres adicionales en pacientes que han sido diagnosticadas con cáncer de mama antes de ser tratadas. Existen cánceres adicionales en el mismo seno entre 13 y 27% (27) de las pacientes (ver imagen 5), y en el seno contralateral (opuesto) entre 3 y 5%. (28). También es importante determinar la extensión del cáncer (que puede ser mayor que lo observado por mamografía y ultrasonido), y determinar si existe compromiso del pezón o la pared torácica ya que ésto puede alterar el manejo quirúrgico. Aunque la RM no es muy específica en determinar si hay cáncer en los ganglios linfáticos axilares, puede indicar si su apariencia es anormal. En conjunto, esta información es extremadamente útil para el cirujano y el oncólogo, ya que puede ayudar a determinar la extensión y el tipo de cirugía que se realizará (lompectomía versus mastectomía) o si la paciente puede beneficiarse de recibir quimioterapia antes de la cirugía, también conocida como quimioterapia neoadyuvante.

Sin embargo, la RM pre-quirúrgica también puede resultar en mayor número de biopsias innecesarias lo cual puede causar retrasos en la cirugía y aumentar la ansiedad de la paciente. Algunos estudios han demostrado que también puede llevar al aumento en el número de mastectomías (29 , 30). Por lo tanto, el beneficio de la RM pre-quirúrgica debe evaluarse en cada caso particular. Las pacientes que obtendrán mayor beneficio son: pacientes jóvenes: premenopáusicas o peri – menopáusicas, y pacientes con mamas densas en las que la mamografía tiene mayor limitación diagnóstica. Pacientes con subtipos de cáncer que tienen mayor probabilidad de presentar lesiones múltiples como el cáncer lobular invasivo (31), y pacientes con cánceres agresivos, como los que se clasifican como triple negativos (32) también se benefician de la RM pre-quirúrgica.

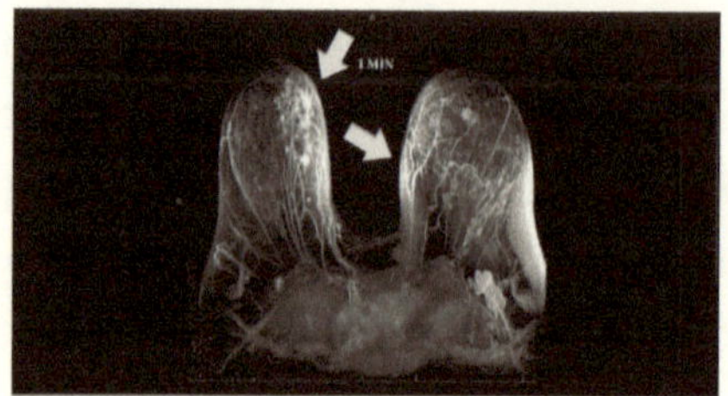

Figura 5 IRM de mama: (Proyección de intensidad
máxima): Mostrando cáncer de mama bilateral: las
flechas denotan cáncer en cada mama. Otra flecha
denota ganglios linfáticos anormales en el seno izquierdo.

1. Lesión Primaria Oculta

Estas pacientes son diagnosticadas con cáncer de mama en los
ganglios linfáticos, sin hallazgos sospechosos en los senos en la
mamografía o el ultrasonido. La RM es capaz de detectar el cáncer en
el seno en hasta el 70% de estas pacientes, lo cual facilita el
tratamiento quirúrgico. (33, 34).

2. Evaluación de la respuesta a la quimioterapia neoadyuvante:

Algunas pacientes se benefician de la quimioterapia antes de la
cirugía debido al tamaño del cáncer, su ubicación en el seno o el
subtipo de cáncer. La RM supera la mamografía y el ultrasonido en
su evaluación de la efectividad del tratamiento (35), aunque puede
sobrestimar o subestimar la respuesta hasta en 29% los casos (36).

3. Resolución de hallazgos equívocos

En ocasiones, los hallazgos mamográficos y sonográficos pueden
lucir sospechosos o equívocos, pero ser difíciles de biopsiar. Esto es
especialmente cierto en pacientes con cicatrices quirúrgicas (tales
como la lompectomía con irradiación) u otras áreas de distorsión o
asimetría que pueden ser difíciles de localizar para biopsiar. Igualmente, las pacientes con implantes pueden presentar un riesgo de

ruptura. La RM puede ser muy útil para descartar el cáncer, ya que la ausencia de realce de contraste en el área de sospecha es altamente indicativo de un proceso benigno, acercándose al 100% de certeza. Esto no incluye las calcificaciones, ya que 12% de los cánceres que se presentan como calcificaciones aisladas no muestran realce en la RM, aunque generalmente corresponden a carcinomas ductales in situ de bajo grado (37, 38).

4. Evaluación de la integridad del implante de silicona

La RM es altamente sensible y específica para el diagnóstico de ruptura de los implantes de silicona (39, 40). Puede definir si la ruptura está contenida por la cápsula que el cuerpo forma naturalmente alrededor del implante, (llamada ruptura intracapsular), o si ha roto y traspasado la cápsula (ruptura extracapsular). También puede identificar si la silicona se ha filtrado a los ganglios linfáticos.

Es importante tener en cuenta que la RM no es necesaria para la evaluación de los implantes de solución salina, ya que su ruptura suele ser clínicamente evidente (el seno se sentirá más pequeño) y es fácilmente diagnosticada en la mamografía cuando se ve la envolutura del implante vacía y colapsada.

Imágenes de Seno con radiotrazadores nucleareas: Imágenes Gamma Específicas de Seno

Estas son imágenes mamarias realizada después de la inyección de un agente radiofarmacéutico o radiotrazador (tecnecio-99m) utilizando cámaras especializadas dedicada a la detección de la acumulación anormal del agente en lesiones mamarias anormales, como el cáncer.

Su sensibilidad para la detección del cáncer de mama se acerca a 95%, con buena especificidad (80%). Tiene algunas limitaciones en cánceres pequeños (<1 cm) y carcinoma ductal in situ (41). A diferencia de la mamografía que sólo irradia el tejido mamario, el tecnecio-99m se distribuyen por todo el cuerpo y, por lo tanto, aumenta el riesgo de cáncer inducido por irradiación. Si bien los resultados son prometedores en el contexto diagnóstico, no hay ensayos grandes que demuestren su beneficio para el tamizaje (42) .

Este estudio requiere compresión moderada entre 2 placas para cada una de las cuatro proyecciones que se realizan (iguales a las usadas en la mamografía) y toma entre 45 y 60 minutos.

Imágenes mamarias en el paciente masculino

Aunque mucho menos frecuente que en las mujeres, el cáncer de seno ocurre en 1 de cada 1000 hombres. En el 2018 (1) habrá aproximadamente 2.550 casos nuevos de cáncer de seno invasivo en hombres.

El cáncer mamario en los hombres tiene comportamiento similar al de las mujeres; sin embargo tiene mayor probabilidad de haberse propagado a los ganglios linfáticos axilares al momento del diagnóstico (posiblemente por la escasez de tejido mamario, lo cual facilita su diseminación).

El síntoma más común es el de una lesión palpable, o bulto. Los hombres de 25 años o mayores que presenten una lesión palpable deben evaluarse con una mamografía seguida de ultrasonido (43). Aunque la gran mayoría de los hallazgos palpables en los hombres se deben a una condición benigna llamada ginecomastia (en la cual se desarrolla tejido glandular mamario parecido al de las mujeres), el cáncer mamario tiene que ser descartado.

Los hombres menores de 25 años deben comenzar la evaluación con ultrasonido, seguido de mamografía sólo si es necesario.

Los hombres con cáncer de mama tienen mayor riesgo de tener una mutación genética como BRCA1 y 2 y deben ser evaluados para su detección. Actualmente no existen recomendaciones para tamizaje de rutina en los hombres, aún en aquellos con mutaciones genéticas. El método más importante para la detección es el examen clínico.

Referencias

1. National Cancer Institute: Surveillance, Epidemiology and End Results Program: Seer 2018: www. cancer.gov

2. Siegel R, Miller K, Jemal A. Cancer statistics , 2015 . CA Cancer J Clin 2015;65(1):29.

3. Moss SM, Cuckle H, Evans A, Johns L, Waller M, Bobrow L. Effect of mammographic screening from age 40 years on breast cancer mortality at 10 years' follow-up: a randomised controlled trial. Lancet 2006;368(9552):2053–60.

4. Bjurstam N, Björneld L, Duffy SW, Smith TC, Cahlin E, Eriksson O, et al. The Gothenburg breast screening trial: First results on mortality, incidence, and mode of detection for women ages 39-49 years at randomization. Cancer. 1997;80(11):2091–9.

5. Coldman A, Phillips N, Warren L, Kan L. Breast cancer mortality after screening mammography in British Columbia women. Int J Cancer 2007;120(5):1076–80.

6. Tabar L, Vitak B, Chen TH, Yen AM, Cohen A, Tot T, et al. Swedish two-county trial: impact of mammographic screening on breast cancer mortality during 3 decades - with comments. Radiology 2011;260(3):658–63.

7. Hellquist BN, Czene K, Hj??lm A, Nystr??m L, Jonsson H. Effectiveness of population-based service screening with mammography for women ages 40 to 49 years with a high or low risk of breast cancer: Socioeconomic status, parity, and age at birth of first child. Cancer. 2015;121(2):251–8.

8. Yaffe MJ, Mainprize JG. Risk of radiation-induced breast cancer from mammographic screening. Radiology 2011;258(1):98–105.

9. Miglioretti DL, Lange J, van den Broek JJ, Lee CI, van Ravesteyn NT, Ritley D, et al. Radiation-Induced Breast Cancer Incidence and Mortality From Digital Mammography ScreeningA Modeling Study-Radiation-Induced Breast Cancer From Digital Mammography Screening. Ann Intern Med 2016; 164(4): 205-14.

10. Lee CH, Dershaw DD, Kopans D, Evans P, Monsees B, Monticciolo D, et al. Breast Cancer Screening With Imaging: Recommendations From the Society of Breast Imaging and the ACR on the Use of Mammography, Breast MRI, Breast Ultrasound, and Other Technologies for the Detection of Clinically Occult Breast Cancer. J Am Coll Radiol [Internet]. Elsevier Inc.; 2010;7(1):18–27.

11. Saslow D, Boetes C, Burke W EA. American Cancer Society guidelines for breast screening with MRI as an adjunct to mammography. CA Cancer J Clin. 2007;57(57):75–89.

12. Monticciolo, DL, Newell MS, Moy L, Niel B et al. Breast Cancer Screening in Women at Higher-Than-Average Risk: Recommendations From the ACR. JACR 2018.; 15(3): 408-19.

13. Skaane P, Bandos AI, Gullien R, Eben EB, Ekseth U, Haakenaasen U, et al. Comparison of Digital Mammography Alone and Digital Mammography Plus Tomosynthesis in a Population-based Screening Program. Radiology [Internet]. 2013;267(1):47–56.

14. Ciatto S, Houssami N, Bernardi D, Caumo F, Pellegrini M, Brunelli S, et al. Integration of 3D digital mammography with tomosynthesis for population breast-cancer screening (STORM): A prospective comparison study. Lancet Oncol [Internet]. Elsevier Ltd; 2013;14(7):583–9.

15. Skaane P, Bandos A, Eben E, Jebsen in. Two-view digital breast tomosynthesis screening with synthetically reconstructed projection images: comparison with digital breast tomosynthesis with full-field digital. Radiology 2014;271(3):655–63.

16. Kerlikowske K, Carney PA, Geller B et al. Performance of Screening Mammography Among Women with and without a First Degree Relative with Breast Cancer. Ann Intern Med. 2000; 133(11):855-863.

17. Cummings SR, Tice JA, Bauer S, Browner WS et al. Prevention of Breast Cancer in Postmenopausal Women: Approaches to Estimating and Reducing Risk. JNCI Journal of the National Cancer Institute. 2009; 101(6);384-98.

18. Berg WA, Blume JD, Cormack JB et al. Combined Screening with

Ultrasound and Mammography versus Mammography Alone in Women with Elevated Risk of Breast Cancer. JAMA 2008; 299(18): 2151-2163

19. Dromain C, Thibault F, Muller S, Rimareix F, Delaloge S, Tardivon A, et al. Dual-energy contrast-enhanced digital mammography: Initial clinical results. Eur Radiol. 2011;21(3):565–74

20. Francescone MA, Jochelson MS, Dershaw DD, Sung JS, Hughes MC, Zheng J, et al. Low energy mammogram obtained in contrast-enhanced digital mammography (CEDM) is comparable to routine full-field digital mammography (FFDM). Eur J Radiol 2014;83(8):1350–5.

21. Lobbes MBI, Lalji U, Houwers J, Nijssen EC, Nelemans PJ, Van Roozendaal L, et al. Contrast-enhanced spectral mammography in patients referred from the breast cancer screening programme. Eur Radiol. 2014;24(7):1668–76.

22. Fallenberg EM, Dromain C, Diekmann F, Engelken F, Krohn M, Singh JM, et al. Contrast-enhanced spectral mammography versus MRI: Initial results in the detection of breast cancer and assessment of tumour size. Eur Radiol. 2014;24(1):256–64

23. Kriege M, Brekelmans TM, Boetes C, Besnard PE, Zonderland HM, Obdejin IM et al. N Eng J Med. N Engl J Med. 2004;351(5):427–37

24. Kuhl CK, Schrading S, Leutner CC, Morakkabati-Spitz N, Wardelmann E, Fimmers R, et al. Mammography, breast ultra-sound, and magnetic resonance imaging for surveillance of women at high familial risk for breast cancer. J Clin Oncol. 2005;23(33):8469–76.

25. Passaperuma K, Warner E, Causer P a, Hill K a, Messner S, Wong JW, et al. Long-term results of screening with magnetic resonance imaging in women with BRCA mutations. Br J Cancer 2012;107(1):24–30.

26. Bonaccio E, Buys S, Daly MB, Dempsey PJ, Farrar WB, Fleming I, et al. Breast Cancer Screening and Diagnosis. NCCN. 2009;7(10):1060–96.

27. Liberman L, Morris E a, Kim CM, Kaplan JB, Abramson AF,

Menell JH, et al. MR Imaging Findings in the Contralateral Breast of Women Breast Cancer. AJR Am J Roentgenol. 2003;(February):333–41

28. Lehman CD, Gastonis C, Kuhl christiane K, Hendrick RE, Ph D, Pisano ED, et al. MRI Evaluation of the Contralateral Breast in Women with Recently Diagnosed Breast Cancer. NEJM 2007;356(13):1295–303

29. Morrow M. Magnetic resonance imaging in breast cancer: One step forward, two steps back? JAMA 2004 Dec 8;292(22):2779–80.

30. Katipamula R, Degnim AC, Hoskin T, Boughey JC, Loprinzi C, Grant CS, et al. Trends in mastectomy rates at the Mayo Clinic Rochester: effect of surgical year and preoperative magnetic resonance imaging. J Clin Oncol 2009;27(25):4082–8.

31. Mann RM, Loo CE, Wobbes T, Bult P, Barentsz JO, Gilhuijs KG a, et al. The impact of preoperative breast MRI on the re-excision rate in invasive lobular carcinoma of the breast. Breast Cancer Res Treat. 2010;119(2):415–22.

32. Bae MS, Moon H-G, Han W, Noh D-Y, Ryu HS, Park I-A, et al. Early Stage Triple-Negative Breast Cancer: Imaging and Clinical-Pathologic Factors Associated with Recurrence. Radiology 2016; 278(2): 356-64.

33. Orel SG, Weinstein SP, Schnall MD, Reynolds C a., Schuchter LM, Fraker DL, et al. Breast MR Imaging in Patients with Axillary Node Metastases and Unknown Primary Malignancy. Radiology. 1999;212(212):543–9.

34. Olson J a, Morris E a, Van Zee KJ, Linehan DC, Borgen PI. Magnetic resonance imaging facilitates breast conservation for occult breast cancer. Ann Surg Oncol. 2000;7(6):411–5.

35. Hylton NM, Blume JD, Bernreuter WK, Pisano ED, Rosen M a., Morris E a., et al. Locally Advanced Breast Cancer: MR Imaging for Prediction of Response to Neoadjuvant Chemotherapy--Results from ACRIN 6657/I-SPY TRIAL. Radiology. 2012;263(3):663–72.

36. Yeh E, Slanetz P, Kopans DB, Rafferty E, Georgian-smith D, Moy L, et al. MRI in Patients Undergoing Neoadjuvant Chemotherapy for Palpable Breast Cancer. AJR Am J Roentgenol. 2005;(March):868–77.

37. Kuhl CK. BREAST IMAGING: Assessment of BI-RADS Category 4 Lesions with MR Imaging. Radiology. 2015;274(2).

38. Spick C, Szolar DHM, Preidler KW, Tillich M, Reittner P, Baltzer P a. Breast MRI used as a problem-solving tool reliably excludes malignancy. Eur J Radiol 2015;84(1):61–4.

39. Maijers MC, Niessen FB, Veldhuizen JFH, Ritt MJPF, Manoliu R a. MRI screening for silicone breast implant rupture: Accuracy, inter- and intraobserver variability using explantation results as reference standard. Eur Radiol. 2014;24:1167–75.

40. Cher DJ, Conwell J a, Mandel JS. MRI for detecting silicone breast implant rupture: meta-analysis and implications. Ann Plast Surg. 2001;47:367–80.

41. Sun Y, Wei W, Yang HW, Liu JL. Clinical Usefulness of Breast-Specific Gamma Imaging as an Adjunt Modality to Mammography for Diagnosis of Breast Cancer: A Systematic Review and Meta-analysis. European Journal of Nuclear Medicine and Molecular Imaging. 2012;40(3): 450-63.

42. Brem RF, Ruda RC, Yang JL, Rapelyea JA. Breast Specific Imaging for the Detection of Mammographically Occult Breast Cancer in Women at Increased Risk. Journal of Nuclear Medicine. 2016;57(5):678-84.

43. Mainiero MB, Lourenco AP, Barke LD et al. ACR Appropriate Criteria Evaluation of the Symptomatic Male Breast. JACR 2015; 12(7):678-82.

~

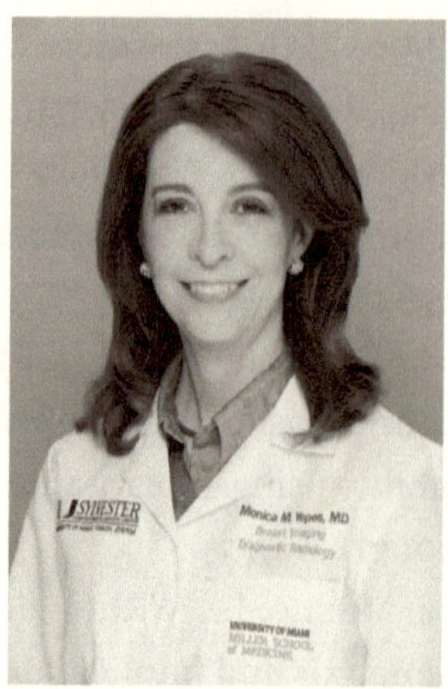

La Dra. Monica Yepes es profesora asociada de radiología clínica en la Universidad de Miami: (University of Miami, Miller School of Medicine). Es radióloga certificada por el American Board of Radiology (Junta de Radiología americana) y tiene una subespecialización en imágenes mamarias del programa combinado del Hospital Jackson Memorial y la Universidad de Miami. Nació y vivió en Medellín,Colombia, donde completó su formación médica y de radiología en elInstituto de Ciencias de la Salud, CES.

La Dra. Yepes ha trabajado en la Escuela de Medicina de la Universidad de Miami (University of Miami, Miller School of Medicine) durante los últimos 17 años, donde se ha desempeñado como Jefe de la Sección de Imagenología Mamaria y Directora de Servicios de Imagenología Mamaria en el Centro Integral delCáncer de la universidad (Sylvester Comprehensive Cancer Center) desde el 2013. También se ha desempeñado como jefe del programa de subespecialización de imágenes mamarias, directora de Resonancia Magnética de mama y copresidenta del comité de investigación del programa de radiología. Fue miembro del Comité de Criterios Apropiados del Colegio Americano deRadiología (American College of Radiology Appropriateness Criteria Committee) del 2013 al 2017. Durante este tiempo, fue coautora de múltiples artículosque establecen las pautas de conducta de imagenología del seno basado en la evidencia.

La Dr. Yepes es coautora de más de 25 artículos revisados porpares académicos y 9 capítulos de libros. Debido a su dedicación a la enseñanza fue galardonada con el Premio Henry H. Lerner por la excelencia docente, otorgado por el programa de residencia de radiología en el 2008.

3

AVANCES EN LA CIRUGÍA DEL CÁNCER DE MAMA: OPTIMIZACIÓN DE LOS RESULTADOS

SUSAN KESMODEL, M.D.

Un diagnóstico de cáncer de seno generalmente provoca una miríada de emociones. Con frecuencia, los pacientes se sienten abrumados por la información sobre las opciones y recomendaciones de tratamiento. Existe temor acerca de los efectos secundarios de la quimioterapia y la radiación, el impacto de la cirugía en la imagen corporal, el potencial de reaparición del cáncer y la calidad de vida después del tratamiento.

Afortunadamente, nuestro tratamiento del cáncer de mama ha cambiado significativamente en los últimos cincuenta años, debido a numerosos estudios que han examinado las opciones de tratamiento alternativo en pacientes con cáncer de mama. Los avances en la terapia sistémica (quimioterapia y terapia endocrina) y la administración de radiación para el cáncer de mama han permitido que se utilicen enfoques quirúrgicos menos invasivos para pacientes con resultados equivalentes de cáncer y mejoras en la calidad de vida.

Este capítulo es una visión general del tratamiento quirúrgico del cáncer de mama y describe las opciones quirúrgicas disponibles para los pacientes con enfermedad en etapa temprana y avanzada, los enfoques quirúrgicos más nuevos que se están utilizando, la forma en que los antecedentes familiares y las mutaciones genéticas afectan las decisiones quirúrgicas, y el momento y la recuperación de la cirugía. Aunque he tratado de limitar el uso de términos médicos, hay algunos que están dispersos en el texto y han sido definidos. Espero que este capítulo ayude a desmitificar la cirugía de cáncer de mama y se pueda utilizar como guía para pacientes con un nuevo diagnóstico de cáncer de mama.

Mastectomía versus tumorectomía

A finales del siglo XIX, el Dr. William Stewart Halsted describió un procedimiento quirúrgico para el tratamiento del cáncer de mama llamado mastectomía radical. Esta fue una operación extensa y desfigurante, que removió el tejido mamario y la piel que cubría, los músculos de la pared torácica y los ganglios linfáticos regionales. Esta operación se basó en la

creencia de que el cáncer de mama crecía de forma ordenada desde la mama hasta los ganglios linfáticos, y que la probabilidad de recurrencia del cáncer sería menor con una cirugía más extensa. También se realizó en un momento en que la cirugía era el único tratamiento disponible para las pacientes con cáncer de mama.

Ahora se entiende que el cáncer de mama es una enfermedad que afecta a todo el cuerpo, y que una cirugía más extensa no necesariamente mejora los resultados. La mastectomía radical ha sido abandonada en favor de la mastectomía total, una cirugía que preserva los músculos de la pared torácica y disminuye la extensión de la extirpación de los ganglios linfáticos, después de que los estudios demostraron que la mastectomía radical no mejoró los resultados del cáncer de mama. A medida que las terapias sistémicas y la administración de radiación para el cáncer de mama han mejorado y como un mayor porcentaje de pacientes presentes con enfermedad en etapa temprana debido a la mamografía de cribado, las técnicas quirúrgicas también se han modificado para disminuir aún más la magnitud de la cirugía y proporcionar mejores resultados estéticos.

Existen dos procedimientos quirúrgicos primarios que se pueden realizar para extirpar un cáncer de mama: la mastectomía y la tumorectomía. Una mastectomía es un procedimiento que extirpa todo el seno, y una lumpectomía es un procedimiento que extirpa el cáncer de seno con un margen de tejido mamario normal, pero preserva la mayor parte del seno. Muchas pacientes diagnosticadas con cáncer de mama inicialmente quieren someterse a una mastectomía porque piensan que esto mejorará la supervivencia a largo plazo. Sin embargo, en pacientes con cáncer de mama en etapa temprana, típicamente definidas como aquellas pacientes con tumores de 5 cm de tamaño, con o sin compromiso temprano de los ganglios linfáticos, la supervivencia a largo plazo es esencialmente la misma ya sea que se realice una mastectomía o una tumorectomía. En el caso de la tumorectomía, generalmente se recomienda la radioterapia después de la cirugía para disminuir el riesgo de recurrencia local en la mama. El uso de radiación después de una tumorectomía también se traduce eventualmente en un beneficio de supervivencia a largo plazo en comparación con los pacientes sometidos a una tumorectomía tratados sin radioterapia.

Existen múltiples estudios que han comparado estos dos enfoques quirúrgicos para el tratamiento del cáncer de mama en estadio temprano. Todos estos estudios demuestran una supervivencia similar con los dos enfoques quirúrgicos, con un riesgo ligeramente mayor de recurrencia local en la mama en aquellas pacientes que se someten a una tumorectomía. Sin

embargo, el riesgo de recidiva local también depende del subtipo de cáncer de mama. Aquellos pacientes con tumores más favorables que son pequeños tienen un riesgo muy bajo de recurrencia del tumor en el seno a los 10 años, <10% con el uso de terapia sistémica y radioterapia apropiada. Para las pacientes con subtipos de cáncer de mama más agresivos, el riesgo de recidiva en el seno o de recidiva de la pared torácica es mayor, ya sea que la paciente se someta a una mastectomía o a una tumorectomía.

En pacientes adecuadamente seleccionadas, la cirugía de conservación del seno (lumpectomía) permite la preservación del seno y mantiene la sensación. Sin embargo, cuando se considera la cirugía de conservación del seno, es necesario equilibrar el resultado oncológico con los resultados estéticos. No todas las pacientes con cáncer de mama en etapa inicial son buenas candidatas para la tumorectomía. Es importante considerar el tamaño del tumor en relación con el tamaño de los senos de la paciente y si la extirpación de ese tumor resultará en una apariencia favorable. Además, la tumorectomía generalmente no se considera en pacientes que no pueden recibir radioterapia postoperatoria, a menos que sean mayores y tengan tipos de tumores pequeños y favorables, o en pacientes donde el cáncer está presente en más de un cuadrante de la mama.

Para aquellas pacientes que no son buenas candidatas para la tumorectomía en el momento del diagnóstico, existe la opción de proceder con una mastectomía con o sin reconstrucción. Un enfoque alternativo es proceder con la terapia sistémica inicial, ya sea quimioterapia o terapia endocrina, para tratar de reducir el tamaño del tumor y mejorar la probabilidad de conservación exitosa del seno. En general, las mejoras significativas en la terapia sistémica y la radioterapia, y una mejor comprensión de la biología del tumor de cáncer de mama, han permitido una disminución en la extensión de la cirugía para el cáncer de mama.

Tipos de Mastectomía

Una mastectomía es un procedimiento quirúrgico que extirpa todo el seno. Esta es una opción quirúrgica para pacientes con cáncer de mama en etapa temprana y avanzada, y puede realizarse junto con un procedimiento de reconstrucción mamaria. La elección de la mastectomía depende de la etapa de la enfermedad, la necesidad potencial de radioterapia después de la cirugía y la preferencia de la paciente. El refinamiento de las opciones reconstructivas de la cirugía plástica ha resultado en la introducción de enfoques de mastectomía más estéticos. Como

siempre, el objetivo es optimizar los resultados oncológicos y al mismo tiempo tratar de proporcionar excelentes resultados estéticos.

Mastectomía Total

La mastectomía total es un procedimiento que extirpa todo el seno, incluyendo el complejo pezón-areolar y, en general, la piel que recubre el cáncer en el seno. A diferencia de una mastectomía radical, los músculos de la pared torácica se conservan. Este procedimiento generalmente se realiza cuando las pacientes no se están sometiendo a una reconstrucción mamaria. También se puede recomendar para pacientes con cánceres de mama más avanzados y cuando se sabe que la radioterapia postoperatoria se utilizará como parte del tratamiento. Las pacientes que se someten a una mastectomía total pueden ser candidatas para una reconstrucción tardía, ya sea usando su propio tejido o con implantes mamarios. La mastectomía total puede combinarse con la extirpación de los ganglios linfáticos axilares, lo que se conoce como *mastectomía radical modificada*.

Mastectomía con separación de piel

La mastectomía conservadora de la piel es una técnica más reciente que permite la preservación de la mayoría de la piel que recubre la mama con la extirpación del complejo areola-pezón. Esta operación facilita la reconstrucción mamaria inmediata y mejora significativamente los resultados estéticos que se pueden lograr con la mastectomía. La cirugía se realiza a través de una pequeña incisión circular o elíptica en el seno central, la cual remueve el complejo pezón-areolar y permite la visualización y remoción del tejido mamario. La incisión puede extenderse lateralmente para obtener una exposición adicional para la extirpación del tejido mamario si es necesario, y algunas veces se puede incluir la piel del sitio de la biopsia o de un tumor superficial que recubre la superficie. La mastectomía conservadora de la piel se introdujo inicialmente como una operación para pacientes con cáncer de mama en estadio temprano sometidas a mastectomía, y en estos casos, los resultados oncológicos son comparables a los de las pacientes tratadas con mastectomía total. Esta operación se ha extendido a pacientes con enfermedad más avanzada, especialmente después de la quimioterapia preoperatoria.

Mastectomía con separación de pezón

La mastectomía conservadora de pezones, también conocida como mastectomía conservadora de la piel total, es una técnica quirúrgica que extirpa el tejido mamario, pero preserva toda la envoltura de la piel de la mama, incluido el complejo areolar del pezón. Esta

operación fue inicialmente desarrollada y utilizada para pacientes que se someten a una mastectomía profiláctica (una mastectomía cuando no hay cáncer presente) para reducir el riesgo debido a un fuerte historial familiar de cáncer de mama o a una predisposición genética para el desarrollo de cáncer de mama, y posteriormente se aplicó a pacientes con cáncer de mama en estadio temprano. Los criterios de selección iniciales para las pacientes con cáncer de mama en estadio temprano incluyeron tumores que se encontraban en un solo lugar de la mama, de tamaño <2-3 cm, al menos a 2 cm del complejo areola-pezón, y sin evidencia de compromiso del complejo areola-pezón o de la piel en el examen clínico o por imágenes. Actualmente la selección de pacientes para esta operación se ha ampliado en muchos centros y puede incluir pacientes con más tumores centrales, tumores multifocales/multicéntricos (tumores en más de un lugar de la mama), o enfermedad más avanzada, en particular aquellos que responden bien a la quimioterapia preoperatoria, siempre y cuando no haya una afectación directa del complejo areola-pezón o de la piel. Una variedad de incisiones pueden ser utilizadas para esta operación incluyendo incisiones a lo largo del aspecto inferior del seno y el lado del seno. Una planificación quirúrgica cuidadosa y una técnica quirúrgica meticulosa para preservar el suministro de sangre a la piel son la clave del éxito de esta operación. Los problemas con la cicatrización de la piel de la mama o del complejo areola-pezón se pueden observar en hasta el 10% de las pacientes, pero la pérdida de piel que requiere la extirpación quirúrgica de tejido es menos común. Este método de mastectomía se adapta mejor a pacientes con senos pequeños a medianos sin una caída significativa de los senos, pero en casos selectos se puede utilizar en mujeres con senos más grandes. La seguridad oncológica de la mastectomía con conservación del pezón todavía está siendo evaluada; sin embargo, hay varios informes grandes que no muestran un aumento significativo en las tasas de recidiva local y regional en pacientes que se someten a este procedimiento.

Mastectomía profiláctica contralateral

La mastectomía profiláctica contralateral (MPC) es un procedimiento quirúrgico en el que se extirpa una mama sana y no afectada en una paciente que se somete a cirugía por un cáncer de mama unilateral en la otra mama. La tasa de MPC ha aumentado significativamente en los últimos 20 años, y algunos informes estiman que hasta un 20-25% de las mujeres con cáncer de mama recién diagnosticado se están sometiendo a este procedimiento. Hay una amplia variedad de razones para este aumento, incluyendo el uso de pruebas genéticas y los avances en las

técnicas de reconstrucción mamaria. Algunas de las preocupaciones más comúnmente identificadas de las pacientes son el temor de desarrollar un cáncer de seno en el otro seno, aunque esto generalmente se sobreestima, el impacto emocional y de calidad de vida de esta incertidumbre, y el deseo de simetría de seno.

Estimar el riesgo de desarrollar un cáncer de mama en el otro seno es complejo, sin embargo, algunos factores que han demostrado aumentar el riesgo incluyen mutaciones genéticas, antecedentes familiares de cáncer de mama en un pariente de primer grado y una edad más temprana en el momento del diagnóstico. Aunque se sabe que extirpar el seno sano en una paciente con cáncer de seno unilateral reducirá el riesgo de cáncer en ese seno en aproximadamente 90-95%, el impacto de esta cirugía sobre la supervivencia en una paciente con cáncer de seno es menos claro. También es importante que las pacientes sepan que realizar una cirugía en el otro seno tiene riesgos debido al aumento del tiempo de operación y de las tasas de complicaciones. Por lo tanto, los riesgos y beneficios del procedimiento, particularmente en términos de complicaciones y el impacto potencial en los resultados a largo plazo, deben ser tenidos en cuenta en la toma de decisiones.

Tratamiento de los ganglios linfáticos axilares

El manejo de los ganglios linfáticos axilares en pacientes con cáncer de mama también ha evolucionado. Hasta hace veinticinco años, cuando a las pacientes se les diagnosticaba cáncer de mama, se realizaba una disección de los ganglios linfáticos axilares (extirpación de los ganglios linfáticos de la axila) junto con una cirugía de mama para extirpar el tumor primario. Este procedimiento se realizó para obtener información sobre la diseminación del tumor a los ganglios linfáticos, lo que ayudaría a guiar a los médicos en las recomendaciones para la terapia sistémica y de radiación adicional, y también proporcionaría control de la enfermedad a nivel local y regional. Sin embargo, al igual que con la cirugía de mama, el tratamiento de la axila ha mejorado y la extensión de la cirugía axilar en la mayoría de las pacientes con cáncer de mama se ha reducido.

Disección del ganglio linfático centinela

La disección de ganglios linfáticos centinela es un procedimiento quirúrgico que se utiliza para la evaluación de los ganglios linfáticos regionales en pacientes con cáncer. Esta técnica de estadificación se desarrolló inicialmente para y obtuvo una amplia aceptación clínica en

pacientes con melanoma. Sin embargo, a principios de la década de 1990, se reconoció el valor de este procedimiento para pacientes con cáncer de mama en etapa inicial, y la técnica se aplicó rápidamente también a estas pacientes. Desde entonces, múltiples estudios han demostrado que la disección de ganglios linfáticos centinela evalúa con precisión el estado de los ganglios linfáticos axilares en pacientes con cáncer de mama en estadio temprano sin comprometer los resultados oncológicos. Estudios más recientes también han evaluado la utilidad y precisión de este procedimiento en pacientes con cáncer de mama más avanzado.

La disección de ganglios linfáticos centinela es una muestra específica de los ganglios linfáticos regionales. En pacientes con cáncer de mama, normalmente se utiliza para la evaluación de los ganglios linfáticos axilares. El procedimiento se realiza inyectando agentes de mapeo en la mama, que luego viajan a través de los linfáticos de la mama hasta los ganglios linfáticos. El procedimiento se puede realizar con el uso de un trazador radioactivo y/o un trazador de colorante azul, y estos agentes de mapeo se pueden inyectar en múltiples lugares de la mama antes de la operación, como alrededor del tumor o alrededor del complejo areola-pezón. En el momento de la cirugía, los ganglios linfáticos debajo del brazo que han tomado los agentes de mapeo pueden ser identificados y extirpados para la evaluación de la presencia del tumor. La cirugía adicional para la extirpación de ganglios linfáticos axilares adicionales depende de si los ganglios linfáticos están comprometidos, del número de ganglios linfáticos con cáncer y de los planes para el tratamiento adicional.

La disección de ganglios linfáticos centinela ha reducido significativamente las complicaciones asociadas con la evaluación de ganglios linfáticos axilares en pacientes con cáncer de mama. En particular, se ha observado una reducción sustancial de las tasas de linfedema (hinchazón del brazo), lo que se traduce en mejoras en la calidad de vida. Más recientemente, ha habido un esfuerzo para reducir aún más la extensión de la cirugía axilar, eliminando la evaluación de los ganglios linfáticos axilares en conjunto en mujeres seleccionadas con cánceres de mama favorables en etapa temprana. Este enfoque debe considerarse cuidadosamente en el contexto de la atención multidisciplinaria del paciente y debe tener en cuenta la salud del paciente y cómo los resultados de la evaluación de los ganglios linfáticos axilares pueden cambiar las recomendaciones de tratamiento.

Disección de los ganglios linfáticos axilares

La disección de ganglios linfáticos axilares es una operación que extirpa los ganglios

linfáticos de la axila. Esta es una cirugía que se utilizó durante la mayor parte del siglo XX en pacientes con cáncer de mama y que todavía se recomienda para pacientes con enfermedades más avanzadas. La operación puede realizarse junto con una mastectomía o una tumorectomía. Cuando se realiza con una mastectomía, la disección de los ganglios linfáticos se puede realizar a través de la misma incisión quirúrgica que la mastectomía o se puede utilizar una incisión separada debajo del brazo.

La disección de los ganglios linfáticos axilares proporciona un excelente control regional del cáncer de mama. Sin embargo, se pueden asociar complicaciones significativas con el procedimiento, incluyendo hinchazón del brazo, pérdida de sensibilidad y una disminución en la movilidad del brazo y del hombro. Las tasas de linfedema generalmente oscilan entre el 15 y el 25% y requieren un tratamiento de por vida.

Cirugía de mamas oncoplásticas

Aunque la lumpectomía es una excelente opción para la mayoría de las mujeres con cáncer de mama en etapa inicial, la preservación del seno es más difícil en algunas pacientes. La conservación del seno puede ser problemática en mujeres con tumores multifocales, áreas más grandes de cáncer o tumores mal localizados. En pacientes en las que se extirpará más del 20% del tejido mamario, los resultados estéticos resultantes pueden ser bastante pobres, y la deformidad puede exacerbarse aún más por la radiación postoperatoria.

La cirugía oncoplástica mamaria es una técnica que consiste en la remodelación de la mama después de una resección oncológica de gran volumen. Esto permite la cirugía conservadora del seno en pacientes que podrían no ser consideradas buenas candidatas para este enfoque debido a la preocupación por los malos resultados estéticos. Aunque los colgajos locales y los implantes pueden ser necesarios en algunos casos, muchos de los procedimientos implican el desplazamiento del volumen, donde el tejido que queda en el seno después de la resección del cáncer se utiliza para remodelar el seno.

Algunas técnicas de cirugía de mamas oncoplásticas son simples y no requieren ninguna resección de piel ni un levantamiento de mamas. Estas técnicas de nivel 1 implican reorganizaciones de tejido local y se pueden utilizar cuando se extirpa <20% del tejido mamario. Estos procedimientos son generalmente realizados por el cirujano de senos solo.

Cuando se requieren reorganizaciones de tejido más complejas que incluyen la resección

de piel o el levantamiento de senos, el cirujano de senos y el cirujano plástico trabajan juntos para seleccionar las incisiones en la piel y las técnicas reconstructivas que permitirán la resección apropiada del tumor con la preservación de la viabilidad del tejido mamario restante, la piel y el complejo areola-pezón. Se consideran técnicas de nivel 2 debido al aumento de la complejidad. Se han desarrollado múltiples procedimientos para la remodelación del seno, los cuales dependen del tamaño y ubicación del tumor, el tamaño de los senos de la paciente y el grado de caída del seno. Por lo general, también se realiza un procedimiento en la mama opuesta no afectada para la simetría.

Existen varias ventajas potenciales de la cirugía de mamas oncoplásticas en comparación con la lumpectomía estándar. Estos incluyen una menor tasa de márgenes positivos, ya que se puede extraer un mayor volumen de tejido, y la posibilidad de disminuir las colecciones de líquido postoperatorio en el sitio de la tumorectomía. Se pueden lograr resultados estéticos superiores con la combinación de la resección oncológica y la reconstrucción plástica que pueden mejorar la apariencia del seno. Además, la remodelación de la mama puede facilitar la administración de la radioterapia postoperatoria.

Los resultados oncológicos observados con este enfoque son comparables a los obtenidos con la tumorectomía o la mastectomía. La selección de pacientes para estos procedimientos es clave porque las tasas de complicaciones pueden aumentar en pacientes en las que el suministro de sangre al tejido mamario y a la piel está comprometido, como las fumadoras o las diabéticas. Además, en pacientes con senos grasos, la grasa puede no sanar tan bien con los cambios en los tejidos; por lo tanto, estos cambios en los tejidos de gran volumen son más adecuados para pacientes con tejido mamario glandular más denso.

Pacientes con predisposición genética

En los últimos veinte años se ha producido un aumento significativo en el conocimiento y la comprensión de la predisposición genética y el desarrollo del cáncer. Ahora es posible realizar pruebas para una multitud de genes que están involucrados en el desarrollo del cáncer. El manejo de estas mutaciones genéticas depende de numerosos factores, incluyendo la mutación específica, la probabilidad de desarrollar cáncer, los antecedentes familiares, la edad del paciente, la presencia de malignidad y las preferencias del paciente. Aproximadamente el 5-10% de los cánceres de mama están asociados con mutaciones genéticas, siendo las mutaciones del

gen *BRCA1* y *BRCA2 las responsables de la* mayoría de ellas. La revisión de los antecedentes familiares en estas pacientes generalmente muestra múltiples parientes de primer y segundo grado con cáncer de mama o de ovario, con frecuencia con un inicio temprano en la edad. Aunque ha habido un énfasis sustancial en disminuir la extensión de la cirugía en pacientes con cáncer de mama y en tratar de reducir la tasa de mastectomía profiláctica contralateral (extirpación de un seno sin cáncer), en pacientes con síndromes de predisposición genética, a menudo se considera una cirugía más agresiva. Hay dos grupos de pacientes a considerar, aquellas pacientes con una mutación genética conocida que no tienen cáncer de mama y aquellas pacientes que han sido diagnosticadas con cáncer de mama.

Pacientes sin cáncer de mama

Las pacientes con un síndrome de predisposición genética conocido para el cáncer de mama deben someterse a una evaluación multidisciplinaria de alto riesgo. Dado que la predisposición genética al cáncer de mama suele estar asociada con la susceptibilidad al cáncer de ovario, esta evaluación suele incluir a un cirujano de mama, un oncólogo médico, un cirujano plástico, un oncólogo ginecólogo y un asesor genético. Para ciertos síndromes de alto riesgo que están asociados con neoplasias malignas gastrointestinales, esto también puede incluir a un gastroenterólogo. Además de una mejor vigilancia con resonancia magnética (RM) y mamografía a partir de una edad más temprana, estas pacientes pueden ser consideradas para la quimioprevención (medicamentos reductores de riesgo) y también pueden ser candidatas para la cirugía reductora de riesgo.

La cirugía de reducción del riesgo implica la extirpación quirúrgica de un órgano en riesgo antes de que se desarrolle el cáncer. Para la reducción del riesgo de cáncer de mama, se puede realizar una mastectomía bilateral. Se ha demostrado que esta cirugía reduce el riesgo de desarrollar cáncer de mama en un 90-95%. Actualmente hay cuatro mutaciones genéticas de alto riesgo para las cuales generalmente se considera la mastectomía reductora de riesgo, *BRCA1*, *BRCA2*, *TP53* y *PTEN*. Para otras mutaciones genéticas como *PALB2* y *CHEK2*, la decisión de proceder con la cirugía reductora de riesgos está influenciada significativamente por los antecedentes familiares. Antes de la cirugía de reducción de riesgo, estas pacientes deben someterse a imágenes con RMN de mama y mamografías para excluir la presencia de malignidad. Dependiendo de la edad de la paciente, se puede recomendar primero una salpingoooforectomía (extirpación de los ovarios y las trompas de Falopio) que reduzca el riesgo. Esta

cirugía puede reducir la probabilidad de desarrollar cáncer de mama con ciertas mutaciones genéticas, y reduce claramente el riesgo de desarrollar cáncer de ovario o de las trompas de Falopio y la mortalidad asociada con estos cánceres.

Las pacientes que se someten a una mastectomía de reducción de riesgo generalmente son consideradas para una mastectomía de conservación de piel o de pezón y el procedimiento se realiza en conjunto con una cirugía reconstructiva. Esta puede ser una reconstrucción basada en implantes o reconstrucción de tejido dependiendo de la preferencia del paciente y del tamaño corporal.

Pacientes con cáncer de mama

A medida que ha aumentado la capacidad de realizar pruebas para detectar mutaciones genéticas, se están identificando muchas más pacientes con cáncer de mama recién diagnosticado que también albergan mutaciones genéticas. Existen pautas para evaluar a las pacientes recién diagnosticadas con cáncer de mama, y éstas incluyen edad temprana, antecedentes familiares fuertes de cáncer de mama u ovárico u otras neoplasias malignas, y ciertos subtipos de cáncer de mama. Las decisiones con respecto al tratamiento quirúrgico en estas pacientes deben tener en cuenta el tipo de mutación genética, la edad de la paciente, el estadio del cáncer de mama, los antecedentes familiares y las preferencias de la paciente.

Mientras que las pacientes con mutaciones genéticas son candidatas para la lumpectomía y la mastectomía unilateral, al igual que otras pacientes con cáncer de mama, con ciertas mutaciones genéticas sabemos que el riesgo de desarrollar un cáncer en el seno opuesto es bastante alto. Esto es especialmente cierto en pacientes con mutaciones *BRCA1* y *BRCA2*, donde el riesgo de desarrollar un cáncer de mama en el otro seno a los veinticinco años puede ser mayor al 50%, dependiendo de la edad de inicio del primer cáncer de mama. Este riesgo de cáncer de mama en el otro seno es particularmente alto para las pacientes a las que se les diagnostica su primer cáncer de mama antes de los 40 años. Para los pacientes que son diagnosticados a una edad más avanzada, el riesgo es significativamente menor. También existe preocupación sobre el riesgo de recurrencia del tumor o el desarrollo de nuevos cánceres de mama en el seno afectado. Aunque la extirpación del otro seno reduce la probabilidad de desarrollar un cáncer en ese seno, aún se desconoce si esta cirugía adicional mejora los resultados a largo plazo. La decisión de realizar una cirugía más extensa también debe tener en cuenta el estadio de la enfermedad. En pacientes con cáncer de mama avanzado, el riesgo de recurrencia de la enfermedad puede

superar el beneficio derivado de la cirugía adicional. Estas son decisiones complejas que deben ser individualizadas para cada paciente.

Momento del tratamiento

El modelo para el tratamiento del cáncer de mama ha cambiado considerablemente en los últimos veinte años. Anteriormente, las pacientes con cáncer de mama operable en el momento del diagnóstico se sometían primero a cirugía y luego a otros tipos de tratamiento, como la quimioterapia y/o la terapia endocrina (terapia sistémica) y la radiación. El tratamiento inicial con terapia sistémica antes de la cirugía se reservaba generalmente para las pacientes con cáncer de mama avanzado o aquellas pacientes que tenían una enfermedad inoperable. Aunque la quimioterapia todavía se recomienda antes de la cirugía para la mayoría de las pacientes con cáncer de mama avanzado, ahora también se administra antes de la cirugía en muchas pacientes con enfermedad en estadio temprano.

Existen varios beneficios potenciales al dar tratamiento sistémico antes de la cirugía. Primero, se puede observar la respuesta del tumor al tratamiento, y esto puede proporcionar información sobre los resultados a largo plazo. Los pacientes que responden bien a la terapia sistémica antes de la cirugía generalmente tienen mejores resultados. Esto también permite a los médicos considerar un tratamiento sistémico adicional después de la cirugía, especialmente en aquellos pacientes que no responden bien. Segundo, la extensión de la cirugía que se requiere puede ser reducida. Más pacientes son candidatas para la conservación de la mama (tumorectomía) si reciben tratamiento antes de la cirugía, y el número de ganglios linfáticos axilares que deben extirparse también puede disminuir. Esto generalmente se traduce en menos complicaciones de la cirugía, una recuperación más rápida y una mejor calidad de vida. Finalmente, en pacientes que se someten a una mastectomía, pueden ser posibles mastectomías más favorables desde el punto de vista estético, que pueden combinarse con la reconstrucción mamaria.

Existen varios subtipos diferentes de cáncer de mama y responden al tratamiento de manera diferente. Para algunos de los tipos de cáncer de mama más agresivos y de crecimiento más rápido, el tratamiento con quimioterapia antes de la cirugía es muy efectivo. Hasta el 50% de estos pacientes no tendrán ningún tumor residual identificado en el momento de la cirugía. Esto ha resultado en nuevos estudios que están evaluando si algunos de estos pacientes se pueden evitar totalmente la cirugía. Actualmente, la cirugía se recomienda en todos los pacientes; sin embargo, por lo general son posibles procedimientos significativamente más pequeños o cirugías más estéticas.

Qué esperar de la cirugía

La duración y los tiempos de recuperación de la cirugía de cáncer de mama son bastante variables dependiendo del procedimiento quirúrgico utilizado.

Lumpectomía

Una tumorectomía suele ser un procedimiento quirúrgico ambulatorio que dura aproximadamente de 1 a 1,5 horas, dependiendo del tamaño y la ubicación del tumor, y de si se extirpan o no los ganglios linfáticos. Antes de la cirugía, si no se puede palpar el tumor en el seno, se coloca un marcador en el seno para que se pueda identificar el sitio del tumor en el momento de la cirugía. Si se extirpan los ganglios linfáticos, se inyectan agentes mapeadores en la mama antes de la cirugía para determinar la extirpación de los ganglios linfáticos axilares. El procedimiento puede realizarse con anestesia general, anestesia regional (bloqueos nerviosos) y sedación, o con anestesia local y sedación, y por lo general se basa en las preferencias del cirujano y del paciente.

El tiempo de recuperación de una tumorectomía es de 1 a 2 semanas. La mayoría de los pacientes retomarán la mayoría de sus actividades normales dentro de una semana. Los pacientes estarán levantados y caminando el mismo día de la cirugía y se les anima a caminar diariamente después de la cirugía. Se permite y se recomienda el levantamiento ligero y el movimiento del brazo en el lado de la cirugía. Por lo general, se restringe la actividad física más vigorosa durante las primeras 2 a 4 semanas. Si se extirpan los ganglios linfáticos en el momento de la cirugía, los ejercicios de estiramiento para aumentar el movimiento del hombro y el brazo en el lado de la cirugía se inician 1-2 semanas después del procedimiento. Se utilizan suturas absorbibles (puntos de sutura) que se encuentran debajo de la piel y no necesitan ser retiradas y se utiliza pegamento quirúrgico para cerrar las incisiones y no se necesita ningún cuidado local de la herida.

Mastectomía sin reconstrucción

La mastectomía sin reconstrucción es un procedimiento bastante común que se realiza en pacientes con cáncer de mama. Este procedimiento requiere de 1.5 a 2 horas para completarse y es ligeramente más largo cuando se extirpan los ganglios linfáticos axilares. El procedimiento se realiza regularmente con anestesia general, pero también se puede realizar con bloqueos regionales y sedación. Este puede ser un procedimiento ambulatorio, pero la mayoría de los pacientes permanecerán en el hospital durante 1 noche después de la cirugía.

A las pacientes que se someten a una mastectomía se les colocan de 1 a 2 drenajes en el momento de la cirugía para evitar que se acumule líquido en el lugar de la cirugía. Estos desagües se vacían dos veces al día y se registra el volumen. Los drenajes se retiran en la clínica de 1 a 3 semanas después de la cirugía, una vez que la producción ha disminuido. Los pacientes deben estar caminando el día después de la cirugía, y la mayoría de los pacientes reanudarán la mayoría de sus actividades normales dentro de las 4 semanas. Por lo general, se restringe la actividad física más vigorosa durante las primeras 2 a 4 semanas después de la cirugía. Las pacientes que se someten a una mastectomía, particularmente aquellas a las que se les extirpan los ganglios linfáticos axilares, pueden tener más problemas para recuperar el rango completo de movimiento del hombro y el brazo en el lado de la cirugía. Si los pacientes son incapaces de lograr un rango completo de movimiento con ejercicios de estiramiento en casa, se puede requerir un régimen formal de fisioterapia. Las suturas absorbibles que están debajo de la piel y no necesitan ser removidas y se utiliza pegamento quirúrgico para cerrar las incisiones y no se necesita cuidado local de la herida.

Mastectomía con reconstrucción

La recuperación de una mastectomía con reconstrucción depende principalmente del tipo de procedimiento reconstructivo realizado. Estas cirugías suelen tener una duración de 3 a 4 horas cuando se realiza una reconstrucción basada en implantes, pero pueden ser mucho más largas cuando se realiza una reconstrucción tisular compleja. Las ventajas y desventajas de los diversos procedimientos reconstructivos se revisan extensamente con los pacientes antes de la cirugía para que se comprenda la magnitud del procedimiento y el tiempo de recuperación.

Cuando se utiliza la reconstrucción basada en implantes, las pacientes generalmente permanecen en el hospital durante 1 noche y el tiempo de recuperación es similar al de una mastectomía sin reconstrucción. Los drenajes se colocan en el momento de la cirugía y se retiran en la clínica de 2 a 4 semanas después de la cirugía. La mayoría de los pacientes estarán fuera de la cama y caminando un día después de la cirugía. Se permite la actividad ligera con el brazo en el lado de la cirugía inmediatamente después de la cirugía, así como ejercicios ligeros de estiramiento. La actividad más vigorosa y el estiramiento del brazo y el hombro suelen estar limitados durante las 2-4 semanas.

Las reconstrucciones basadas en tejidos, donde el tejido típicamente proviene de la pared abdominal y la espalda, son más complejas y los pacientes pueden permanecer en el hospital de 3 a 7 días. Esto generalmente es para proporcionar un control adecuado del dolor, para monitorear la viabilidad de la reconstrucción y para observar las complicaciones postoperatorias. Al igual que en la reconstrucción basada en implantes, los pacientes tendrán drenajes que deben ser vaciados. El tiempo de recuperación de las reconstrucciones basadas en tejidos es mayor y puede tomar varios meses antes de que los pacientes reanuden sus actividades normales y rutinas de ejercicio.

Conclusión

El tratamiento quirúrgico del cáncer de mama ha cambiado drásticamente, pasando de operaciones extensas con desfiguración significativa a procedimientos que proporcionan resultados oncológicos óptimos y excelentes resultados estéticos. A medida que se disponga de nuevos tratamientos para el cáncer de mama, las técnicas e intervenciones quirúrgicas para el cáncer de mama seguirán perfeccionándose e individualizándose para cada paciente.

La Dra. Susan Kesmodel es una oncóloga quirúrgica y cirujana certificada que se especializa en el tratamiento de enfermedades benignas y malignas de los senos y malignidades de la piel de alto riesgo, incluido el melanoma. Tiene experiencia en la mastectomía de conservación de piel y pezones, cirugía profiláctica de mama para pacientes de alto riesgo, y biopsia de ganglio linfático centinela y linfadenectomía para pacientes con cáncer de mama y de piel. Sus intereses de investigación incluyen la optimización de la terapia regional local para pacientes con cáncer de mama y el uso de la terapia endocrina neoadyuvante.

Referencias Seleccionadas

1. Fisher B, Anderson S, Bryant J, Margolese RG, Deutsch M, Fisher ER, Jeong JH, Wolmark N. Seguimiento de veinte

años de un ensayo aleatorio que comparó la mastectomía total, la lumpectomía y la lumpectomía más la irradiación para el tratamiento del cáncer de mama invasivo. N Engl J Med. 2002 Oct 17;347(16):1233-41.

2. Wang F, Peled AW, Garwood E, Fiscalini AS, Sbitany H, Foster RD, Alvarado M, Ewing C, Hwang ES, Esserman LJ. Mastectomía con preservación total de la piel y reconstrucción inmediata de la mama: evolución de la técnica y evaluación de los resultados. Ann Surg Oncol. 2014 Oct;21(10):3223-30.

3. Smith BL, Tang R, Rai U, Plichta JK, Colwell AS, Gadd MA, Specht MC, Austen WG Jr, Coopey SB. Seguridad oncológica de la mastectomía con separación de pezón en mujeres con cáncer de mama. J Am Coll Surg. 2017 Sep;225(3):361-365.

4. Krag DN, Anderson SJ, Julian TB, Brown AM, Harlow SP, Costantino JP, Ashikaga T, Weaver DL, Mamounas EP, Jalovec LM, Frazier TG, Noyes RD, Robidoux A, Scarth HM, Wolmark N. Resección de ganglio linfático centinela en comparación con la disección de ganglio linfático axilar convencional en nódulos clínicos negativos pacientes con cáncer de mama: resultados de supervivencia global del ensayo aleatorizado de fase 3 NSABP B-32. Lancet Oncol. 2010 Oct;11(10):927-33.

5. Giuliano AE, Ballman KV, McCall L, Beitsch PD, Brennan MB, Kelemen PR, Ollila DW, Hansen NM, Whitworth PW, Blumencranz PW, Leitch AM, Saha S, Hunt KK, Morrow M. Efecto de la disección axilar frente a ninguna disección axilar en la supervivencia general de 10 años entre las mujeres con cáncer de mama invasivo y metástasis en los ganglios centinelas: El ensayo clínico aleatorizado ACOSOG Z0011 (Alliance). JAMA. 2017 Sep 12;318(10):918-926.

6. Clough KB, Benyahi D, Nos C, Charles C, Sarfati I.

Oncoplastic surgery: pushing the limits of breast-conserving surgery. Mama J. 2015 Mar-Abr;21(2):140-6.

7. Green L, Meric-Bernstam F. Risk of Ipsilateral and Contralateral Cancer in BRCA Mutation Carriers with Breast Cancer. Curr Breast Cancer Rep. 2011 Sep 1;3(3):151-155.

8. Graeser MK, Engel C, Rhiem K, Gadzicki D, Bick U, Kast K, Froster UG, Schlehe B, Bechtold A, Arnold N, Preisler-Adams S, Nestlé-Kraemling C, Zaino M, Loeffler M, Kiechle M, Meindl A, Varga D, Schmutzler RK. Riesgo de cáncer de mama contralateral en portadoras de las mutaciones BRCA1 y BRCA2. J Clin Oncol. 2009 Dic 10;27(35):5887-92.

9. Steenbruggen TG, van Ramshorst MS, Kok M, Linn SC, Smorenburg CH, Sonke GS. Terapia neoadyuvante para el cáncer de mama: Conceptos establecidos y estrategias emergentes. Drogas. 2017 Ago;77(12):1313-1336.

10. Handbook of Breast Cancer and Related Breast Disease. Tkaczuk KHR, Kesmodel SB, Feigenberg SJ, eds., Demos Medical Publishing, 2017.

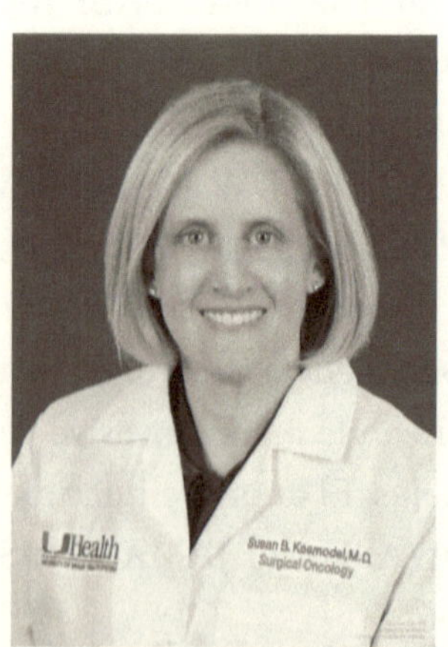

La Dra. Kesmodel es Profesora Asociada de Cirugía en la División de Oncología Quirúrgica del Departamento de Cirugía Familiar de DeWitt Daughtry, del Sistema de Salud de la Universidad de Miami. Se graduó de la Universidad de Princeton con un título en ciencias de la computación y recibió su título médico de la Escuela de Medicina Perelman de la Universidad de Pennsylvania. Completó una residencia en cirugía general en el Hospital de la Universidad de Pennsylvania y una beca en oncología quirúrgica en el MD Anderson Cancer Center. La Dra. Kesmodel se desempeña como Directora de Oncología Quirúrgica Mamaria y Co-Líder del Grupo de Enfermedades del Lugar del Seno del Centro Integral del Cáncer Sylvester.

Ha escrito numerosos artículos sobre el tratamiento y los resultados del cáncer de mama y recientemente ha ayudado a desarrollar, escribir y editar un nuevo manual sobre el cáncer de mama y las enfermedades de mama. Es miembro de la Sociedad de Oncología Quirúrgica, la Sociedad Americana de Cirujanos de Senos, el Colegio Americano de Cirujanos y la Asociación de Cirujanos Académicos y actualmente forma parte del Comité de Publicaciones de la Sociedad Americana de Cirujanos de Senos y del Comité de Capacitación de la Sociedad de Oncología Quirúrgica. La Dra. Kesmodel también es miembro del Comité de Mama y del Subcomité de Investigación Traslacional de Mama para Oncología NRG.

4

ONCOLOGÍA DEL CÁNCER DE MAMA: SUBTIPOS, ESTADIOS Y AGENTES QUIMIOTERAPÉUTICOS

CARMEN CALFA, M.D.

Me gustaría comenzar este capítulo agradeciendo a mi amiga Cindy Papale-Hammontree por la oportunidad de participar en la redacción de un libro tan importante. Ayudará a aquellos que lo lean a entender el cáncer de seno y cómo navegar a través del laberinto de diagnósticos, tratamientos y temas de supervivencia con conocimiento, confianza y fuerza para obtener los mejores resultados.

El cáncer de mama es la neoplasia maligna que se diagnostica con más frecuencia, con más de un millón de casos al año. Es la principal causa de muerte por cáncer en mujeres de todo el mundo. En los Estados Unidos, el cáncer de mama es el cáncer femenino más común y la segunda causa más común de muerte por cáncer en las mujeres. 1] Una vez que la mujer/hombre es diagnosticada con cáncer de seno, es importante entender la extensión de la enfermedad, el tipo de cáncer de seno y las opciones de tratamiento.

La primera pregunta que suele venir a la mente es: "¿Por qué me dio cáncer de mama?" El segundo tiene que ver con el temor de que los niños estén en mayor riesgo. Aunque hay muchos factores de riesgo, aproximadamente el 60% de las pacientes no podrán identificar la causa; el 30% tiene antecedentes familiares de cáncer de mama; y sólo entre el 5 y el 10% de las pacientes con cáncer de mama lo contraen debido a mutaciones genéticas. Varios otros genes han sido identificados recientemente, y es importante que los antecedentes familiares se obtengan con precisión de ambos lados de la familia, tres generaciones después. Entender los factores que podrían haber contribuido al desarrollo del cáncer de mama ayuda a evaluar el riesgo de desarrollar un evento secundario, el riesgo de cánceres adicionales en el mismo individuo y el riesgo de parientes de primer grado. También ofrece la oportunidad de corregir algunos de los factores de riesgo modificables, como la reducción de la ingesta de alcohol, el abandono del hábito de fumar, el aumento del ejercicio, la mejora de la dieta, la pérdida de peso y la prevención de la terapia de reemplazo hormonal, por nombrar algunos. Desafortunadamente, no podemos cambiar el hecho de que estamos envejeciendo. Pero, en el gran esquema de las cosas, ¡eso es bueno!

Trataré de guiarlo desde el momento del diagnóstico hasta la comprensión del plan de

tratamiento y los efectos secundarios a corto y largo plazo que están asociados con el tratamiento y la enfermedad en sí. Ser diagnosticado con cáncer de seno es abrumador y aterrador. Sin embargo, tenga en cuenta que éste es uno de los cánceres más curables cuando se detecta a tiempo.

Además, tenga en cuenta que hay mucha información compartida por otros pacientes en blogs o medios sociales. Aunque es bueno tener un sistema de apoyo y alguien en quien apoyarse, uno debe considerar cuidadosamente las fuentes. Espero que este libro sea un excelente recurso y los prepare para la consulta con el equipo de expertos que participará en su cuidado multidisciplinario.

El cáncer de mama es una enfermedad compleja, que afecta al individuo y a su familia en muchos niveles, durante mucho tiempo. Lo llamo el "regalo que sigue dando". Desde el diagnóstico hasta el tratamiento y la supervivencia, el cáncer de mama requiere un enfoque multidisciplinario. Para lograr un resultado excelente, todas las personas involucradas en la atención deben ser sobresalientes y estar en lo correcto.

Ahora, volviendo al diagnóstico de cáncer de mama. El día que la persona es diagnosticada es el día en que se convierte en sobreviviente. Ya sea un hombre o una mujer, los pasos son los mismos. Debido a que el cáncer de mama es poco frecuente en los hombres, no existen grandes estudios que nos guíen en el manejo del cáncer de mama masculino. Los oncólogos extrapolan la información de los estudios realizados en mujeres hasta que se disponga de resultados de investigación más colaborativos. Sin entrar en detalles, a cualquier hombre diagnosticado con cáncer de seno se le debe ofrecer una prueba genética.

Una vez que usted, su amigo o sus seres queridos pasen el abrumador primer día, el siguiente paso es buscar orientación y concertar citas con lo mejor de lo mejor. Mi meta para mi capítulo es que inspire a cualquiera que lo lea a programar esas citas para toda su jornada de tratamiento del cáncer de mama.

Hay varias cosas que uno debe saber sobre el cáncer de seno. En primer lugar, un médico oncólogo siempre debe formar parte del equipo. No puede ser cualquiera. Si es posible, usted desea ser examinada por un oncólogo especialista en senos. Cuantos más pacientes con la misma enfermedad vea un médico, mayor será su experiencia. En los Estados Unidos, el cáncer de

mama representa aproximadamente 266.000 casos cada año y es responsable de quitarnos 40.000 mujeres cada año[1]. Por cada 100 mujeres hay 1 hombre diagnosticado con cáncer de mama. Las tasas de mortalidad por cáncer de mama han ido disminuyendo desde la década de 1970[2]. Esta disminución en la mortalidad probablemente se deba, al menos en parte, a una mejor detección del cáncer de mama (con mamografías) y a terapias más eficaces.

Aunque pueda ser tentador tratar de encontrar las respuestas en Google, se vuelve extremadamente complicado, abrumador, engañoso y confuso. Lleva 10 años convertirse en oncólogo - imagínese tratar de dominarlo en unas pocas noches. Mi mejor consejo es que busques en Google las credenciales de los médicos que planeas ver y, con suerte, para entonces ya hayas pedido este libro.

Estas son las preguntas que usted debe hacer si va a ir como paciente, amigo o cuidador.

1. ¿Qué es el cáncer de mama?

2. ¿Cuáles son los tipos de cáncer de mama?

3. ¿Cuál es el estadio de mi cáncer de mama?

4. ¿Cuál es el tratamiento, cuándo y por cuánto tiempo? Vayamos uno por uno.

1. QUÉ ES EL CÁNCER DE MAMA

El cáncer de mama es una enfermedad por la cual se forman células malignas (cancerosas) en los tejidos de la mama debido a un crecimiento no regulado. La división celular y la muerte están bien reguladas en nuestros cuerpos y se mantienen bajo control mediante mecanismos muy sofisticados.

Si se produce un error en este proceso, la célula se dividirá y se multiplicará de forma incontrolable, lo que llevará al crecimiento del cáncer y a una metástasis potencial en los ganglios linfáticos locales o en órganos distantes. Es por eso que el diagnóstico precoz del cáncer es clave. No todas las masas mamarias son malignas y no todas las masas malignas son cáncer de mama. La mama puede dar lugar a otras neoplasias malignas invasivas separadas del cáncer de mama primario. Estos tumores son raros e incluyen sarcoma de mama, tumor de Phyllodes, enfermedad de Paget y linfoma. Un patólogo calificado puede hacer el diagnóstico correcto. En raras ocasiones, el cáncer en el seno puede ser una metástasis proveniente de otro sitio del cuerpo. Esto no se considerará "cáncer de mama" y se le llamará por el nombre del lugar donde se origina (por ejemplo, cáncer renal metastásico en la mama).

La mama está compuesta de lóbulos y conductos. Cada seno tiene de 15 a 20 secciones llamadas lóbulos. Cada lóbulo tiene muchas secciones más pequeñas llamadas lóbulos pequeños. Los lóbulos terminan en docenas de bulbos diminutos que pueden producir leche. Los lóbulos, lóbulos pequeños y bulbos están unidos por tubos delgados llamados conductos.

El siguiente gráfico le ayuda a entender la anatomía del seno.

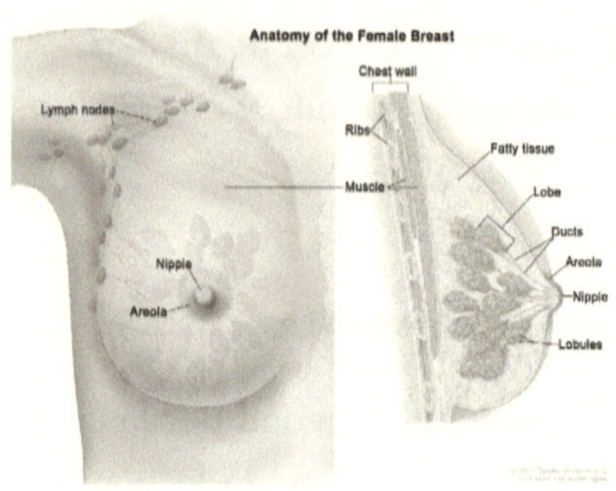

2. TIPOS DE CÁNCER DE MAMA

Una vez que se extirpa un trozo del cáncer de mama, es analizado en el laboratorio por un patólogo especializado.

Existen varios tipos histológicos de carcinoma de mama que difieren en apariencia microscópica y comportamiento biológico. Los tipos más comunes de cáncer de mama epitelial son el carcinoma ductal infiltrante (conocido como IDC), que representa el 70-80% de las lesiones invasivas, y el carcinoma lobular infiltrante (ILC), que representa alrededor del 8% del cáncer de mama invasivo. Carcinoma mixto ductal/lobular en aproximadamente el 7% de los cánceres de mama invasivos. Otros tipos histológicos incluyen carcinoma meta-plásico, mucinoso, tubular, medular, papilar y juntos representan menos del 5% de los cánceres invasivos. Un tipo poco frecuente es también el cáncer de mama inflamatorio que se presenta como una mama hinchada y eritematosa con la piel como una cáscara de naranja. Puede imitar una infección y muchas veces un antibiótico es el primer paso. La clave es considerar el cáncer como un posible diag-nóstico y si la infección no se resuelve después del tratamiento con antibióticos, realizar un trabajo de diagnóstico. Una mamografía negativa no descarta la posibilidad de cáncer de mama. Lo mismo con una biopsia negativa.

Si las cosas no tienen sentido, busque respuestas. El grado de cáncer de mama caracteriza el grado de diferenciación del tumor. Cuanto más cerca se parezcan las células de mama a las células de mama normales, menor será el grado y menor la agresividad.

Ahora, quieres saber por qué escuchas a tantos pacientes decir que están tomando tamoxifeno u otra "píldora hormonal" y algunos no lo están. Algunos reciben Herceptin, y otros no. Estas indicaciones provienen de la comprensión del tipo de cáncer de mama cuando se trata de la expresión de los receptores de estrógeno y progesterona, así como de la expresión de la proteína HER2. A esto lo llamamos "marcadores pronósticos" y me gustaría que fuera fácil de entender.

Cualquier cáncer de mama recién diagnosticado debe ser examinado para determinar la expresión del receptor de estrógeno, el receptor de progesterona y la expresión de HER2. Pronto, estaremos añadiendo a esta lista. Esta información es crítica para propósitos terapéuticos.

- Los receptores de estrógeno (ER) son un grupo de proteínas que se encuentran dentro de las células. Son los receptores que son activados por la hormona estrógeno.
- El receptor de progesterona (PR) es una proteína que se encuentra dentro de las células. Es activado por la hormona esteroide progesterona.
- El cáncer que expresa la positividad del PR de ER abarcó la mayoría de los casos, alrededor del 80%.
- HER2 es una proteína que en los humanos está codificada por el gen ERBB2. HER2 es miembro del receptor del factor de crecimiento epidérmico humano.

La sobreexpresión de HER2 está presente en el 20% de los pacientes. Se detecta por tinción intensa y uniforme de la membrana de más del 30% de las células tumorales invasoras por inmunohisto-química (IHC 3+) o por la presencia de amplificación del gen HER2 por hibridación fluorescente in situ (FISH) definida por una relación de HER-2/CEP 17 mayor o igual a 2.

Se ha demostrado que la amplificación o sobreexpresión de este oncogén juega un papel crucial en el desarrollo y progresión de ciertos tipos agresivos de cáncer de mama. En los últimos años, la proteína se ha convertido en un importante biomarcador y blanco de la terapia para aproximadamente el 20% de las pacientes con cáncer de mama. [3]

Si el cáncer expresa un receptor de estrógeno/progesterona, la terapia incluirá un antiestrógeno o un bloqueador del receptor de estrógeno, llamado genéricamente "terapia hormonal", que es más bien un nombre equivocado, ya que, de hecho, define una terapia "antihormonal". Si la proteína HER2 está sobreexpresada/amplifi-cada, el tumor se llama "Her 2 positive" y el tratamiento incluirá terapia anti-HER2. Voy a cubrir las opciones de tratamiento en la sección de tratamiento a continuación.

A medida que aprendemos más sobre el cáncer de mama, nos damos cuenta de que su firma molecular dicta el comportamiento biológico. Los estudios de expresión génica permiten la clasificación molecular del cáncer de mama en distintos subtipos. Estos incluyen los subtipos lumínicos, que representan la mayoría de los cánceres de mama con RE positivos, un subtipo enriquecido con HER2, y los subtipos ER negativos o basales, que incluyen la mayoría de los cánceres de mama con triple negativo. Se han desarrollado varias pruebas genómicas que analizan la firma molecular y definen la biología del cáncer, prediciendo una respuesta a ciertas terapias y teniendo implicaciones pronósticas para nuestros pacientes. Tener un diagnóstico correcto es crucial ya que el tratamiento depende de ello. Acaba de conocer los tipos histológicos y moleculares del cáncer de mama y el diagnóstico diferencial de una masa mamaria maligna.

Ahora que ha recibido esa información, está listo para la pregunta 3.

3. ESTADIOS DEL CÁNCER DE MAMA

La extensión de la enfermedad en el momento de su presentación define su estadio. También influye en las opciones de tratamiento, los resultados y los objetivos del tratamiento.

Mientras que los pacientes con estadio 0-3 son tratados con intención curativa y por un tiempo limitado, el estadio 4 involucra sitios distantes, lejos del seno y de los ganglios linfáticos regionales locales y son considerados una"condición crónica" para la cual estamos tratando de encontrar una cura. Por ahora, el estadio 4 se considera incurable; el tratamiento se administra con intención paliativa, para mejorar los síntomas y la calidad de vida. Cada vez más estamos viendo "excepciones a esta regla" y los pacientes sobreviven a su esperanza de vida inicialmente pensada debido a las mejores opciones de tratamiento. Una minoría creciente puede considerarse "curada".

Incluso cuando el cáncer de mama se "detecta a tiempo", el tratamiento es complejo e implica un enfoque multidisciplinario. Las pacientes me preguntan a menudo: "Me quité los dos pechos porque quería ser agresiva y no tener que preocuparme nunca más por ello. ¿Por qué sigo necesitando quimioterapia si la cirugía me quitó todo? ¿Cómo podría volver si ya no tengo senos? Como oncólogo especialista en medicina del seno durante más de una década, siento que es crucial lograr que la paciente entienda por qué hace lo que hace. Una vez que esto sucede, la paciente y el equipo médico se convierten en socios motivados en la lucha contra el cáncer de mama.

Desafortunadamente, el cáncer de mama, como muchos otros tipos de cáncer, se considera una enfermedad sistémica en su presentación inicial. Esto significa que existe la posibilidad de que la enfermedad microscópica esté presente fuera de la mama y del sistema linfático regional local en el momento del diagnóstico. Si la enfermedad es detectable por evaluación radiológica convencional fuera de la mama y los ganglios linfáticos, la enfermedad se considera metastásica o en estadio 4.

Tenemos el llamado sistema de estadificación que considera el tamaño del tumor, el número de ganglios linfáticos afectados y la presencia o ausencia de enfermedad metastásica a distancia. Nosotros lo llamamos *TNM staging*: T para tumor, N para linfa y M para metástasis a distancia. Si el paciente presenta enfermedad en los huesos, hígado, pulmón, cerebro u otros órganos, el estadio es 4, y es probable que el paciente reciba tratamiento por el resto de su vida.

T habla del tamaño del tumor y N del número de ganglios linfáticos. Cuanto más alta sea la T y la N, más alta será la etapa.

Ahora puede imaginarse que un tumor diminuto limitado a la mama y que no afecte a los ganglios linfáticos será un estadio I si mide menos de 2 cm. Si el tumor está entre 2-5 cm y/o tiene I-3 ganglios linfáticos positivos, el estadio cambia a 2, un tumor mayor de 5 cm con ganglios linfáticos positivos, o incluso un tumor pequeño con más de 3 ganglios linfáticos positivos hace un estadio 3 y así sucesivamente.

Los estadios del cáncer invasor son I, 2, 3 y 4.

El carcinoma ductal en estadio 0 o in situ es una afección preinvasiva que no requiere quimioterapia. Sin embargo, la paciente necesitará cirugía, posible radiación y posible tratamiento endocrino para prevenir más cáncer de mama invasivo y no invasivo.

La determinación de la extensión del tumor en el seno y en los ganglios linfáticos locorregionales se realiza mediante mamografía, ultrasonido e IRM. Esto está bien cubierto en la sección de radiología por mi colega, la Dra. Monica Yepes.

Las mujeres con casos avanzados de cáncer de mama pueden presentar cambios en la piel (también conocidos como peau d'orange) o adenopatía axilar. Menos del cinco por ciento de las pacientes se presentan con signos o síntomas de cáncer de mama metastásico en la presentación inicial.

Pero no todo el mundo necesita "escáneres" para buscar enfermedad metastásica a distancia porque es probable que sean negativos en los estadios I y 2. Para pacientes con cáncer de mama en etapa temprana (etapa I ó 2), se indica una gammagrafía ósea si la paciente tiene dolor óseo localizado o una fosfatasa alcalina elevada (que se observa en el análisis de sangre inicial). Si la gammagrafía ósea es negativa y la sospecha clínica justifica una evaluación adicional, se debe realizar una resonancia magnética (IRM) localizada en el área sintomática.

El mismo principio se aplica a la tomografía computarizada del hígado y/o del tórax. Si las pruebas de función hepática anormal, una fosfatasa alcalina elevada, dolor abdominal, o un examen abdominal o pélvico anormal, obtenemos una tomografía computarizada (TC) del abdomen. La RMN abdominal o el ultrasonido serían alternativas razonables, al igual que la tomografía por emisión de positrones - tomografía computarizada (TEP-TC). Para los pacientes con enfermedad en estadio IIIA o superior, independientemente de si los síntomas están presentes o no, se obtiene una TEP-TC de cuerpo entero o, alternativamente, una gammagrafía ósea, así como una tomografía computarizada del tórax, el abdomen y la pelvis. Las pacientes con cáncer de mama inflamatorio, independientemente de su estadio, también deben someterse a una evaluación por imágenes.

Recientemente nos enteramos de que además del tamaño y el número de ganglios linfáticos, la "firma genómica" de un tumor dicta su comportamiento biológico. Trataré esto brevemente en la sección de tratamiento. El sistema de estadificación más reciente incorpora esto en la estadificación. Un tumor más grande con un riesgo biológico bajo se estadificaría más bajo que un tumor más pequeño con biología agresiva. Esto afecta las opciones de tratamiento y es un cambio importante en la forma en que vemos la etapa del cáncer de seno.

4. TRATAMIENTO DEL CÁNCER DE MAMA

El tratamiento del cáncer de mama requiere un enfoque multidisciplinario. Un equipo de especialistas en cáncer de mama - oncólogo quirúrgico, oncólogo médico, patólogo y radioncólogo - debe reunirse para revisar cada caso nuevo antes de que se lleve a cabo el tratamiento. Esto sucede durante las llamadas "juntas tumorales" y tiene el beneficio de revisar prospectiva y colectivamente todas las imágenes del seno, la manifestación clínica, las exploraciones de estadificación, la patología, los factores de riesgo genéticos, la preferencia del paciente y los problemas médicos asociados con el paciente, todo al mismo tiempo. El paciente se beneficia de la oportunidad de obtener varias opiniones de expertos a la vez. El tratamiento es personalizado y adaptado a las características específicas de cada persona con cáncer de mama. Nos gusta decir "una talla no sirve para todos" porque no sirve.

Así es como vemos cada caso.

Si el paciente está relativamente sano, tratamos a los más jóvenes y a los mayores de forma similar. Revisamos las imágenes y la patología, así como el trabajo de puesta en escena. **Si decidimos que el cáncer de mama es localizado** (estadio 1-3), los componentes del tratamiento lo son:

Cirugía para extirpar el cáncer. Es importante que el cáncer no esté al margen. Al igual que cuando se limpia una manzana de un punto malo, se va alrededor hasta que se encuentra tejido sano para minimizar el riesgo de que el cáncer regrese a ese lugar. Debido a que el cáncer de mama puede viajar a los ganglios linfáticos a través de la linfa y el torrente sanguíneo, es importante que también nos ocupemos quirúrgicamente de los ganglios linfáticos de la axila. Hemos hecho progresos y nos hemos alejado de extirpar todo el seno y todos los ganglios linfáticos de todos; ahora podemos seleccionar aquellos a los que podemos extirpar el cáncer, mientras preservamos el seno y la mayoría de los ganglios linfáticos. Esto es tratado ampliamente por mi colega, la Dra. Susan Kesmodel, en el capítulo de cirugía.

Las probabilidades de curar a una paciente de cáncer de mama son iguales a las de una mastectomía frente a una tumorectomía y radiación.

Lo que determina el resultado general es el estadio del cáncer, la biología del cáncer y la capacidad de respuesta al **tratamiento médico** (la llamada "terapia sistémica").

Como mencioné antes, el cáncer de mama es una "enfermedad sistémica", lo que significa que la enfermedad microscópica puede estar presente lejos del cáncer en el momento del diagnóstico. Detectar esa enfermedad microscópica nos permitirá monitorear el efecto del tratamiento y saber "qué es lo que buscamos". Se está investigando para identificar las células tumorales circulantes o su ADN libre en el torrente sanguíneo como un sustituto de la "enfermedad microscópica". En la actualidad, una vez que se extirpa un cáncer, administramos la terapia sistémica "a ciegas", sin poder evaluar la respuesta a la terapia. No todos los pacientes tendrán enfermedades microscópicas, pero como no podemos identificar con certeza a los que las tienen, estamos sobretratando a muchos de nuestros pacientes. Si la enfermedad nunca se repite, sabemos que nuestro tratamiento fue efectivo.

Una vez extirpado quirúrgicamente el cáncer, podemos evaluar con precisión los marcadores pronósticos ER PR HER2, grado, tasa de proliferación o crecimiento (medida por KI 67) así como el estadio patológico.

El tratamiento médico que se da después de la cirugía en los estadios 1-3 se llama "adyuvante".

Si los tumores son mayores de 5 cm y/o los ganglios linfáticos afectados son mayores de 3, se recomendará al paciente que reciba quimioterapia. Para tumores más pequeños y menos ganglios linfáticos positivos, usamos la "puntuación" biológica sólo si el tumor es ER positivo HER2 negativo. Si el HER2 se amplifica, lo más probable es que se le recomiende al paciente un tratamiento anti-HER2 que se agregará a la quimioterapia y que continuará después de que la quimioterapia se haya completado durante un total de 1 a 2 años. Me extenderé sobre los agentes anti HER2 en la parte curativa de este capítulo. Si el ER y PR son positivos, la terapia hormonal, también llamada terapia endocrina, se administrará durante 5-10 años.

Si el cáncer carece de ER PR y HER2 (triple negativo) no tenemos un objetivo específico y la quimioterapia se indica para tumores tan pequeños como de 6 mm de tamaño. Además de ER PR HER2, estado y tamaño de los ganglios linfáticos, para el estadio temprano ER+Her2 negativo, utilizamos pruebas genómicas para identificar el riesgo de recurrencia a distancia y beneficiarnos de la quimioterapia.

La aparición de las técnicas genómicas y la capacidad de medir simultáneamente la expresión de miles de genes ha llevado a la identificación de perfiles pronósticos basados en la biología, varios de los cuales han sido validados y están en uso clínico. Aunque el Oncotype Dx Recurrence Score (RS) es el más bien validado, MammaPrint, EndoPredict®, Predictor Analysis of Microarray 50 (PAM50) y el Breast Cancer Index también se pueden utilizar.

Una vez más, hay varias pruebas genómicas disponibles y las aplicamos dependiendo de la situación clínica.

Por ejemplo, una paciente con 1-3 ganglios linfáticos positivos ER/PR positivos y cáncer de mama HER2 negativo solía considerarse de "alto riesgo clínico" y se indicó quimioterapia. Después de realizar un gran estudio aleatorizado, nos enteramos de que si la firma de 70 genes dictada por MammaPrint es baja, el paciente se recuperará muy bien en ausencia de quimioterapia. Además, la quimioterapia no aumentará las posibilidades de permanecer libre de cáncer. En este caso, se podría evitar la quimioterapia, y el paciente obtendrá un gran beneficio de la terapia endocrina. Por el contrario, si la MammaPrint indica una biología de "alto riesgo", el riesgo de recurrencia a distancia es alto, y esto podría reducirse significativamente mediante el uso de quimioterapia. [7]

En un paciente con un tamaño de cáncer de 6 mm a 5 cm, con ganglios linfáticos negativos, ER/PR positivo HER2 negativo, la decisión de usar quimioterapia se tomaba tradicionalmente observando la edad del paciente, el tamaño y el grado del tumor. Ahora tenemos datos para renunciar a la quimioterapia en pacientes con puntuaciones genómicas de bajo o intermedio riesgo (RS < 25) medidas por 21 genes Oncotype Dx. También podemos predecir el riesgo de recurrencia a distancia y el beneficio de la quimioterapia, y para los tumores de alto riesgo la quimioterapia reduce en gran medida el riesgo de recurrencia, por lo que la recomendamos encarecidamente.

Hay situaciones en las que se recomienda la quimioterapia con o sin terapia anti-HER2 o terapia hormonal antes de la cirugía. En este caso el tratamiento es "neoadyuvante".

Este enfoque tiene varias ventajas.

1. El tumor está todavía en el cuerpo, por lo tanto, podemos evaluar la eficacia del tratamiento.
2. Podemos reducir el tumor y los ganglios linfáticos, minimizando la cantidad de tejido que necesita ser extirpado en el momento de la cirugía, aumentando potencialmente la posibilidad de preservar su seno y disminuyendo la posibilidad de linfedema.
3. Si la terapia no es efectiva, puede ser abortada antes de su finalización y se pueden probar terapias alternativas.
4. Permite comenzar más temprano y previene retrasos potencialmente causados por complicaciones quirúrgicas.
5. Permite probar la respuesta del tumor en el momento de la cirugía, la secuenciación molecular y la exploración de nuevos fármacos que potencialmente pueden aumentar las tasas de curación. Se están llevando a cabo importantes investigaciones en este campo.

Mi preferencia: Si la opción de tratamiento es clara y tenemos toda la información que necesitamos para decidir antes de la cirugía, prefiero dar terapia sistémica por adelantado. Es un enfoque "más limpio", "más rápido" y más informativo que permite una cirugía menos extensa y potencialmente menos radiación.

Al revisar el caso en el tablero tumoral, se pudo encontrar la enfermedad que se propaga a órganos distantes en el frente. **Esto se llama "de novo estadio 4".** Si la paciente fue tratada antes por una enfermedad localizada y luego se presenta con metástasis a distancia, se considera **cáncer de**

mama metastásico recurrente, estadio 4. El cáncer de mama favorece los huesos, el hígado, los pulmones, el cerebro y otros sitios. Mientras que el cáncer HER2 positivo favorece al cerebro, el cáncer de mama positivo para RE favorece a los huesos. [8]

Muchas veces, los sitios metastásicos causan síntomas. El objetivo del tratamiento es paliar los síntomas y mejorar la supervivencia. La cirugía del sitio primario en el seno ya no se recomienda en la mayoría de los casos y el enfoque se convierte en encontrar la enfermedad sistémica que controlará la enfermedad en todas partes. Aprendimos que el tumor puede ser "heterogéneo" y que se pueden apreciar diferencias dentro del mismo tumor o entre el tumor primario y el sitio metastásico. [9]

La célula tumoral tiene varios mecanismos de crecimiento, división y metástasis y cambia rápidamente para desarrollar nuevas vías que le confieren resistencia a las terapias. Los tratamientos iniciales tienen más posibilidades de ser eficaces y las respuestas suelen ser más largas. A medida que cambiamos de una línea de terapia a otra (de un agente a otro), la resistencia tiende a desarrollarse, los tratamientos tienden a ser menos efectivos y de menor duración. Perdemos más de 40.000 mujeres por año a causa del cáncer de mama en los Estados Unidos y se está investigando para dilucidar el mecanismo de resistencia, encontrar nuevas terapias y comprometer el sistema inmunológico de manera significativa mediante el uso de inmunoterapias y modificar los factores de estilo de vida que podrían tener un impacto negativo en el resultado.

Dependiendo de los marcadores de pronóstico, el volumen de la enfermedad y el compromiso de los órganos vitales, se le recomendará al paciente que comience la terapia. La supervivencia de un paciente con estadio 4 es en promedio de 5 años.

Si ella/él tiene cáncer de seno triple negativo (TNBC), el tratamiento convencional incluirá quimioterapia. Se exploran diferentes "objetivos" y se desarrollan nuevas terapias.

Si el paciente tiene ER+HER2 negativo, el tratamiento incluirá terapia hormonal así como quimioterapia.

Si el paciente tiene ER/PR+HER2 positivo el tratamiento de la enfermedad incluirá quimioterapia, terapia anti HER2, terapia hormonal. La mayoría de las veces secuenciamos los medicamentos para evitar la superposición de la toxicidad y asegurar una mayor duración de los medicamentos disponibles. Nuevos enfoques han estado añadiendo una nueva clase de inhibidores de CDK4/6, inhibidores de mTor e inhibidores de HDAC a la terapia endocrina. Esto ha mantenido a los pacientes en un estado de control de la enfermedad el doble de tiempo en comparación con la terapia hormonal sola para una toxicidad adicional mínima. El arte de la oncología es usar sólo tanta " fuerza " como sea necesario para suprimir el cáncer.

Abajo hay una imagen que representa las intrincadas vías moleculares del cáncer de mama. [10]

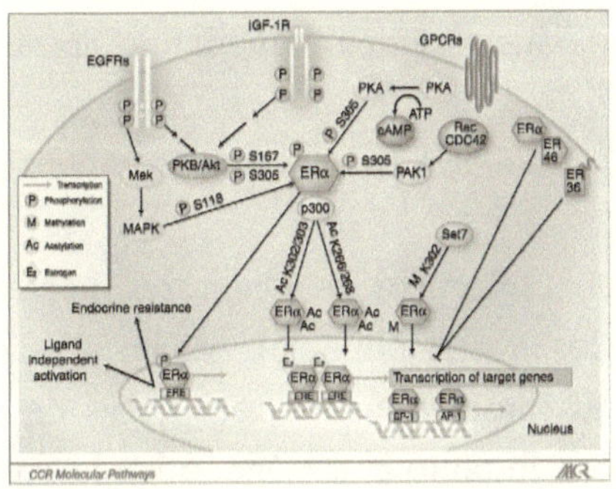

Esperemos que haya dejado claros los principios de la terapia sistémica. Ahora elaboraré sobre los detalles de la terapia hormonal, la terapia anti HER2 y la quimioterapia.

Nuevamente, en las etapas 1-3 el tratamiento se administra durante un período limitado. Las opciones de quimioterapia varían de 12 a 20 semanas. La terapia anti-HER2 se administra durante 1-2 años. La terapia hormonal se administra durante 5-10 años. La decisión se toma después de una seria evaluación multidisciplinaria por parte del equipo de expertos, teniendo en cuenta los objetivos del paciente.

En el estadio 4, el tratamiento es "crónico" durante toda la vida e incluye opciones sistémicas y locales, dependiendo del tipo de cáncer de mama.

TERAPIA HORMONAL

El cáncer que expresa estrógeno o receptor de progesterona usa estrógeno para estimular la proliferación celular y la metástasis.

Bloquear los receptores (bloqueadores de receptores de estrógeno), la producción de estrógeno en los ovarios (menopausia química o quirúrgica) o en otros tejidos (inhibidores de la aromatasa) es una manera efectiva de privar a la célula del estrógeno necesario en la vía de señalización.

Las opciones de tratamiento aprobadas se enumeran a continuación. El tamoxifeno está indicado en mujeres premenopáusicas o en pacientes posmenopáusicas que no pueden tolerar un inhibidor de la aromatasa.

Los inhibidores de aromatasa se recomiendan para mujeres posmenopáusicas.

Los moduladores selectivos de receptores de estrógeno, llamados SERM, bloquean los efectos del estrógeno en el tejido mamario. Los SERMs trabajan al sentarse en los receptores de estrógeno en las células del seno, por lo tanto el estrógeno no es capaz de unirse a la célula y señalar el crecimiento y la multiplicación de la célula. Las células de otros tejidos del cuerpo, como los huesos y el útero, también tienen receptores de estrógeno, pero son ligeramente diferentes. Los SERMs son "selectivos", con doble función, bloquean la acción del estrógeno en las células del seno y activan la acción del estrógeno en otras células, incluyendo las células óseas, hepáticas y uterinas, de ahí que su perfil de efectos secundarios lo refleje.

Hay tres SERMs: tamoxifeno (también llamado citrato de tamoxifeno; nombre de marca: Nolvadex); tamoxifeno en forma líquida (nombre de marca: Soltamox), Evista (nombre químico: raloxifeno), Fareston (nombre químico: toremifeno) Si bien los efectos secundarios más comunes de estos medicamentos son fatiga, sofocos, sudores nocturnos, secreciones vaginales, cambios de estado de ánimo, rara vez causan efectos secundarios que pongan en peligro la vida, incluyendo coágulos sanguíneos, derrames cerebrales, y cáncer endometrial.

Otro grupo de terapia endocrina son los reguladores de descenso de los receptores de estrógeno, llamados ERD. Bloquean los efectos del estrógeno en el tejido mamario de manera similar al SERM, pero también reducen el número de receptores de estrógeno y cambian la forma de los receptores de estrógeno de las células mamarias, por lo que su función se ve alterada.

Aunque se están realizando investigaciones para agregar un ERD oral, actualmente Fulvestrant (Faslodex) es el único ERD disponible para tratar el cáncer de mama con receptores hormonales positivos y está aprobado sólo en mujeres posmenopáusicas con enfermedad de cáncer de mama avanzada.

Los inhibidores de la aromatasa detienen la producción de estrógeno en las mujeres posmenopáusicas bloqueando la enzima que se necesita para convertir el andrógeno en pequeñas cantidades de estrógeno en el cuerpo. Se aprueban en mujeres posmenopáusicas con enfermedad temprana o avanzada.

Hay tres inhibidores de la aromatasa: Arimidex (nombre químico: anastrozol), Aromasin (nombre químico: exemestano), Femara (nombre químico: letrozol)

La investigación ha demostrado que extirpar el estrógeno o bloquear los receptores de estrógeno es una manera efectiva de reducir los tumores sensibles al estrógeno o disminuir las recurrencias en aquellos tratados con cirugía para un cáncer de mama sensible al estrógeno. La primera observación se hizo en animales en 1896 y el tamoxifeno fue aprobado por la Food and Drug Administration (FDA) en 1977 para el tratamiento del cáncer de mama metastásico. [11]

Los estudios han comparado diferentes estrategias de manipulación del estrógeno. La "intensidad" de la terapia endocrina aumenta a medida que pasamos del tamoxifeno a un inhibidor de la aromatasa con o sin supresión ovárica. Los efectos secundarios causados por la falta de estrógeno también aumentan.

En una mujer premenopáusica la fuente principal de estrógeno son los ovarios. Su función puede ser bloqueada químicamente con una inyección subcutánea, ya sea mensualmente o cada 3 meses. Los dos medicamentos aprobados son Zoladex (Goserelin) y Triptorelin (Triptodur). El bloqueo químico de la función ovárica se conoce como Supresión ovárica. (SG) y se asocia con efectos secundarios posmenopáusicos, como se esperaba.

Dependiendo del riesgo de recurrencia o de la etapa de la enfermedad, la terapia endocrina recomendada variará desde el tamoxifeno hasta el tamoxifeno y la supresión ovárica o los inhibidores de la aromatasa sin supresión ovárica.

La duración del tratamiento también variará de 5 a 10 años en el ámbito curativo (estadio 1-3) y variará ampliamente en el estadio IV.

Los inhibidores de la aromatasa se asocian con enfermedad musculoesquelética, pérdida ósea, sofocos, dislipidemia, pérdida ósea, cambios vaginales, disminución de la función sexual y otros. No están asociados con el cáncer endometrial y el riesgo de coágulos sanguíneos es minúsculo.

Para las mujeres posmenopáusicas con cáncer de mama sensible al estrógeno, tratadas con investigación curativa intencional, se ha demostrado que añadir un agente modificador óseo (como Fosomax, Boniva, Zometa o Prolia) es beneficioso para disminuir los eventos óseos, así como la posibilidad de recurrencia del cáncer de mama.

Usted se alarmará al escuchar sobre el riesgo de osteonecrosis de la mandíbula con este medicamento; sin embargo, el riesgo es mínimo cuando la evaluación dental y el aclaramiento se hace de antemano.

ANTI-HER2 THERAPY

Las células cancerosas de una muestra de tejido pueden ser analizadas para ver qué genes

son normales y qué genes anormales codifican las recetas de las diversas proteínas necesarias para una función y un ciclo celular normal.

El HER2 (receptor del factor de crecimiento epidérmico humano 2) es uno de esos genes que puede desempeñar un papel en el desarrollo del cáncer de mama. El gen *HER2* también se denomina gen *ERBB2 (receptor Erb-B2 de tirosina quinasa 2).*

El gen *HER2* produce proteínas HER2 que son receptores en las células mamarias. Si el gen hace demasiadas copias de sí mismo y los receptores están sobreexpresados, esto conduce al crecimiento celular y a la división incontrolable.

Como se explicó anteriormente, los cánceres de mama con amplificación del gen *HER2* o sobreexpresión de la proteína HER2 se denominan HER2-positivos y representan entre el 20 y el 25% de los cánceres de mama. La terapia anti-HER2 había revolucionado las opciones de tratamiento para este tipo de cáncer y su pronóstico. En el ámbito curativo había disminuido a la mitad la probabilidad de recurrencia y la probabilidad de morir a causa de esta enfermedad.

En el escenario metastásico se había duplicado el tiempo que los pacientes vivían con la enfermedad.

La investigación ha demostrado que algunos cánceres de mama que son positivos para HER2 pueden llegar a ser negativos para HER2 con el tiempo. De la misma manera, un cáncer de mama HER2-negativo puede convertirse en HER2-positivo con el tiempo. En caso de recurrencia, se necesita una biopsia para verificar los marcadores de pronóstico y el estado del HER2. También se recomienda durante la etapa 4 de la enfermedad, en diferentes fases de progresión.

El primer anticuerpo monoclonal anti-HER2 fue el trastuzumab (Herceptin), aprobado en 1998. Desde entonces, se han añadido otros agentes anti-HER2 a la cartera y se administran en diferentes combinaciones dependiendo del estadio de la enfermedad.

Voy a enumerar brevemente los medicamentos aprobados, pero muchos nuevos están en diferentes fases de investigación y pronto obtendrán la aprobación de la FDA.

Herceptina (nombre químico: trastuzumab), que actúa contra los cánceres de mama HER2-positivos al bloquear la capacidad de las células cancerosas para recibir señales químicas que le indican a las células que crezcan.

Tykerb (nombre químico: lapatinib) fue aprobado en 2008 para la enfermedad en estadio 4 y actúa contra los cánceres de mama HER2-positivos al bloquear ciertas proteínas que pueden causar crecimiento celular incontrolado.

Kadcyla (nombre químico: T-DM1 o ado-trastuzumab emtansine), aprobado en 2013 para la enfermedad en estadio 4 es una combinación de Herceptin y el medicamento de quimioterapia emtansine. Kadcyla fue diseñado para administrar emtansina a las células cancerosas de una manera específica, uniendo emtansina a Herceptin. Herceptin entonces transporta la emtansina a las células cancerosas HER2-positivas.

Perjeta (nombre químico: pertuzumab) se aprobó en 2013 para la fase inicial y final. Similar a Herceptin, Perjeta trabaja contra los cánceres de mama HER2-positivos bloqueando la capacidad de las células cancerosas para recibir señales de crecimiento.

Nerlynx (nombre químico: neratinib), aprobado para la etapa temprana y tardía en 2018, combate los cánceres de mama HER2-positivos al bloquear la capacidad de las células cancerosas para recibir señales de crecimiento.

La duración de la secuencia y la combinación con otros agentes antisépticos, así como la quimioterapia, se personaliza en función de las características de los pacientes y el estadio de la enfermedad. Los fármacos adicionales descubiertos después de Herceptin habían mejorado aún más el pronóstico de este tipo de cáncer.

QUIMIOTERAPIA

El tratamiento de quimioterapia utiliza medicamentos para debilitar y destruir las células cancerosas en el cuerpo, incluyendo las células en el sitio original del cáncer y cualquier célula cancerosa que pueda haberse diseminado a otra parte del cuerpo. La quimioterapia es una terapia sistémica que afecta a todo el cuerpo al pasar por el torrente sanguíneo.

Hay bastantes medicamentos de quimioterapia. En muchos casos, se utilizará una combinación de dos o más medicamentos como tratamiento de quimioterapia para el cáncer de mama en el ámbito curativo, mientras que los agentes únicos se prefieren principalmente en la fase avanzada y metastásica.

La quimioterapia se utiliza para tratar el estadio temprano del BC así como la enfermedad metastásica.

Sus principales efectos secundarios incluyen náuseas, vómitos, diarrea/estreñimiento, cambios en el gusto, falta de apetito, cambios en el peso (hacia arriba o hacia abajo), toxicidad en las uñas, neuropatía, cambios en la piel, infertilidad y muy raramente las antraciclinas pueden causar cardiotoxicidad y mielodisplasia secundaria o leucemia.

La mayoría de las toxicidades se pueden controlar con medicamentos de apoyo. La manera en que yo lo veo es que la quimioterapia puede prevenir una recurrencia y puede salvar la vida de uno. El riesgo y el beneficio deben ser ponderados y discutidos específicamente con cada paciente individual. No hay dos pacientes con la misma relación riesgo/beneficio. Ahí es donde el arte de la oncología entra en juego para ofrecer a cada paciente el régimen que más le beneficiaría. Estos agentes citotóxicos actúan a diferentes niveles celulares y tienen diferentes perfiles de efectos secundarios, por lo que un paciente con, por ejemplo, neuropatía diabética recibirá el agente quimioterapéutico menos neurotóxico.

Algunos de los agentes/combinaciones más efectivos y comúnmente utilizados son

AC: Adriamicina y Cytoxan
AT: Adriamicina y Taxotere
CMF: Cytoxan, metotrexato y fluorouracilo.
FAC: fluorouracilo, Adriamicina y Cytoxan
CAF: Cytoxan, Adriamycin, y fluorouracil
(Los regímenes FAC y CAF usan los mismos medicamentos
pero usan dosis y frecuencias diferentes)
Eribulin (Halaven)
Gemcitabina (Gemzar)
Ixabepilon (Ixempra)
Carboplatino/Cisplatino (Agentes de platino)
Vinorelbina (Navelbina)
Capecitabina (Xeloda)
Paclitaxel (Taxol)
Nab-paclitaxel (Abraxane)
Peg-doxorubicina (Doxil)

En la enfermedad HER2 positiva se pueden añadir medicamentos anti-HER2 a diferentes agentes de quimioterapia dependiendo del estadio de la enfermedad.

ANTI CDK4/6

Cuando miramos el "mapa" de células cancerosas[6] y vemos su complejidad, entendemos por qué es difícil erradicar el cáncer. A través de diferentes vías se producen mecanismos de resistencia.

Recientemente se ha aprobado una nueva clase de medicamentos para mejorar la sensibilidad endocrina y ayudar a las pacientes con cáncer de mama avanzado y estrógeno positivo a permanecer el doble de tiempo en remisión en comparación con el tratamiento endocrino solo. Pertenecen a la clase conocida como "anti CDK4/6". Hay 3 agentes disponibles:

Palbociclib (Ibrance)

Ribociclib (Kisquali)
Abemaciclib (Verzenio)

Inhibidores MTOR

Everolimus (Afinitor) en combinación con la terapia endocrina también ha demostrado que mejora el tiempo en que la enfermedad del paciente es controlada y está aprobada para la etapa 4 de la enfermedad de ER positiva.

Inhibidores PARP

La enzima PARP (poly ADP-ribosa polimerasa) fija el daño al ADN en las células, incluyendo el daño al ADN causado por los medicamentos de quimioterapia. Los científicos desarrollaron inhibidores de PARP basados en la idea de que un medicamento que interfiere o inhibe la enzima PARP podría dificultar que las células cancerosas arreglen el ADN dañado, lo que podría hacer más efectiva la quimioterapia. En 2018, la Administración de Drogas y Alimentos de los Estados Unidos (FDA) aprobó el Lynparza (nombre químico: olaparib) como el primer inhibidor de la PARP para tratar el cáncer de mama. Lynparza se utiliza para tratar el cáncer de mama metastásico, HER2-negativo en mujeres con una mutación *BRCA1* o *BRCA2* que ha sido previamente tratada con quimioterapia.

INMUNOTERAPIAS

Los medicamentos de inmunoterapia utilizan el poder del sistema inmunológico de nuestro propio cuerpo para atacar las células cancerosas. Los medicamentos de inmunoterapia funcionan ayudando al sistema inmunológico a trabajar más duro y de manera más inteligente para atacar a las células cancerosas.

En la última década se han ensayado diferentes estrategias. El problema es que el cáncer "pasa desapercibido" cuando se trata del reconocimiento del sistema inmunológico. Las terapias de vacunación tienen por objeto estimular el reconocimiento de las células cancerosas por parte del sistema inmunitario, mientras que los "inhibidores de los puntos de control" desencadenan el sistema inmunitario, permitiéndole ir tras las células cancerosas. Se encuentran en fases avanzadas de investigación para el tratamiento del cáncer de mama temprano y avanzado.

ENSAYOS CLÍNICOS EN CÁNCER DE MAMA

Mientras que varios ensayos clínicos están en curso, el tema de la conquista del cáncer de mama en 2018 ha ido evolucionando en torno a la "medicina de precisión" y el uso de la "inmunoterapia".

TERAPIA CON VACUNAS

Las terapias de vacunación para el tratamiento del cáncer de mama están diseñadas para ayudar al sistema inmunológico a reconocer las células cancerosas como una amenaza y preparar una respuesta. Al igual que las vacunas tradicionales, estas vacunas generalmente se fabrican a partir de células de cáncer de mama debilitadas o muertas, ya sean propias de la paciente o cultivadas en un laboratorio. La esperanza es que una vez que el sistema inmunológico se da cuenta de la presencia de antígenos en la vacuna, responda produciendo anticuerpos. Estos anticuerpos podrían entonces atacar y destruir cualquier célula cancerosa restante. El sistema inmunológico crea memoria y más tarde, si aparecen nuevas células cancerosas, los anticuerpos circulantes también las destruirían. Varias terapias de vacunas están en curso para la etapa temprana y tardía del cáncer de mama.

INHIBIDORES DE PUNTOS DE CONTROL

Para iniciar una respuesta del sistema inmunitario a un invasor extraño, el sistema inmunitario debe ser capaz de distinguir entre células o sustancias que son "propias" (parte de ti) y "no propias" (no parte de ti y posiblemente dañinas).

Algunas de estas proteínas que ayudan a su sistema inmunológico a reconocer las células "propias" se denominan puntos de control inmunológico. Las células cancerosas a veces

encuentran maneras de usar estas proteínas de control inmunológico como escudo para evitar ser identificadas y atacadas por el sistema inmunológico.

Los inhibidores del punto de control inmunitario se dirigen a estas proteínas del punto de control inmunitario y ayudan al sistema inmunitario a reconocer y atacar las células cancerosas. Los inhibidores de los puntos de control inmunológico esencialmente quitan los frenos del sistema inmunológico al bloquear las proteínas inhibidoras de los puntos de control en las células cancerosas o en las células T que responden a ellas.

Los agentes más avanzados pertenecen a los grupos de inhibidores PD-1/PD-L1 y CTLA- 4.

Keytruda (nombre químico: pembrolizumab), aprobado para otros tipos de cáncer, se encuentra en fase avanzada de investigación para el cáncer de mama y aprobado para un subconjunto de cáncer de mama triple negativo. [12]

Opdivo (nombre químico: nivolumab), aprobado para otros cánceres, está en fase de investigación para el cáncer de mama en combinación con otros agentes.

Tecentriq (nombre químico: atezolizumab), Bavencio (nombre químico: avelumab), Imfinzi (nombre químico: durvalumab) utilizan para tratar otros tipos de cáncer, están en fase de investigación para el cáncer de mama.

Yervoy (nombre químico: ipilimumab) se dirige a la proteína

CTLA-4 y empuja a las células T a activarse para atacar a las células cancerosas.

Una gran preocupación acerca de los medicamentos inhibidores del punto de control inmunitario es que pueden permitir que el sistema inmunitario ataque algunas células y órganos sanos, ya que los medicamentos esencialmente quitan los frenos del sistema inmunitario. Las células T pueden comenzar a atacar células que no sean células cancerosas y esto puede estar asociado con algunos efectos secundarios graves, como problemas con los pulmones, el hígado, los intestinos, el páncreas y los riñones.

CONCLUSION

Soy un apasionado de la medicina oncológica del seno. Soy optimista. Veo el medio vaso lleno.

Me esfuerzo por educar a las personas no afectadas tanto como a las que se ven afectadas por el cáncer de mama.

Creo que "el conocimiento es poder", y que trabajar en equipo con expertos en el campo le da a uno la mejor oportunidad de curar el cáncer de mama.

Desafortunadamente, no siempre es bonito y rosado. Todavía perdemos seres queridos por el cáncer de mama. Cuando las cosas se ponen difíciles, mi consejo es que te concentres. Igual que si cruzaras un río grande y aterrador con una cuerda, no mires hacia abajo. Ponga un pie delante del otro y mire hacia adelante.

A través de la investigación llegamos a donde estamos. Estamos salvando a la mayoría de las personas diagnosticadas con cáncer de mama.

Las nuevas investigaciones pueden ayudarnos a encontrar la cura. ¡Concéntrate! Establezca sus metas y sus prioridades. Haga un equipo con su médico y hágale saber cómo se siente.

Ojalá pudiera compartirlo todo en este capítulo, pero no fue posible. Sin embargo, siempre se me puede encontrar para preguntas o consejos en el Centro Integral de Cáncer Sylvester de la Universidad de Miami. El número es (954)-210-1167 o (305) 901-0201.

1. Cancer statistics, 2018.Siegel RL, Miller KD, Jemal A, CA Cancer J Clin. 2018; 68(1):7. Epub 2018 Jan 4.

2. Annual Report to the Nation on the Status of Cancer, 1975-2011, Featuring Incidence of Breast Cancer Subtypes by Race/Ethnicity, Poverty, and State. Kohler BA, Sherman RL, Howlader N, Jemal A, Ryerson AB, Henry KA, Boscoe FP, Cronin KA, Lake A, Noone AM, Henley SJ, Eheman CR, Anderson RN, Penberthy L, J Natl Cancer Inst. 2015;107(6):djv048. Epub 2015 30 de marzo.

3. *Mitri Z, Constantine T, O'Regan R (2012).* "The HER2 Receptor in Breast Cancer: Pathophysiology, Clinical Use, and New Advances in Therapy". *Chemotherapy Research and Practice. 2012: 743193*

4. La importancia pronóstica de grado histológico de Nottingham en el carcinoma de mama invasivo. EA Rakha, El-Sayed ME, Lee AH, Elston CW, Grainge MJ, Hodi Z, Blamey RW, Ellis IO J Clin Oncol. 2008; 26(19):3153.

5. A multigene assay to predict recurrence of tamoxifen-treated, node negative breast cáncer. Paik S, Shak S, Tang G, Kim C, Baker J, Cronin M, Baehner FL, Walker MG, Watson D, Park T, Hiller W, Fisher ER, Wickerham DL, Bryant J, Wolmark N N Engl J Med. 2004;351(27):2817. Epub 2004 Dec 10.

6. [Estrogen Mutations and Changes in Downstream Gene Expression and Signaling] Ines Barone, Lauren Brusco and Suzanne A.W. Fuqua

7. 70-Gene Signature as an Aid to Treatment Decisions in Early Stage Breast Cancer, Fátima Cardoso, M.D., Laura J. van't Veer, Ph.D., Jan Bogaerts, Ph.D.

8. Metastatic patterns of breast cancer subtypes: What radiologists should know in the area of personalized cáncer medi-

cine. A.Chikarmaneab S.H.Tirumaniab S.A.Howardab
J.P.Jagannathanab P.J.DiPiroab

9. Tumor Heterogeneity in Breast Cancer. Gulisa Turashvili y Edi Brogi

10. Estrogen Receptor Mutations and Changes in Downstream Gene Expression and Signaling Ines Barone, Lauren Brusco y Suzanne A.W. Fuqua

11. Breast Cancer Res Treat. 1988 Jul;11(3):197-209. The development of tamoxifen for breast cancer therapy: A tribute to the late Arthur L. Walpole. Jordan VC

12. Adams S, Schmid P, Rugo HS, et al. Phase 2 study of pembrolizumab (pembro) monotherapy for previously treated metastatic triple negative breast cáncer (mTNBC): KEYNOTE-086 cohorte A. *J Clin Oncol* 35, 2017 (suppl; abstr 1008)...

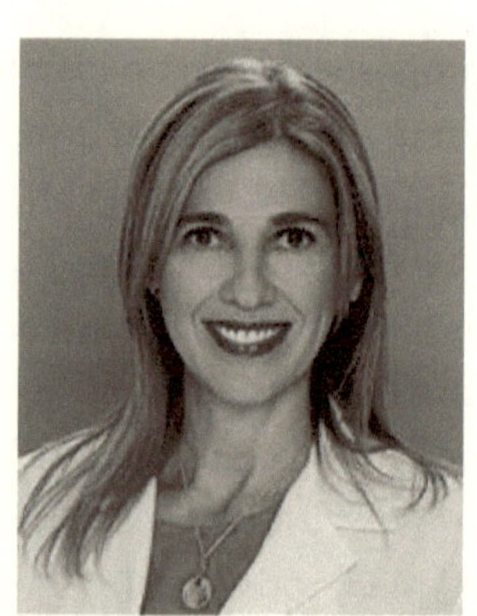

Carmen Calfa, M.D. es una oncóloga médica especialista en senos con triple certificación y ha sido reconocida por su cuidado clínico e investigación. Es profesora asistente de medicina clínica en la Escuela de Medicina Miller de la Universidad de Miami. (University of Miami Miller School of Medicine). En el centro de cáncer Sylvester, la Dra. Calfa trabaja como parte de un equipo multidisciplinario de expertos e investigadores en cáncer de mama. Obtuvo su título médico en la Universidad de Medicina y Farmacia de Tirgu-Mures de Rumania (University of Medicine and Pharmacy of Tirgu-Mures). Los puntos culminantes de la carrera de la Dra. Calfa incluyen:

- La investigación se centró en la inmunoterapia, HER2-positivo, y cáncer de mama triple negativo.
- Trabajar con mujeres subatendidas en el área de los tres condados usando estrategias únicas para aumentar la detección y la detección temprana de cánceres de mama.
- Residencia completa en Medicina Interna y Especialización en Hematología Oncológica en la Facultad de Medicina de la Universidad de Miami.
- Es autor de estudios ampliamente publicados

5

RADIOTERAPIA PARA CÁNCER DE MAMA 2018

BEATRIZ E. AMENDOLA, MD FACR FASTRO FACRO

La radioterapia o radioterapia (RT) es uno de los tres (3) pilares en el tratamiento del cáncer junto con la cirugía y la oncología médica. Utiliza radiación ionizante para matar las células malignas. Se ha demostrado que la radioterapia después de la cirugía conservadora del seno (CSB) reduce el riesgo de recurrencia del cáncer de seno (CB). Las mujeres más jóvenes tienden a tener tumores que son más agresivos y tienen mayores riesgos de recurrencia que las mujeres mayores. No se conocen bien las razones por las que las mujeres más jóvenes no reciben o no se enteran de este tratamiento. La literatura no proporciona respuestas concretas. No obstante, en 2013, los estudios encontraron que los pacientes de cincuenta (50) años o menos tenían menos probabilidades de recibir radioterapia (RT) que los que estaban en grupos de edad más avanzada. También encontraron que una mujer tenía menos probabilidades de recibir RT si tenía al menos un (1) hijo menor de siete (7) años, en comparación con las mujeres que tenían hijos mayores o ningún hijo. Otros factores como el seguro de salud, recibir BCS más lejos de casa o en un entorno ambulatorio, así como vivir en una región con un nivel de educación más bajo, podrían ser barreras potenciales para recibir RT a cualquier edad. La asociación entre los niños pequeños y la menor utilización de la RT fue estadísticamente significativa sólo para las mujeres de 20 a 50 años de edad.

Por qué las mujeres no deben ser reacias a recibir tratamiento

La radioterapia (RT) juega un papel integral en el tratamiento definitivo del cáncer de mama al reducir el riesgo de recurrencia de la enfermedad locorregional y de muerte por cáncer de mama. Numerosos ensayos de investigación médica aleatoria han establecido la equivalencia de éxito de la terapia de conservación del seno, compuesta por: lumpectomía (cirugía) seguida de RT local como una alternativa a la mastectomía. Datos recientes han sugerido beneficios para la supervivencia del cáncer de mama con la terapia de conservación de la mama. Sin embargo, a pesar de la literatura, las tendencias actuales muestran que el porcentaje de mujeres que eligen someterse a una mastectomía sigue aumentando. Además, los datos del registro indican que la RT adyuvante está infrautilizada después de la mastectomía en poblaciones con beneficios

potenciales establecidos. Tanto los cirujanos de senos como las pacientes han identificado los temores y los conceptos erróneos con respecto a la RT como factores que influyen en por qué una paciente elegiría la mastectomía en lugar de la terapia de conservación de senos. Las entrevistas de las mujeres sobre sus sentimientos iniciales con respecto a la RT se encuentran comúnmente en descripciones que incluyen miedo y ansiedad. También se encontró que la mayoría de los pacientes tenían poca o ninguna comprensión básica de la RT, independientemente de los factores sociodemográficos. Algunos pacientes identifican la RT como un tratamiento oncológico "moderno", lo que sugiere que las percepciones de la RT no han seguido el ritmo de los avances significativos en este campo. En conclusión, los temores y los conceptos erróneos sobre la IM contribuyen a su infrautilización.

A pesar de la gran cantidad de literatura publicada que evalúa los resultados de eficacia y toxicidad de la RT del seno, se conoce relativamente poco acerca de la perspectiva de la paciente con respecto a su experiencia con la RT del seno. En realidad, los avances significativos en la RT de los senos durante las últimas dos (2) décadas han resultado en una mayor precisión, menores toxicidades y una mejor conveniencia del tratamiento.

Además, las experiencias reales que se registraron fueron abrumadoramente superiores a las expectativas iniciales, y la mayoría de las pacientes estuvieron de acuerdo en que sus temores e impresiones negativas con respecto a la RT de los senos eran infundadas. Estudios publicados recientemente han arrojado algo de luz sobre las razones por las que las mujeres podrían evitar la radioterapia a pesar de los datos que prueban resultados positivos. Si se usan correctamente, estos datos pueden desempeñar un papel fundamental en la orientación de pacientes y proveedores de atención médica sobre la radioterapia mamaria. Las nuevas tecnologías y las mejores técnicas de administración en el tratamiento del cáncer de mama han demostrado que la radiación es segura y tiene una toxicidad mínima asociada con el tratamiento.

Cáncer de mama en estadio temprano

En el cáncer de mama temprano, donde no hay factores genéticos que puedan cambiar el curso de la enfermedad, podemos obtener tasas de curación del 95% con radioterapia moderna, mientras que las pacientes pueden conservar su mama. El tratamiento de conservación del seno (BCT, por sus siglas en inglés) es el método preferido para la abrumadora mayoría de las mujeres que se presentan con cáncer de seno en etapa temprana. Consiste en una cirugía mínimamente invasiva que extirpa el tumor primario más a menudo llamado mastectomía parcial

o segmentaria (sinónimos: lumpectomía, tilectomía, tumorectomía, cuadrantectomía) seguido de radioterapia adyuvante (RT) en todo el seno. La adición de RT a la cirugía de conservación es necesaria porque, como se ha demostrado en múltiples estudios, reduce el riesgo de recurrencia local y resulta en una mejora absoluta en la supervivencia global de 5-7% a los 15 años en comparación con la cirugía sola. Entonces, ¿por qué seguimos viendo a tantas mujeres que se someten a mastectomías, con posibilidad de complicaciones graves, cuando ahora tenemos datos definitivos que respaldan lo contrario? ¿Podría ser la vanidad y la tentación de hacerse una abdominoplastia y un aumento de senos al mismo tiempo? Los avances en la cirugía plástica prometen senos artificiales más atractivos que hace años. Desafortunadamente, no pensamos en los posibles inconvenientes de un enfoque tan drástico, como un mayor riesgo de recurrencia y la posibilidad de complicaciones quirúrgicas.

Tratar al paciente como un todo

El cáncer de mama es una enfermedad sistémica, no local. En otras palabras, es una enfermedad de todo el cuerpo. Esta es una de las razones por las que es necesario usar alguna forma de hormonas sistémicas o quimioterapia para prevenir que el tumor se disemine a otras áreas del cuerpo. Para un pequeño número de mujeres, las mastectomías bilaterales son necesarias porque tienen una enfermedad multicéntrica (cáncer en múltiples cuadrantes mamarios) o porque portan mutaciones genéticas como el BRCA 1 o 2, más comúnmente visto en mujeres de origen judío asquenazí. Estos casos típicamente resultan en un mayor riesgo de por vida de cáncer de seno en el rango de 65-85%. Sin embargo, la mayoría de las mastectomías dobles se realizan en el seno con cáncer, además de una mastectomía profiláctica (preventiva) del seno sano; incluso a mujeres sin mutaciones genéticas conocidas. Hay muchos escenarios en los que la decisión de proceder con mastectomías bilaterales se basa en el miedo y en una evaluación inexacta de las listas completas de riesgos y beneficios que esta opción significa para una mujer con cáncer de mama. Claramente, un factor importante que nos afecta hoy en día es "el efecto Angelina Jolie" que sigue siendo popular después de tantos años. Hizo pública su mutación del gen BRCA1 en 2013 cuando detalló su camino hacia una mastectomía bilateral después de enterarse de que esta mutación conlleva un riesgo del 85% de desarrollar cáncer de mama. Sin embargo, los genes BRAC1/2 vinculados al cáncer de mama son raros (0,25%). En los Estados Unidos, sólo una de cada 800 mujeres de la población general se ve afectada por esta mutación genética.

Las pautas actuales sobre el cáncer desalientan las mastectomías bilaterales para la mayoría de las mujeres y recomiendan que sólo se considere caso por caso. Es importante que las mujeres siempre obtengan una segunda opinión y discutan las opciones con varios especialistas. El tratamiento del cáncer de mama requiere un enfoque de equipo multidisciplinario que incluya: 1) el cirujano de senos, 2) el oncólogo de radiación y 3) el oncólogo médico. Entonces, usted puede tomar una decisión informada. Cuando compran un auto nuevo o ropa o zapatos, las mujeres comparan y hacen "compras". Sin embargo, cuando se trata de cáncer de mama, la mayoría de las mujeres sólo ven a un cirujano y tal vez a un cirujano plástico sin obtener una segunda opinión. Animo a los pacientes a comparar precios! También es útil hablar con otras mujeres que están pasando o han pasado por experiencias similares y pueden compartir sus pensamientos, sentimientos y opciones.

Se ha logrado mucho éxito en la curación del cáncer de mama con tratamientos menos agresivos durante muchos años. Como se mencionó anteriormente, esos tratamientos consisten principalmente en una tumorectomía seguida de radiación. Ha habido muchos avances en el campo de la oncología radioterápica para pacientes con cáncer de mama. A continuación se presentan dos de las formas más avanzadas de tratamiento de radiación disponibles, aunque es posible que aún no estén disponibles en todos los centros médicos a nivel nacional.

Avances en el tratamiento de radiación

Braquiterapia de Irradiación Parcial Acelerada del Seno (APBI): Enfermedad Temprana

La braquiterapia, derivada del término griego para "cerrar", indica la colocación de una fuente de tratamiento radiactivo cerca o dentro del tumor. La ventaja es el rápido desprendimiento de dosis, que evita la radiación en los tejidos adyacentes y proporciona altas dosis focales sobre el tumor en sí. La braquiterapia de alta tasa de dosis (HDR) se refiere a la administración de una dosis alta de radiación en un tiempo relativamente corto. Las vías para la inserción de la fuente radioactiva generalmente se crean utilizando catéteres insertados en el lecho tumoral. La fuente radioactiva se inserta en cualquier momento después de la cirugía, por lo tanto, se llama una técnica de "después de la carga". Debido a la alta actividad, la fuente se inserta de forma remota en el paciente mediante una unidad remota de carga posterior y se retira cuidadosamente tras la finalización del tratamiento.

La Irradiación Parcial Acelerada del Seno (APBI) usando HDR es un protocolo de radiación controlado a distancia que trata sólo la parte del seno que lo necesita. Es un curso de tratamiento más corto (generalmente de 5 a 7 días), a diferencia de la radioterapia externa convencional, que generalmente requiere de 5 a 6 semanas de tratamientos de radiación diarios. Este tratamiento envía radiación al área donde más se necesita con una exposición mínima a la radiación a los tejidos normales adyacentes, lo que reduce el potencial de efectos secundarios. APBI se puede administrar a través de las siguientes técnicas: braquiterapia intersticial, que es el método más antiguo, braquiterapia intracavitaria, radioterapia de haz externo conformado tridimensional (3D) (EBRT) y radioterapia intraoperatoria (IORT). El PBI se ha administrado comúnmente en más de 5 días, dos veces al día en 10 fracciones. Esto ha reducido drásticamente la duración del tratamiento de 6 semanas a 1 semana. La braquiterapia intersticial requiere la inserción de catéteres temporales en la cavidad quirúrgica y el tejido circundante para administrar braquiterapia de alta dosis. La radioterapia intraoperatoria (RIO) se utiliza en el momento de la cirugía y suministra RT a la cavidad quirúrgica antes de que el cirujano cierre la herida durante la cirugía de tumorectomía. Esto se puede hacer en la sala de operaciones o moviendo físicamente al paciente desde la sala de operaciones con una herida abierta hasta la máquina de radiación antes de cerrar la herida. Una desventaja de la IORT es que la patología final y el estado de margen no están disponibles en el momento del procedimiento de radiación. En general, APBI representa una alternativa a la irradiación externa convencional para el cáncer de mama temprano.

El tratamiento con braquiterapia ofrece varias ventajas en comparación con la radioterapia tradicional de haz externo:

- La radiación sólo se dirige al área que rodea el lecho tumoral (después de la extirpación del tumor mediante tumorectomía quirúrgica) en lugar de a toda la mama.
- La radiación se administra en menos tratamientos y en dosis mayores, por lo que el número total de tratamientos suele ser de sólo 5 a 7 días. El menor número de días requeridos para el tratamiento es especialmente útil para los pacientes que viven lejos del centro de radiación o que tienen un horario ocupado.
- Las mujeres mayores son excelentes candidatas, porque todas las pacientes son tratadas con un ciclo más corto de radiación de forma ambulatoria.
- Los resultados cosméticos son excelentes.
- La mayoría de las mujeres sienten poca o ninguna molestia durante el tratamiento.

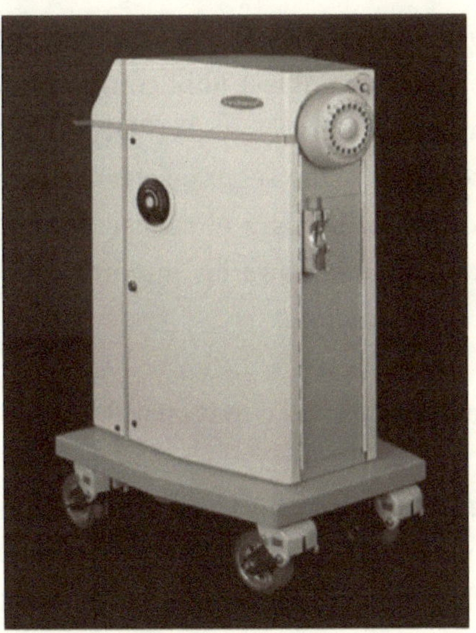

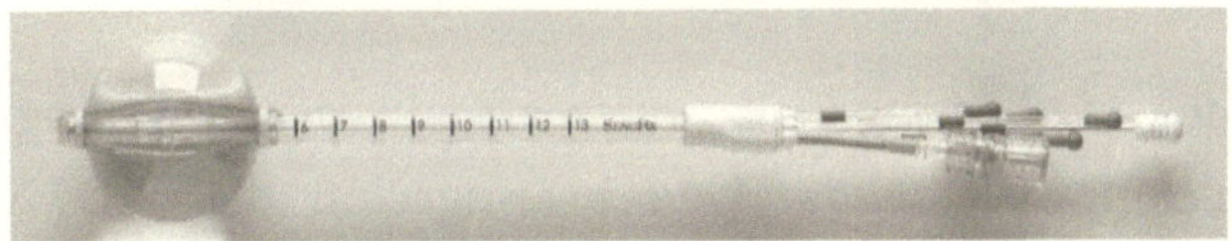

Los diferentes programas de radioterapia que utilizan menos tratamientos con dosis mayores de radiación pero equivalentes a los programas de radiación más largos se denominan radiación hipofraccionada, lo que reduce el número de semanas pero no la dosis de radiación. Un programa de radiación hipofraccionada es atractivo para los médicos y pacientes que reciben radiación debido a su conveniencia. Organizar viajes diarios para recibir tratamiento puede ser un problema para algunas mujeres, por lo que menos días de tratamiento o un período de tiempo más corto puede resultar más fácil de programar, lo que resulta en que más mujeres completen todas las sesiones de tratamiento de radioterapia recomendadas.

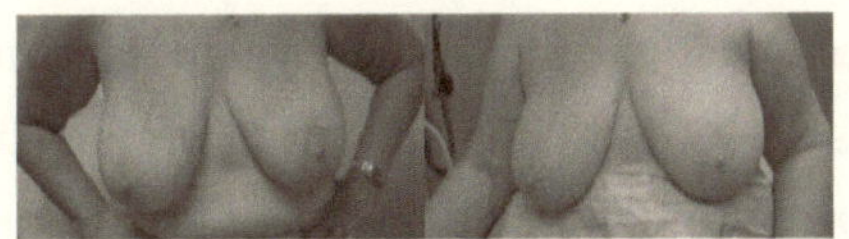

En 2011, la Sociedad Estadounidense de Oncología Radioterápica (ASTRO, por sus siglas en inglés) publicó directrices sobre la radiación de seno completo hipofraccionada (PDF, por sus siglas en inglés) y declaró que la técnica era tan segura y efectiva como la radiación de seno completo convencional para el cáncer de seno en etapa inicial después de la lumpectomía, para las mujeres que cumplen con los cuatro criterios a continuación:

- Cincuenta años de edad o más cuando se le diagnostica cáncer de mama
- Cáncer temprano : estadio T1 a T2, no se han encontrado células cancerosas en los ganglios linfáticos.
- El cáncer ha sido extirpado con una tumorectomía.
- El paciente no está recibiendo quimioterapia

Algunos médicos todavía son reacios a usar un programa de radiación hipofraccionada. Una investigación del MD Anderson Cancer Center de la Universidad de Texas asignó aleatoriamente a 287 mujeres diagnosticadas con cáncer de mama en etapa temprana a uno de los dos programas de radiación después de la tumorectomía:

1. Programa de tratamiento convencional con una dosis total de 50 Gy administrada en 25 tratamientos más una dosis de refuerzo (149 mujeres).
2. Programa hipofraccionado de un total de 42,56 Gy administrados en 16 tratamientos más una dosis de refuerzo (138 mujeres).

Todas las mujeres tenían 40 años o más y el 76% tenían sobrepeso u obesidad según su índice de masa corporal. Los investigadores recolectaron información sobre cómo veían las mujeres los resultados cosméticos y funcionales del tratamiento de radiación, así como otros factores de calidad de vida antes de que comenzara el estudio, y luego a los 6 meses, 1 año, 2 años y 3 años después de que terminó el tratamiento de radiación. Los dos programas de radiación tuvieron los mismos resultados antes de que comenzara el estudio y a los 6 meses, 1 año y 3 años después de que terminara el tratamiento. Dos años después del tratamiento, las mujeres en el grupo de radiación hipofraccionada reportaron resultados funcionales ligeramente mejores que las mujeres en el grupo de radiación de programa convencional. Esta diferencia fue pequeña, pero estadísticamente significativa. Esto significa que la diferencia de funcionalidad se debió probablemente a los diferentes programas de radiación y no sólo a la casualidad. Los resultados de este estudio se hacen eco de resultados anteriores que muestran que la radiación hipofraccionada es tan efectiva como un programa de radiación convencional. Por lo tanto, el tratamiento hipofraccionado, utilizado para los pacientes apropiados, es una alternativa adecuada a la terapia convencional.

Durante las últimas décadas, se ha cuestionado si la irradiación de todo el seno es necesaria o no después de una tumorectomía para el cáncer de seno en etapa temprana. La irradiación convencional del seno entero requiere un total de 6-6.5 semanas de TX. Los regímenes de radiación de seno completo hipofraccionados administran la misma dosis en 3-4 semanas, lo que resulta en una dosis mayor de radiación administrada diariamente durante un período de tiempo más corto. Dos (2) a cuatro (4) ensayos controlados aleatorios han demostrado que la irradiación de toda la mama administrada después de la tumorectomía disminuye las tasas de recidiva local en un 50%-60%.

Radioterapia Mamaria en Prono

La Radioterapia Mamaria Prona está diseñada para tratamientos de la mama izquierda o

derecha, incluyendo tratamientos de mama completa, mama parcial y mama parcial acelerada. La radioterapia de mama propensa es un concepto que se ha perfeccionado recientemente para tratar todas las etapas del cáncer de mama. Varios estudios recientes han demostrado que recibir radiación al seno mientras se está acostado o boca abajo tiene muchos beneficios para las mujeres que son candidatas para este tipo de tratamiento. Este enfoque, mientras que obtiene los mismos resultados de calidad que los tratamientos en la posición supina tradicional, donde las mujeres se acuestan de espaldas para el tratamiento de radiación, evita significativamente la exposición a la radiación a órganos internos adyacentes como el corazón y los pulmones. El corazón es especialmente vulnerable al daño cuando se trata el seno izquierdo porque el corazón está localizado en el lado izquierdo del pecho justo debajo del seno. Además, el movimiento respiratorio se reduce en la posición prona, ayudando a mejorar la precisión del tratamiento. Por lo tanto, la posición inclinada de los senos se usa con más frecuencia cuando se irradia cáncer de seno izquierdo, aunque se puede usar para el tratamiento tanto en los senos izquierdo como derecho. Antes del desarrollo de la técnica del seno prono, las mujeres con senos más grandes eran colocadas sobre sus espaldas en la posición supina tradicional para recibir radiación. La gravedad atrae los senos cerca del cuerpo, causando exposición a los órganos internos y haciendo que el tratamiento sea menos consistente porque los senos más grandes pueden estar planos de manera diferente en cada sesión de radiación. Con la posición prona, podemos asegurar que la radiación se distribuye de manera uniforme, consistente y precisa durante cada tratamiento.

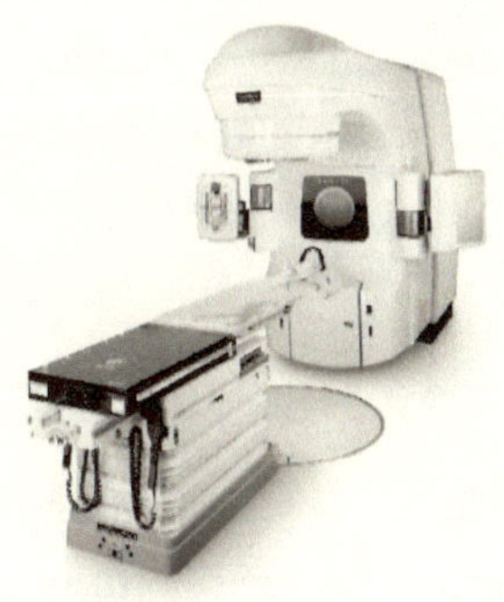

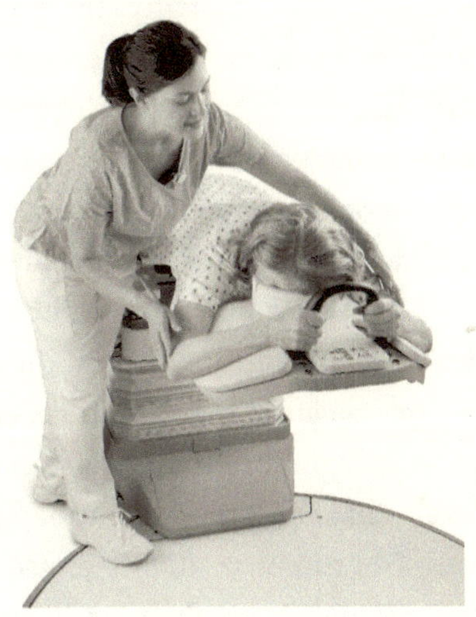

Ventajas de la radioterapia mamaria propensa:

- La dosis de radiación se distribuye uniformemente en el seno.
- Protege el corazón y los pulmones de la radiación no deseada
- Minimiza la irritación de la piel
- Resultados cosméticos óptimos

A continuación se presentan ejemplos de pacientes que se someten a radioterapia de haz externo en un acelerador lineal moderno que utiliza un dispositivo de mesa de tratamiento de senos inclinados dedicado.

Cáncer de mama avanzado

La tecnología ha permitido tratar toda la pared torácica y los ganglios linfáticos regionales después de recibir quimioterapia y cirugía con efectos secundarios mínimos. En muchos casos, los pacientes serán tratados en posición supina (acostados boca arriba) o boca abajo (acostados boca abajo). Si una mujer tiene un cáncer de mama más avanzado o agresivo, en muchos casos puede tener ganas de darse por vencida. Esto se debe principalmente a la falta de conocimiento de lo que la radioterapia moderna puede ofrecer. Si una mujer se ha presentado después de muchos años de luchar contra el cáncer con enfermedad metastásica en los huesos, el cerebro o el hígado, hoy en día existen técnicas que pueden enfocar y dirigirse sólo al tumor, utilizando la guía por imágenes y evitando las estructuras normales (tejido sano). Esta tecnología innovadora se llama radiocirugía y por lo general se realiza utilizando un equipo especial diseñado específicamente para destruir el tumor mediante el uso de rayos X en lugar de la cirugía. El procedimiento se llama radiocirugía pero se realiza como un procedimiento ambulatorio sin anestesia ni hospitalización. Es incruenta e indolora y se puede hacer en minutos, las mujeres no deben tener miedo de pedir esta tecnología.

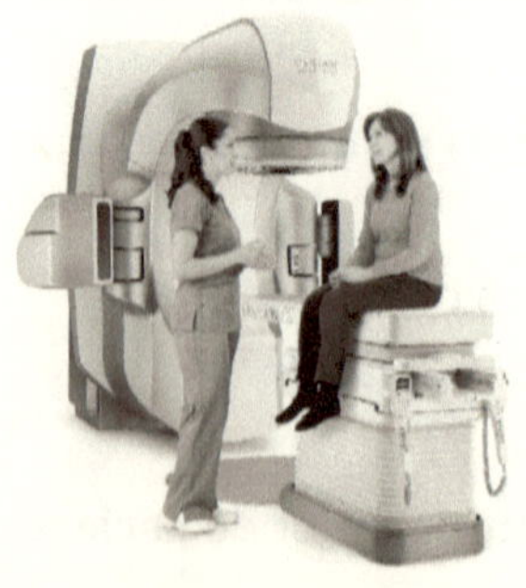

Radiocirugía: La radiocirugía estereotáctica (SRS) utiliza numerosos haces de radiación enfocados con precisión para tratar tumores y otros problemas en el cerebro, el cuello y otras partes del cuerpo. No es una cirugía en el sentido tradicional porque no hay incisión en la piel. En su lugar, el SRS utiliza imágenes en 3-D para dirigir altas dosis de radiación al área afectada con un impacto mínimo en el tejido sano circundante. Al igual que otras formas de radiación, la radiocirugía estereotáctica funciona dañando el ADN de las células diana. Las células afectadas pierden entonces la capacidad de reproducirse, lo que hace que los tumores se reduzcan. La radiocirugía estereotáctica del cerebro y la columna vertebral se realiza normalmente en una sola sesión. La radiocirugía corporal se utiliza para tratar los tumores de pulmón, hígado, suprarrenales y otros tumores de tejido blando, y el tratamiento suele incluir varias sesiones, pero no más de cinco. Cuando los médicos utilizan la radiocirugía estereotáctica para tratar tumores en áreas del cuerpo que no sean el cerebro, generalmente se denomina radioterapia corporal estereotáctica (TCCR) o radioterapia ablativa estereotáctica (RABS).

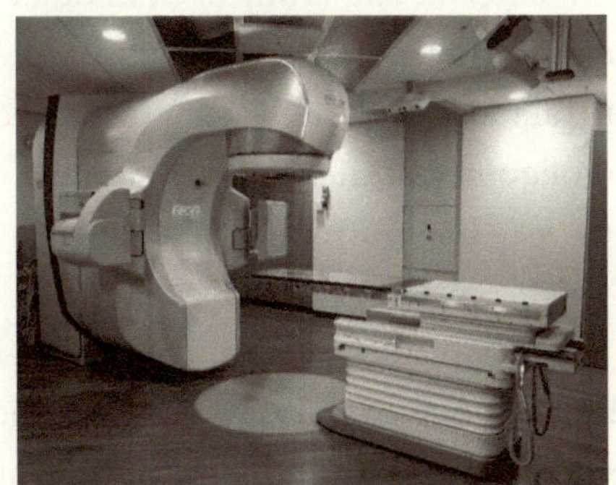

Radiocirugía estereotáctica cerebral (SRS)

Las metástasis cerebrales (BM) del cáncer de mama se asocian con una alta morbilidad y un mal pronóstico. Con la radiocirugía estereotáctica cerebral (SRS), el tumor en el cerebro puede ser dirigido directamente con poca o ninguna radiación que llegue a las estructuras periféricas.

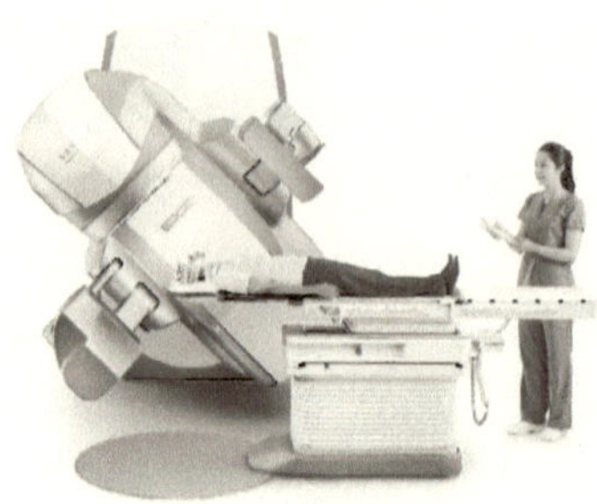

Radiocirugía extracraneal (radioterapia corporal estereotáctica) para oligometástasis

Para las mujeres con tumores avanzados, es crucial que estén educadas en todas las nuevas técnicas y terapias disponibles. Hoy en día, estamos cambiando el cáncer de una enfermedad mortal a una enfermedad crónica que requerirá mantenimiento y seguimiento, como cualquier otra enfermedad crónica. Cuando el cáncer de mama se vuelve metastásico y tiene unos pocos sitios de enfermedad (5 o menos) puede ser tratado y es curable, esta fase del cáncer se conoce como enfermedad oligometastásica. La radioterapia corporal estereotáctica (SBRT) se realiza normalmente en 1 a 5 sesiones de tratamiento. Los médicos supervisan directamente los tratamientos como se hace en los SRS intracraneales. Las sesiones de tratamiento típicas para la SBRT son más largas que para la radioterapia convencional, pero debido a que el tratamiento se termina en muchas menos sesiones de tratamiento, el tiempo total de tratamiento y la utilización de recursos es considerablemente menor que para el tratamiento de radioterapia convencional.

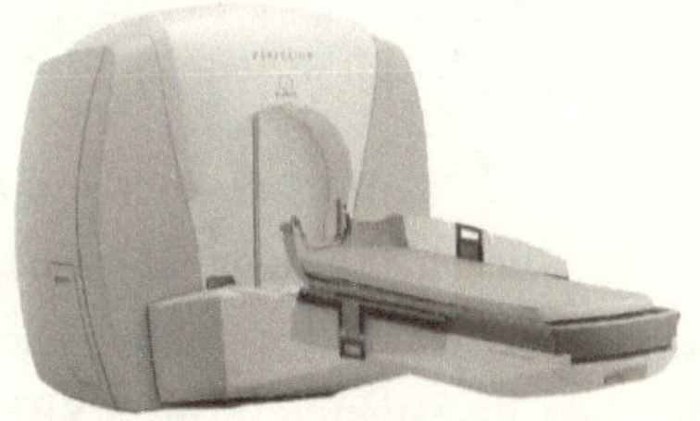

Radioterapia corporal estereotáctica de la columna vertebral (SBRT)

La SBRT de la columna vertebral se ha utilizado con éxito como tratamiento paliativo para las metástasis de la columna vertebral, ya sea en el primer diagnóstico o como un nuevo tratamiento. Aunque esta modalidad de tratamiento normalmente no se ofrece en el contexto de las oligometástasis, puede considerarse como un tratamiento independiente para pacientes con metástasis óseas limitadas.

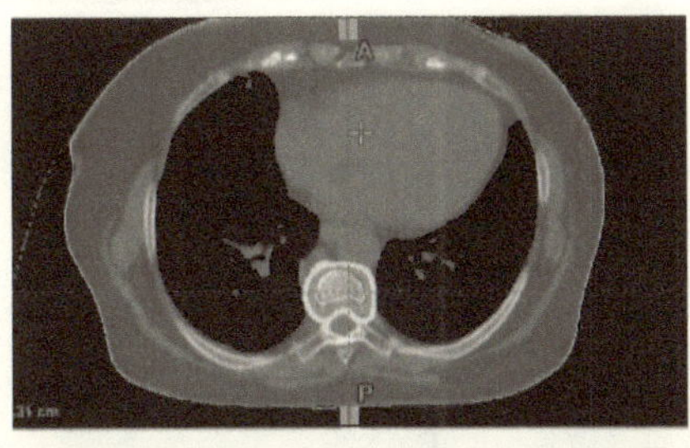

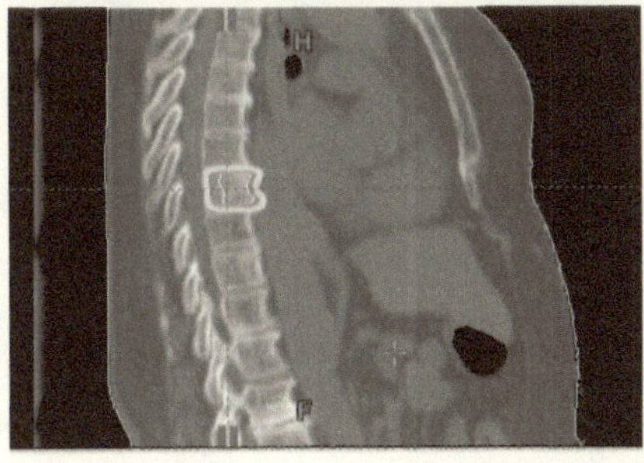

Hígado y otras SBRT sistémicas

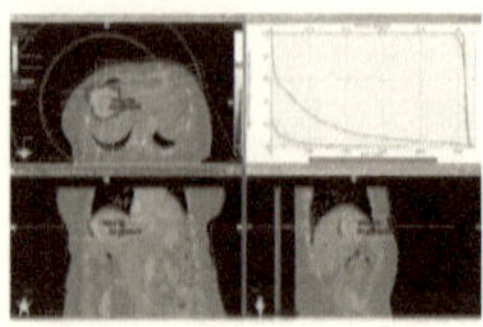

Los informes de resultados clínicos favorables después de la resección quirúrgica de la enfermedad metastásica limitada apoyan la investigación de la SBRT como un medio no invasivo para lograr el mismo objetivo, a saber, la erradicación de los depósitos brutos reconocidos de enfermedad microscópica con el fin de eliminar o reducir en gran medida la carga general de la enfermedad sistémica en el paciente. La SBRT se ha vuelto popular entre los pacientes con un número limitado de tumores metastásicos en el hígado[oligometástasis = menos de cinco (5)]. Incluso las lesiones grandes pueden ser tratadas con seguridad con modernas unidades de radioterapia dedicadas. La mayoría de los estudios muestran tasas de control local superiores al 70%.

~

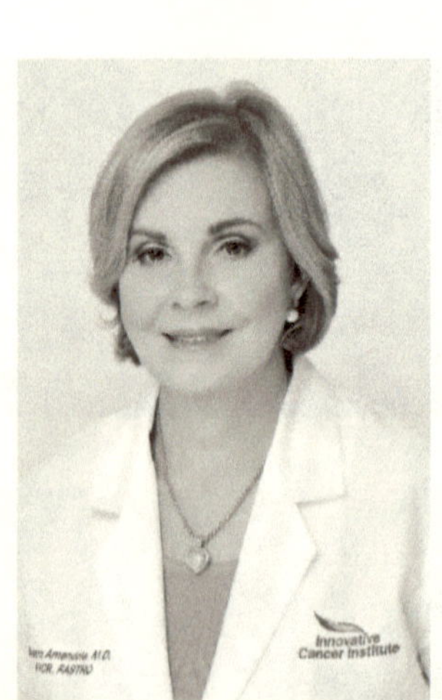

Beatriz E. Amendola, MD FACR FASTRO FACRO Fellow of the American College of Radiology (FACR), Fellow of the American Society of Radiation Oncología 9 FASTRO) y miembro del Colegio Americano de Oncología Radioterápica (FACRO)

La Dra. Beatriz Amendola es una radioncóloga muy respetada y miembro de honor de las principales sociedades médicas de la especialidad en los Estados Unidos, América Latina y Europa. Ella ha sido un médico practicante altamente exitoso de oncología radioterápica en los Estados Unidos por más de 35 años.

La Dra. Beatriz Amendola completó su residencia en Oncología Radioterápica en el Colegio Médico de Virginia (Medical College of Virginia) en Richmond, VA, con Certificación de la Junta en Radiología Terapéutica por la Junta Americana de Radiología en 1980. Ha ocupado varios cargos académicos, incluyendo el de Presidenta Interina del Departamento de Oncología Radioterápica de la Universidad de Michigan y Profesora Asociada y Directora de Residencia en el Departamento de Oncología Radioterápica de la Universidad de Miami.

La Dra. Beatriz Amendola ha realizado más de 500 presentaciones científicas, exhibiciones científicas y conferencias a nivel nacional e internacional. Ha recibido múltiples honores y premios incluyendo la Medalla de Oro del CRILA (Círculo de Radioterapeutas Ibero Latino Americano). En 2015 la Dra. Beatriz Amendola fue nombrada Miembro Honorario de la Sociedad Española de Oncología Radioterápica (SEOR) por sus múltiples contribuciones a la especialidad de Oncología Radioterápica en España. Ha organizado múltiples cursos educativos y reuniones sobre el tratamiento del cáncer, especialidad de cáncer de mama, en toda América Latina.

Credenciales y Cargos Anteriores de la Dra. Beatriz Amendola:

Una Junta certificada en Radiología Terapéutica por la Junta Americana de Radiología en 1980.

Residencia en Oncología Radioterápica completada en el Medical College of Virginia, Richmond, VA

Profesor Asociado, Departamento de Oncología Radioterápica, Universidad de Michigan, Ann Arbor, MI

Presidente interino del Departamento de Oncología Radioterápica de la Universidad de Michigan

Director de Entrenamiento de Residencia, Departamento de Oncología Radioterápica, Hahnemann University, Philadelphia, PA

Profesor Asociado, Director de Entrenamiento de Residencia, Universidad de Miami, Departamento de Oncología Radioterápica, Miami, FL

Profesor Asociado Clínico, Florida International University Herbert Wertheim School of Medicine, Miami, FL

Profesor Clínico Asociado, NOVA Southeastern University College of Osteopathic Medicine, Fort Lauderdale, FL

Fundador y Director del Innovative Cancer Institute y del Brachytherapy Institute of South Florida

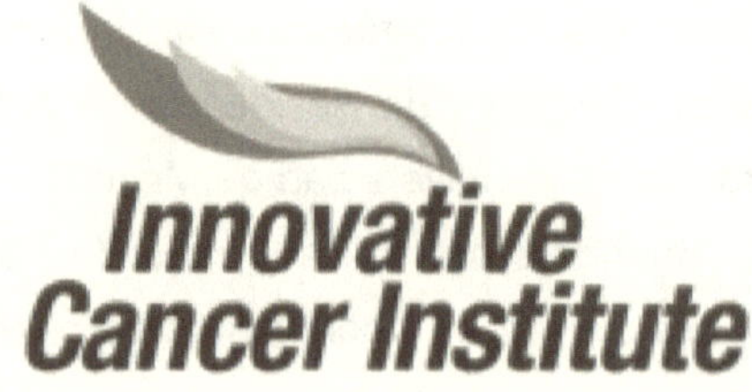

Puede comunicarse con ella en el Innovative Cancer Institute al (305) 669-6833 o a través de www.innovativecancer.com

6

OPCIONES DE CIRUGÍA PLÁSTICA PARA LA RECONSTRUCCIÓN DEL CÁNCER DE MAMA

DEIRDRE MARSHALL, M.D., F.A.C.S. Y ERIN WOLFE, B.S.

Cuando una paciente decide someterse a una reconstrucción mamaria, se enfrenta a numerosas opciones de tratamiento para reconstruir el seno. La reconstrucción mamaria es la reconstrucción de un seno, utilizando implantes protésicos o tejido propio para crear un nuevo seno con una apariencia natural. La reconstrucción mamaria no sólo restaura la apariencia de los senos, sino que también mejora la autoestima y la calidad de vida. La ley federal exige que el seguro cubra la reconstrucción del seno después de una mastectomía por cáncer de seno.

El tratamiento quirúrgico del cáncer de mama incluye la extirpación parcial de la mama (tumorectomía) y la extirpación completa de la mama (mastectomía). Después de la tumorectomía, y algunas veces de la mastectomía, las pacientes pueden ser tratadas con radioterapia. Además, los pacientes pueden someterse a quimioterapia prequirúrgica y/o postoperatoria. Las pacientes pueden optar por someterse a una reconstrucción mamaria después de la extirpación de tejido para el cáncer de mama.

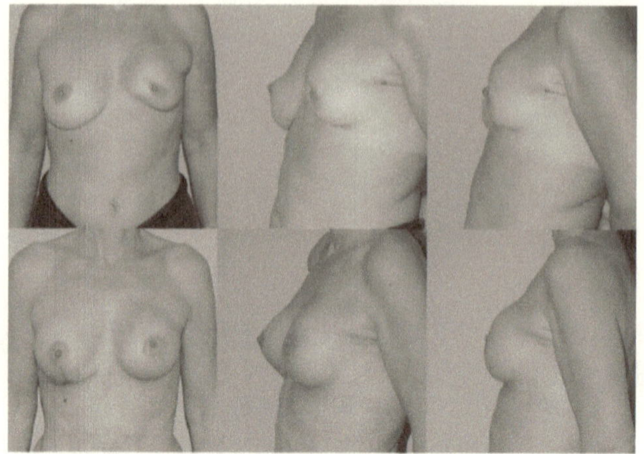

Figura 1. Reconstrucción mamaria con implantes
después de una tumorectomía y radiación

En los casos en los que el tumor es multifocal (en varias áreas del seno), o un buen resultado estético no es posible con una tumorectomía, la paciente puede someterse a una cirugía reconstructiva para restaurar una apariencia normal del seno. Las pacientes pueden optar alternativamente por someterse a una mastectomía, seguida de una reconstrucción mamaria.

Las mastectomías de conservación de pezones y de piel son una opción si el tumor está distante del complejo areola-pezón. Este tipo de mastectomía también se puede llevar a cabo en pacientes que no tienen cáncer, pero que portan un gen de cáncer de mama.

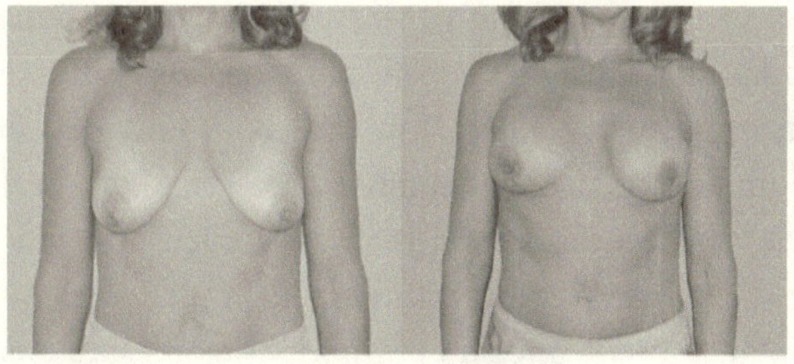

Figura 2. Mastectomías de protección de la piel y de la
areola del pezón

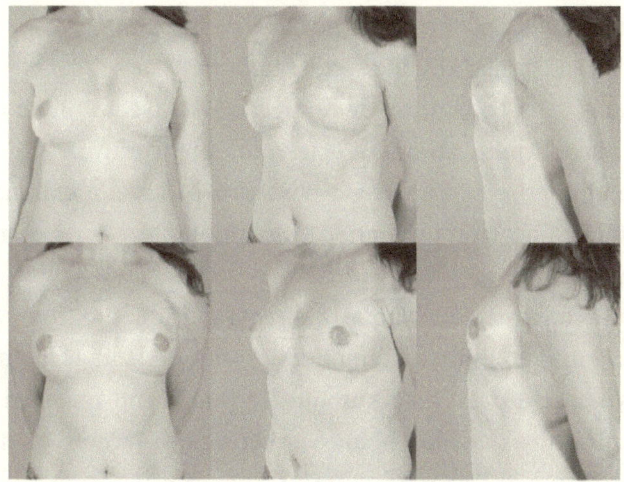

Figura 3. Reconstrucción Areolar del Pezón

Después de la mastectomía, la reconstrucción de la mama se puede
llevar a cabo en el momento de la mastectomía, o de manera retar-
dada, dependiendo de una variedad de factores. La reconstrucción
mamaria utiliza implantes y/o tejidos propios de la paciente.

Reconstrucción mamaria con implantes

La reconstrucción mamaria con implantes es la técnica más común
utilizada para la reconstrucción mamaria. La reconstrucción
mamaria con implantes se puede realizar inmediatamente después

de la mastectomía, o más tarde, después del procedimiento de la mastectomía. En la reconstrucción mamaria por etapas, el cirujano inserta un expansor de tejido (un implante temporal) en el seno, debajo de un bolsillo debajo del músculo pectoral mayor de la pared torácica. Se puede utilizar una matriz dérmica humana o porcina acelular para envolver completamente el implante, lo que permite que el implante quede anclado en una posición estable en la pared torácica y aumenta la cobertura de los tejidos blandos del implante. Esto puede mejorar el resultado funcional y estético. El uso de injertos de matriz dérmica puede minimizar el desarrollo de la contracción capsular postoperatoria del implante (formación de tejido cicatricial tenso alrededor del implante).

Después de la colocación del expansor, se inyecta solución salina en el expansor para aumentar su volumen y estirar la envoltura mamaria circundante. La cirugía posterior incluye la extracción del expansor, la colocación permanente del implante y la reconstrucción del pezón y la areola.

En la reconstrucción mamaria directa al implante ("un paso"), se coloca un implante inmediatamente después de la mastectomía y no se utilizan expansores. Este enfoque se puede utilizar en pacientes que tienen sobres de tejido blando generosos y sanos en el momento de la mastectomía. Después de una reconstrucción mamaria directa al implante, las pacientes pueden requerir una segunda operación para perfeccionar el contorno mamario, la simetría, el tamaño y la estética areolar del pezón.

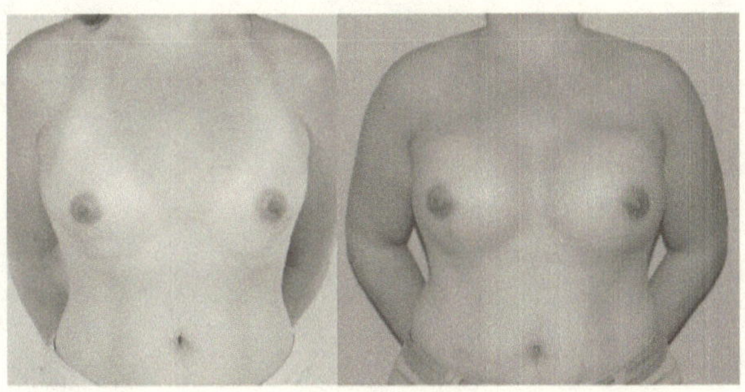

Figura 4. Mastectomías profilácticas bilaterales y reconstrucción mamaria directa al implante

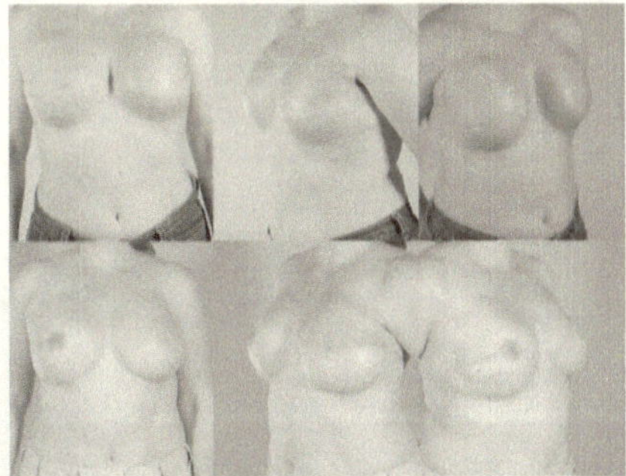

Figura 5. "Implantes de gel de silicona con forma anatómica "Teardrop"

La reconstrucción mamaria pre-pectoral es la última variante de la reconstrucción mamaria con implantes directos. En este procedimiento, el implante mamario se coloca encima del músculo pectoral mayor. Esto sirve para disminuir el dolor postoperatorio y disminuir la "deformidad de animación", que es la distorsión del implante mamario causada por la flexión de los músculos de la pared torácica.

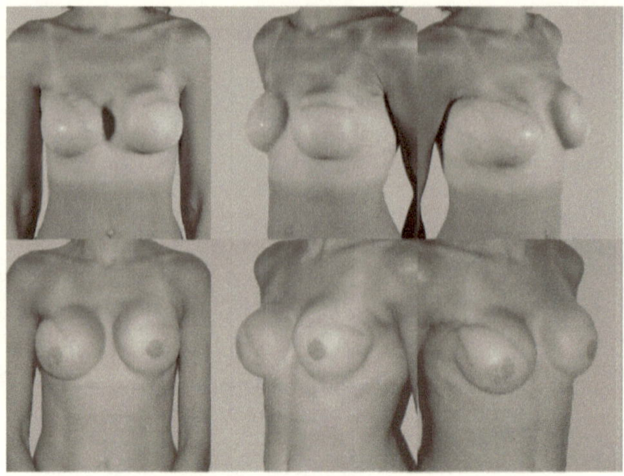

Figura 6. Revisión: Un aspecto estético mejorado
puede ser tan simple como el cambio de implantes y
el tatuaje.

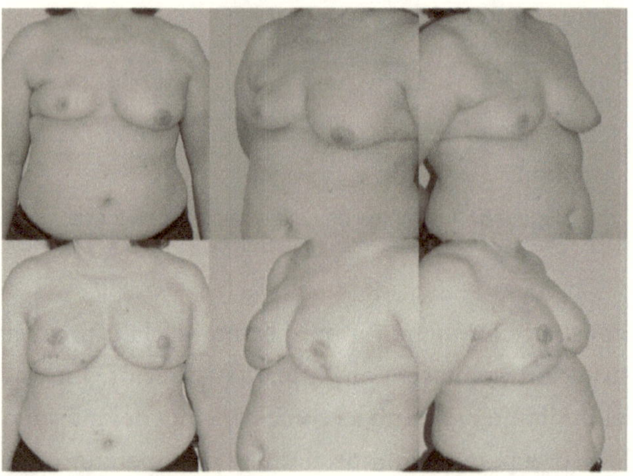

Figura 7. Revisión después de un cáncer de mama
recurrente: Un resultado indeseable, pero una
oportunidad de lograr una apariencia más uniforme de
los senos a través de la revisión.

Reconstrucción mamaria autóloga

La reconstrucción mamaria autóloga, o reconstrucción con "colgajo",
es una técnica quirúrgica que utiliza los propios tejidos de la paciente

para reconstruir el seno después de la mastectomía. El tejido se toma de una variedad de sitios donantes que pueden incluir el abdomen, la espalda, los glúteos o los muslos. Los colgajos de reconstrucción mamaria pueden ser "pediculados" o "libres". Los colgajos pediculados permanecen unidos al suministro de sangre del sitio donante original. Los colgajos libres se retiran completamente del cuerpo y se vuelven a unir a los vasos sanguíneos en la región de la mama con técnicas microquirúrgicas. La reconstrucción con colgajo, utilizando los propios tejidos del paciente, es útil para pacientes que han tenido radiación, cicatrices excesivas o problemas graves con implantes.

1. Colgajos Pediculados

i. Trampilla TRAM: Recto Abdominal Transverso Colgajo Miocutáneo

En un procedimiento de colgajo TRAM, el tejido del abdomen se transfiere, con su suministro de sangre adherido, al sitio de la mastectomía.

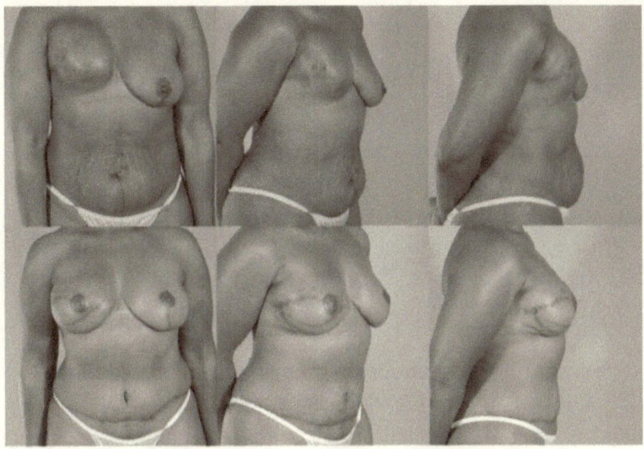

Figura 8. Reconstrucción insatisfactoria del implante mamario derecho irradiado convertida en reconstrucción con colgajo TRAM

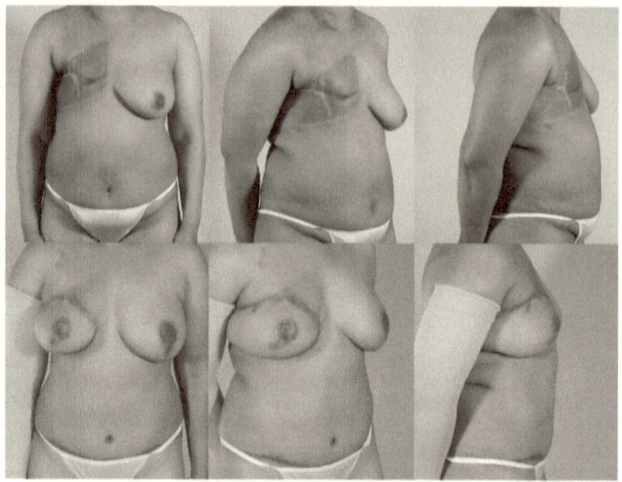

Figura 9. Reconstrucción mamaria derecha retrasada
y reconstrucción mamaria izquierda inmediata con
colgajos TRAM.

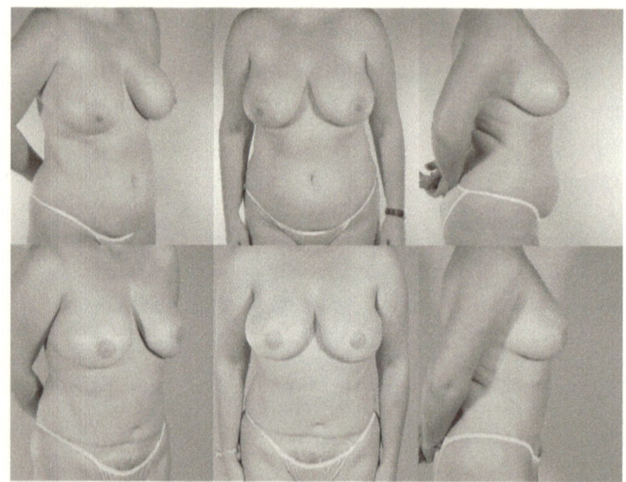

Figura 10. Reconstrucción mamaria bilateral inmediata
con colgajos TRAM

ii. Latisimuss Dorsi Miocutáneo (músculo y piel) Flap

El colgajo miocutáneo de latissimus dorsi utiliza tejido donado de la espalda. Una porción del músculo dorsal latissimus da suministro de sangre a este colgajo sin crear disfunción del sitio donante. Este colgajo se puede utilizar para reconstruir senos pequeños sin un implante, o también se puede utilizar para aumentar la cantidad de cobertura de tejido blando sobre un implante. Este colgajo es muy útil para los pacientes que han tenido irradiación de la pared torácica.

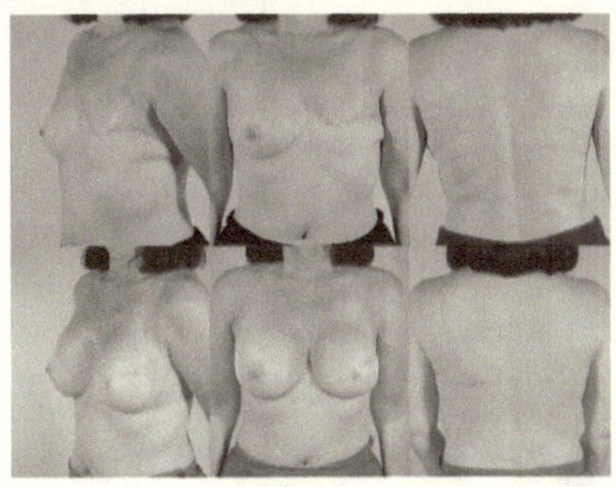

Figura 11. Reconstrucción mamaria izquierda con colgajo latissimus y aumento mamario derecho

2. Solapas libres

i. Perforador epigástrico inferior profundo (DIEP) y arteria epigástrica inferior superficial (SIEP)

Los colgajos DIEP y SIEA son colgajos abdominales que se utilizan para la reconstrucción mamaria. Estas técnicas son muy similares, utilizando diferentes vasos sanguíneos en el sitio del donante.

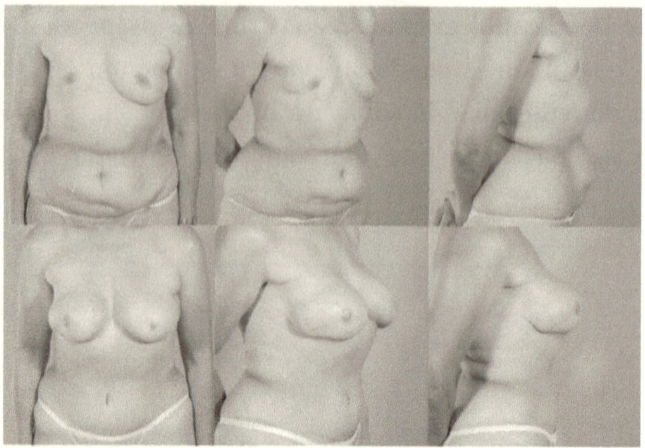

Figura 12. Doble solapa DIEP: Mejorar otras áreas del
cuerpo a través de la reconstrucción del seno

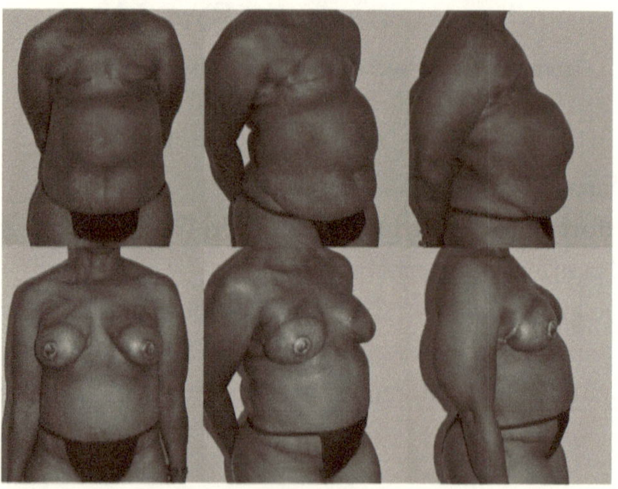

Figura 13. Reconstrucción mamaria bilateral con doble
retraso con colgajos DIEP

i. Colgajos perforadores de la arteria glútea superior e inferior (IGAP, SGA)

El colgajo perforador de la arteria glútea superior (SGAP) y el colgajo perforador de la arteria glútea inferior (IGAP) son colgajos perforadores que utilizan piel y grasa de los glúteos.

Reconstrucción de Pezón-Areolar

Cuando el complejo areola-pezón debe ser sacrificado en una mastectomía, el cirujano puede emplear una variedad de técnicas para reconstruir el complejo areola-pezón. Estas técnicas emplean una combinación de reordenación del tejido blando local, colocación de injertos de piel de grosor completo y tatuaje con pigmentos naturales.

Elegir la mejor opción para la reconstrucción mamaria

Cuando busque una reconstrucción mamaria, la paciente debe seleccionar un cirujano plástico certificado por la junta que tenga amplia experiencia en este campo. Las pacientes deben entender que la reconstrucción mamaria es mucho más compleja que la cirugía estética de senos. A menudo, la reconstrucción mamaria equivale a hacer algo de la nada. La reconstrucción mamaria siempre se realiza en etapas. Incluso el mejor resultado de la reconstrucción no puede recrear lo que la madre naturaleza puede hacer.

Referencias

1 .https://www.ncbi.nlm.nih.gov/pmc/articles/PMC4717291/

2 .https://www.ncbi.nlm.nih.gov/books/NBK470317/

3 .https://www.ncbi.nlm.nih.gov/pmc/articles/PMC4717291/

4 .https://www.ncbi.nlm.nih.gov/pubmed/15943735

5 .https://www.ncbi.nlm.nih.gov/pubmed/21617423

6 .https://www.ncbi.nlm.nih.gov/pubmed/29064917

7 .https://www.ncbi.nlm.nih.gov/pubmed/27988412

8 .https://www.ncbi.nlm.nih.gov/pmc/articles/PMC2884724/

9 .https://www.ncbi.nlm.nih.gov/pubmed/24281592

10 .https://www.ncbi.nlm.nih.gov/pubmed/16862569

11 .https://www.ncbi.nlm.nih.gov/pubmed/22395342

12 .https://www.ncbi.nlm.nih.gov/pmc/articles/PMC3255143/

13 .https://www.ncbi.nlm.nih.gov/pubmed/18677130
14 .https://www.ncbi.nlm.nih.gov/pubmed/20574484
15 .https://www.ncbi.nlm.nih.gov/pubmed/2256348
16 .https://www.ncbi.nlm.nih.gov/pubmed/21200195
17 .https://www.ncbi.nlm.nih.gov/pubmed/19083539
18 .https://www.ncbi.nlm.nih.gov/pubmed/25289266
19 .https://www.ncbi.nlm.nih.gov/pubmed/11007387

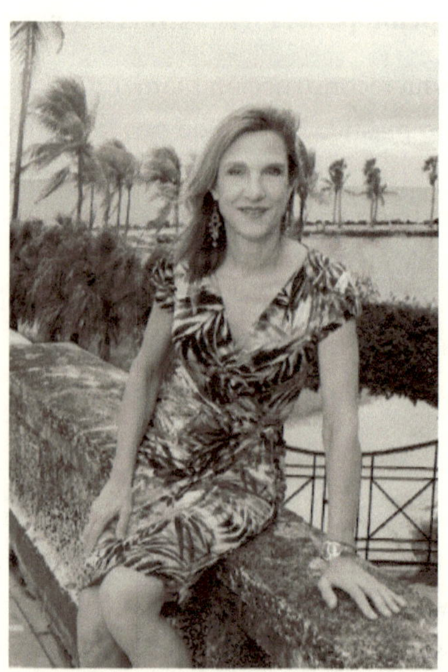

Deirdre Marshall, M.D., F.A.C.S. es una cirujana plástica certificada por la junta de Miami, y una de las médicas líderes de Florida en la especialidad de cirugía plástica. Durante los últimos 20 años, ha tenido licencias médicas en cuatro estados, así como dos certificaciones de la junta en cirugía plástica y reconstructiva. En 2009, el Dr. Marshall fue nombrado a la lista de "Super Doctores" del Sur de la Florida. Además, se la considera una experta en reconstrucción mamaria y cirujana pediátrica craneal, facial y de la mano. El Dr. Marshall ha llevado a cabo varias misiones quirúrgicas en el extranjero a Vietnam y a varios lugares de América Central y del Sur para educar y proporcionar tratamiento a niños en zonas indigentes y afectadas por la pobreza.

El Dr. Marshall se graduó en la Universidad de Yale. Completó su licenciatura en medicina en la Escuela de Medicina de Stanford en Palo Alto, California, donde completó su internado y residencia en un programa combinado de cirugía general y cirugía plástica y reconstructiva. El Dr. Marshall también ha completado una beca de capacitación en microcirugía de mano y microcirugía en París y cirugía estética en Miami Beach. Un cirujano plástico muy respetado en Miami, el Dr. Marshall ha sido honrado con numerosos premios y honores académicos, incluyendo el Premio de la Fundación Katherine M. McCormick para Mujeres en Medicina y el Premio de Honores de la Escuela de Investigación Médica de la Universidad de Stanford.

Erin Wolfe, B.S. , Universidad de Miami Miller School of Medicine es coautora de este capítulo.

7

RECONSTRUCCIÓN MAMARIA AUTÓLOGA CON EXPANSIÓN EXTERNA E INJERTOS DE GRASA

ROGER KHOURI M.D., RICHARD NADAL M.D., Y DANIEL CALVA, M.D.

Reconstrucción mamaria percutánea autóloga

Expansión al vacío externa y transferencia de grasa autóloga (EVE + AFT)

"La reconstrucción mamaria con injertos de grasa mediante pequeños orificios con métodos percutáneos es una desviación extremadamente versátil del enfoque tradicional de la reconstrucción mamaria que permite un método más preciso de moldear los tejidos y, al mismo tiempo, proporciona la flexibilidad necesaria para mejorar áreas específicas de la mama".

Key Learning Points

- La reconstrucción mamaria autóloga con AFT y EVE es segura.
- No hay riesgo de recurrencia del cáncer con EVE y AFT
- No hay problemas con la vigilancia del seno reconstruido después de la EVE y la AFT.

- EVE y AFT es una alternativa segura y efectiva a la reconstrucción mamaria tradicional con colgajo autólogo.
- EVE permite una mayor capacidad de injerto y aumenta la retención de volumen general de la mama reconstruida.

El campo de la medicina sigue evolucionando y la cirugía plástica no es diferente. La cirugía plástica toma su nombre de la palabra griega "Plastikos" que significa "capaz de ser moldeado". En este capítulo, veremos cómo los avances en la tecnología y los refinamientos en la instrumentación quirúrgica ahora permiten a los cirujanos plásticos realizar un verdadero moldeado de tejidos en la reconstrucción mamaria a través de una serie de procedimientos ambulatorios mínimamente invasivos. Describiremos nuestra experiencia en el Miami Breast Center con injertos de grasa, también conocida como transferencia de grasa autóloga (AFT), en

la reconstrucción mamaria. Nuestro protocolo presta especial atención a la preparación preoperatoria y a los cuidados postoperatorios. La participación activa del paciente antes y después de la cirugía es clave para un resultado exitoso, y puede ayudar a disminuir el número de procedimientos requeridos.

La reconstrucción mamaria se realiza típicamente en etapas. Los objetivos son: la creación de un montículo mamario, la creación de un complejo areola-pezón y el logro de una simetría óptima. Por varias razones, a menudo tenemos que manipular el otro seno con una reducción, levantamiento o aumento para lograr una simetría adecuada. Como vimos en ese capítulo, ahora hay muchas alternativas cuando se trata de la reconstrucción después de cualquier tipo de cirugía ablativa para el cáncer de mama. No existe una técnica perfecta y cada una tiene sus ventajas y desventajas.

¿Por qué grasa?

La reconstrucción del montículo mamario requiere la adición de volumen para compensar el volumen del tejido extraído. La grasa se encuentra en todo el cuerpo y puede ser removida de las áreas donde no se desea y colocada en las áreas donde se necesita. Es cosechado por liposucción de baja presión negativa, y se inyecta en el seno en pequeños volúmenes para crear, o agregar volumen al montículo del seno. Para tener éxito, es esencial respetar los requisitos de los tejidos para la supervivencia del injerto. Esto lo logramos observando una técnica meticulosa durante la cosecha, el procesamiento y el procedimiento de injerto. Con la técnica adecuada, el injerto de grasa de gran volumen ahora se puede realizar de forma segura y eficaz, exactamente lo que la reconstrucción mamaria requiere. Ya sea por sí mismo o en combinación con otros procedimientos, el injerto de grasa se ha convertido en una alternativa práctica en la reconstrucción mamaria. También tiene el beneficio adicional de mejorar la forma general del cuerpo en las áreas de las que se extrae la grasa.

Historia

Aunque el injerto de grasa en el seno se ha intentado desde finales del siglo XIX, no fue sino hasta la última década que se popularizó en todo el mundo. La combinación de mamografías, ecografías de mama y resonancias magnéticas hace que la detección y el diagnóstico del cáncer de mama sean más precisos. Las lesiones sospechosas pueden ahora

diferenciarse de los artefactos, como las calcificaciones resultantes de la grasa inyectada. Por lo tanto, se han abordado los principales obstáculos en la implementación de los injertos de grasa, y este procedimiento ahora puede ofrecer resultados consistentes con sesiones de injertos de grasa para pacientes ambulatorios debidamente planificadas. Ahora es aceptado como una alternativa viable en la cirugía de mama por las principales sociedades de cirugía plástica como un procedimiento seguro y eficaz que no aumenta el riesgo de cáncer.

Teoría del injerto de grasa, moldeado de tejidos y cirugía percutánea

La supervivencia de la grasa después del injerto es esencial para que sea un método fiable de reconstrucción. En otras palabras, las células injertadas tienen que sobrevivir una vez que se colocan en el tejido receptor. Mientras que el tejido normal suele estar listo para aceptar una cantidad modesta de volumen, una cirugía o radiación previa puede crear un ambiente más hostil para la supervivencia de estas delicadas células grasas. El receptor propuesto del injerto debe estar preparado para proporcionar un lecho adecuado, al igual que la preparación y el riego de las tierras áridas antes de plantar un cultivo. Aquí es donde necesitamos la ayuda del paciente. Utilizamos la expansión externa de vacío preoperatoria mediante la aplicación de una ventosa conocida como el sistema EVE, el cual discutiremos con más detalle en la siguiente sección. En pocas palabras, se aplica una tracción tridimensional sobre los tejidos de la superficie del tórax que permite que los tejidos se expandan, aumentando el tamaño del receptor y mejorando su suministro de sangre. Entonces podemos injertar más grasa y maximizar las posibilidades de supervivencia optimizando nuestras condiciones.

Aún así, el cirujano tiene que determinar la cantidad correcta de grasa a injertar para evitar sobreinjertos. Si se injerta demasiada grasa, la presión en el tejido se elevará, comprometerá el suministro de sangre capilar y el injerto fallará. Usamos grasa diluida a propósito para permitir la absorción de líquidos después de la cirugía. La presión del tejido disminuye y la supervivencia de la grasa mejora. También dependemos del sistema EVE antes de la cirugía para ayudar a estirar los tejidos antes de la cirugía. El espacio más grande puede aceptar más volumen del que podría ser injertado con seguridad. De esta manera podemos reducir el número de proced-imientos necesarios para la creación de un montículo mamario.

Como siempre, la instrumentación adecuada es necesaria para el éxito de cualquier procedimiento, proporcionando eficiencia, precisión y seguridad. Los instrumentos

especializados desarrollados en el Miami Breast Center para la recolección de grasa y el injerto aumentan la eficiencia mediante la economía de movimiento. Esto facilita el procedimiento y permite la precisión necesaria para una supervivencia óptima del injerto de grasa. Al mejorar la eficiencia, el cirujano también puede ahorrar un tiempo precioso bajo anestesia sin comprometer la consistencia de los resultados.

También se requiere instrumentación especial para romper cicatrices profundas y permitir el movimiento y el moldeado del tejido. Durante el proceso de injerto se liberan cicatrices profundas y luego se inyectan con grasa para separar porciones de la cicatriz misma. A esto lo llamamos cambiar la cicatriz en una matriz. Después de unas pocas sesiones el tejido se vuelve más suave y mejora su calidad y movilidad. Luego se puede moldear adecuadamente mediante sutura percutánea.

La cirugía percutánea se refiere a la cirugía que se realiza a través de la piel mediante pinchazos de aguja en lugar de las típicas incisiones. Es una forma mínimamente invasiva de manipular los tejidos sin dejar cicatrices significativas. La liposucción es un tipo de cirugía percutánea. La AFT es otro tipo de intervención que se basa en la cirugía percutánea. Para el moldeado de tejidos también hemos desarrollado una instrumentación especial que nos permite moldear los tejidos utilizando diferentes técnicas de sutura para el avance percutáneo de los tejidos. Reclutar tejido de la parte superior del abdomen y del costado del pecho por vía percutánea nos permite construir un montículo mamario sin necesidad de una cirugía mayor ni de las cicatrices asociadas a otras técnicas. Para la simetría, también podemos reducir, levantar y/o aumentar el lado opuesto por vía percutánea. La sutura percutánea es una herramienta poderosa para aprovechar los beneficios del reclutamiento de tejido adyacente en el montículo mamario con menos morbilidad que los colgajos más tradicionales.

. . .

Preparación Preoperatoria y el Protocolo EVE

Antes de la AFT, una resonancia magnética preoperatoria es esencial para evaluar los tejidos blandos bajo los colgajos de la mastectomía, o la glándula mamaria restante si se realizó una mastectomía parcial. La RMN es un componente crítico no sólo para evaluar cualquier posible recurrencia, sino también para el seguimiento a largo plazo y la evaluación de cualquier complicación potencial. La resonancia magnética se realiza con un medio de contraste llamado gadolinio, y los pacientes son examinados para detectar cualquier alergia potencial al medio de contraste, para detectar insuficiencia renal o hepática y embarazo, lo cual podría impedir el uso del medio de contraste. El contraste de gadolinio es necesario en la RMN de mama, ya que mejora la claridad de las imágenes y estructuras internas escaneadas.

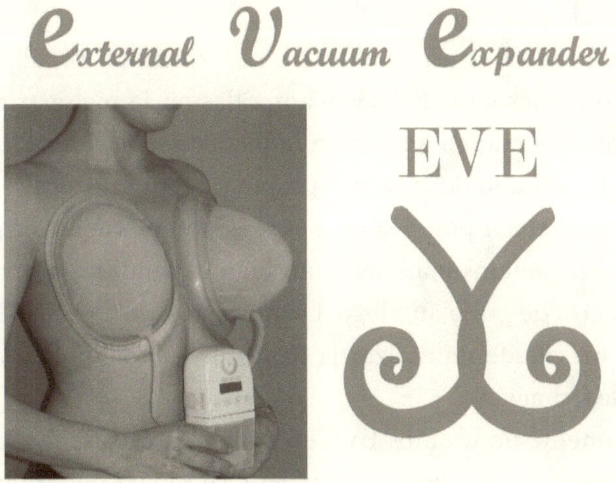

Nos tomamos nuestro tiempo educando a las pacientes que están contemplando la reconstrucción mamaria con expansión tisular asistida por EVE y AFT. Pueden ser necesarias varias sesiones educativas y tutoriales por correo electrónico para familiarizar a los pacientes con el uso y el ciclo del sistema EVE. En el consultorio, el paciente tendrá una prueba utilizando el dispositivo EVE. Esto típicamente consiste en un ciclo de succión durante un período de 20 minutos usando el dispositivo EVE. El tamaño específico del dispositivo EVE se seleccionará en función de las dimensiones del pecho y del tamaño de los senos de la paciente. La paciente decide entonces si puede tolerar los ciclos y desea proceder con la expansión tisular asistida por EVE y la AFT.

La EVE se inicia 2-3 semanas antes de la cirugía. Los pacientes son instruidos sobre cómo aplicar y operar el dispositivo, y monitoreamos su progreso durante el período preoperatorio. Los pacientes llevan el sistema EVE durante cuatro horas el primer día, añadiendo dos horas diarias hasta que alcancen las 14 horas diarias de uso continuo. El dispositivo EVE se utiliza durante 14 horas al día hasta el día de la cirugía, alternando presiones de 60-0-60 mmHg durante 3-1-3 min. La dosis total recomendada antes de la AFT es de 200 horas de expansión mamaria con el sistema EVE en las últimas dos semanas antes de la cirugía.

Cuando el EVE se usa correctamente, esperamos ver algo de hinchazón, moretones superficiales y ampollas en la piel expandida, así como pequeñas manchas rojas en la piel conocidas como petequias, que son el resultado de la ruptura capilar. Estos cambios son temporales y se resuelven por sí solos después de la cirugía. Su presencia indica que los tejidos blandos están bien expandidos y optimizados para el injerto de grasa autólogo. La aplicación de Opsite o Tegaderm sobre la piel puede minimizar la formación de ampollas y ayuda a prevenir la irritación.

Típicamente no usamos EVE en pacientes que tienen implantes. En esta situación, el tejido simplemente se separa del implante y no se expande. Nuestro enfoque es reducir el tamaño de los implantes y reemplazar el volumen del implante con grasa. Los implantes pueden eventualmente ser removidos con la ayuda de sutura percutánea en una de las sesiones de injerto de grasa si ese es el objetivo.

Cada paciente es diferente

La reconstrucción con injerto de grasa se puede realizar en una mastectomía completa, ya sea inmediata o diferida, sin dañar la piel o el pezón. Tiene un papel en la reconstrucción después de la cirugía de conservación de la mama con tumorectomía y radiación. También nos da una herramienta adicional como procedimiento de LsalvageL cuando otras técnicas han fallado. El injerto de grasa con cirugía percutánea es un método extremadamente versátil que se aparta del enfoque tradicional de la reconstrucción mamaria, ya que permite un método más preciso de moldear y moldear los tejidos y, al mismo tiempo, proporciona la flexibilidad necesaria para mejorar áreas específicas de la mama.

En la reconstrucción inmediata, la primera etapa se realiza en el momento de la mastectomía. Esta es la oportunidad perfecta para agregar grasa antes del inicio de la cicatrización. Añade volumen, minimiza los efectos perjudiciales de las cicatrices postoperatorias y prepara el terreno para un mayor volumen de tejido.

injerto de grasa en el próximo procedimiento. En muchos casos, la reconstrucción inmediata con injertos de grasa puede proporcionar suficiente escote para simular una mama social después de la mastectomía. Incluso podemos llevar a cabo lo que llamamos una reconstrucción inmediata retrasada. Esto ocurre cuando una paciente se somete a una mastectomía en su ciudad natal y unos días después procede con un injerto de grasa. Sin embargo, si la radioterapia se planifica después de la operación, preferimos conservar la grasa valiosa hasta que se haya completado la radiación.

En la reconstrucción primaria tardía, la primera etapa se realiza varios meses o años después de la mastectomía. El número de procedimientos depende de si el paciente ha recibido o no radiación. Sin radiación, la reconstrucción del montículo del seno se puede lograr en aproximadamente tres sesiones ambulatorias. Con la radiación pueden ser hasta seis.

En la cirugía de conservación de la mama, una tumorectomía es seguida por radioterapia. Esto típicamente preserva gran parte del tejido mamario dependiendo del tamaño original del seno. Sin embargo, el tejido mamario restante tiene que ser irradiado para controlar la enfermedad local. La radiación conducirá entonces a una cicatrización local del tejido que es difícil de contener y difícil de reconstruir. Hemos encontrado que el mejor momento para proceder con el injerto de grasa es inmediatamente después del final de la radiación. La hinchazón en los tejidos puede proporcionar un santuario seguro para un injerto de grasa y el injerto puede ayudar a prevenir muchos de los cambios que resultan de la radiación misma. Podemos aprovechar este adversario y convertirlo en una oportunidad. Es un gran cambio con respecto a la forma tradicional de pensar.

Desafortunadamente, hay veces en que otros procedimientos reconstructivos fallan. Es tranquilizador saber que el injerto de grasa todavía está disponible como una opción para completar la reconstrucción mamaria. Con paciencia y dedicación, el tejido cicatrizado en estos casos tan difíciles puede ser lentamente ablandado y aumentado hasta el punto en el que es posible un moldeado suficiente del tejido blando. Puede tomar algunos procedimientos adicionales, pero generalmente se puede obtener un resultado muy razonable.

Revisar un seno previamente reconstruido puede plantear retos significativos dependiendo de la situación existente. Analizamos cuidadosamente las necesidades del paciente, la cantidad y calidad de los tejidos junto con la cicatrización residual, y establecemos objetivos realistas.

Cada situación requiere un plan de acción diseñado individualmente. Cada serie de procedimientos está específicamente diseñada para satisfacer las necesidades particulares del paciente. Desde nuestra perspectiva, cada paciente es diferente.

Cuidados postoperatorios y seguimiento

El período de seguimiento y la atención son continuos, y los pacientes son seguidos de por vida. El cuidado postoperatorio incluye la prevención de la reabsorción de grasa, la identificación de posibles complicaciones y la evaluación de la necesidad de intervenciones quirúrgicas futuras. Antes de la cirugía, EVE expande el tejido blando en preparación para el injerto. Después de la cirugía, el tejido expandido de EVE se ha convertido de una cicatriz a una matriz ocupada por pequeñas gotas de injertos de grasa. Sin embargo, el proceso de curación puede crear fibrosis y hacer que la matriz injertada de grasa expandida se contraiga. Nos gusta mantener la matriz lo más grande posible para permitir que la máxima cantidad de grasa sobreviva. Por lo tanto, después de la primera semana, se anima al paciente a usar el dispositivo EVE tanto como sea posible para mantener la matriz expandida. Una vez que la grasa sobrevive, el injerto de grasa mantendrá la matriz expandida. Esto permitirá injertar una mayor cantidad de grasa en una sesión posterior.

La mayoría de las reintervenciones planificadas se realizan en un período de 3 a 6 meses. Esto permite que el injerto de grasa previo se estabilice, y que el proceso inflamatorio disminuya. Sólo después de que la inflamación disminuye, el cirujano sabrá el grado de supervivencia del injerto. Es en este punto que el paciente y el cirujano tendrán una comprensión más precisa de la cantidad de volumen o forma que todavía se necesita. Los objetivos particulares del siguiente procedimiento pueden ser determinados. Una resonancia magnética postoperatoria siempre se realiza 6 meses después del último procedimiento.

Conclusión

Se ha descubierto que los injertos de grasa tienen muchos efectos beneficiosos sobre el tejido local. Rompiendo el tejido cicatricial e introduciendo grasa podemos disminuir la cantidad de contractura y mejorar la calidad general y la movilidad del tejido. Con la cirugía percutánea, el tejido puede ser moldeado según sea necesario. La grasa se utiliza para aumentar el volumen y al mismo tiempo como pegamento para mantener el tejido moldeado en su nueva posición.

La cirugía percutánea con AFT es un procedimiento del siglo XXI, un paradigma que se aparta de la reconstrucción del colgajo en forma de parche mutilante y de la inserción de implantes de cuerpos extraños. Empodera a las mujeres con la capacidad de regenerar, in situ, senos hermosos y sensacionales sin incisiones. El proceso toma tiempo. La reconstrucción de un nuevo seno requiere paciencia y cumplimiento con el uso de EVE. En el Miami Breast Center hemos desarrollado una intervención confiable que optimiza el éxito de cada sesión de injerto de grasa, disminuyendo así el número de procedimientos requeridos. Tiene muchas ventajas sobre los métodos tradicionales de reconstrucción. Es se realiza en un entorno ambulatorio, tiene menos morbilidad y se ha demostrado que reduce los costos. Con esta excelente alternativa, estamos a la vanguardia de la reconstrucción mamaria.

Referencias

1. R.K. Khouri, J.M. Smit, E. Cardoso, et al. "Percutaneous aponeurotomy and lipofilling: A regenerative alternative to flap reconstruction?" *Plast Reconstr Surg.* 132.5 (2013): 1280–1290. Print.
2. R.K. Khouri, G. Rigotti, E. Cardoso, et al. "Megavolume Autologous Fat Transfer: Part I. Theory and Principles." *Plast Reconstr Surg.* 133.3 (2014): 550-557. Print.
3. R.K. Khouri, et al. "Megavolume Autologous Fat Transfer: Part II Practice and Techniques." *Plast Reconstr Surg.* 133.6 (2014): 1369-77. Print.
4. R.K. Khouri, G. Rigotti, et al. "Tissue-Engineered Breast Reconstruction with EVE-Assisted Fat Grafting: A 7-Year,

488-Patient, Multicenter Experience." *Plast Reconstr Surg.* 135.3 (2015): 643-658. Print.

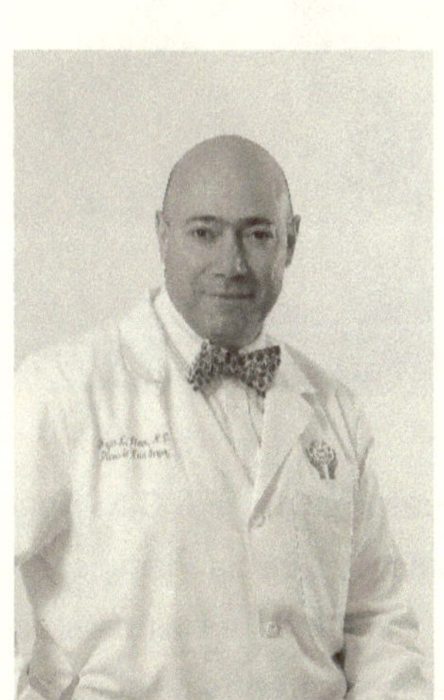

Roger Khouri, M.D., F.A.C.S. es el fundador del Miami Breast Center. Tiene más de 30 años de experiencia como cirujano reconstructivo. Es el pionero en la reconstrucción de senos usando expansión externa al vacío y transferencia de grasa. En 1999 inventó el expansor externo BRAVA, que le llevó a desarrollar la ya bien establecida y aceptada tercera opción para la reconstrucción mamaria utilizando técnicas percutáneas para el injerto de grasa en el seno. Recientemente desarrolló la nueva generación de dispositivos de expansión de vacío externo del seno llamados EVE.

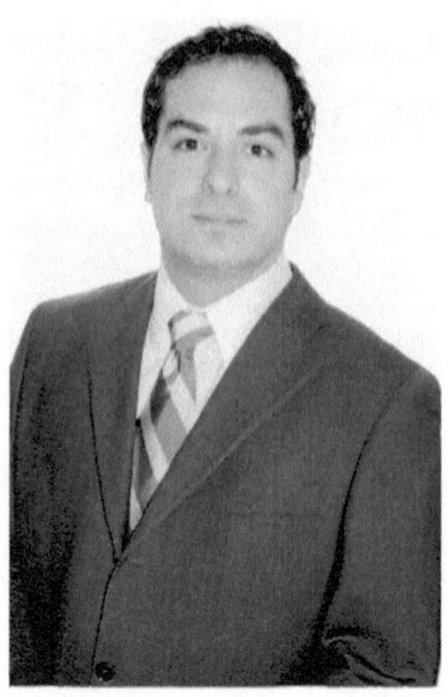

Daniel Calva-Cerqueira, M.D., F.A.C.S. completó su entrenamiento en el prestigioso programa de Cirugía Plástica y Reconstructiva de Johns Hopkins/Universidad de Maryland. Al salir de su entrenamiento, se unió al Dr. Khouri para aprender los métodos únicos y que sólo se realizan en el Miami Breast Center. Ha dominado sus métodos y ha ayudado a avanzar y perfeccionar estas técnicas.

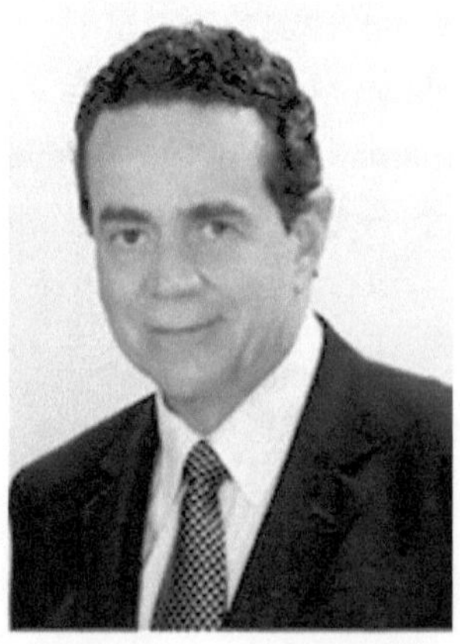

Richard D. Nadal, M.D., F.A.C.S., Certificado en Cirugía Plástica y Reconstructiva. Obtuvo su título de médico en 1979 y en la Facultad de Medicina de la Universidad de Puerto Rico. Luego continuó su formación en cirugía general en la Universidad de Florida y en Washington D.C. en la Universidad de Georgetown. En 1985 recibió su certificación de la Junta Americana de Cirugía.

El Dr. Nadal continuó su entrenamiento en cirugía plástica en la Universidad de Indiana que incluyó seis meses de cirugía de cuello y cabeza. Luego continuó su entrenamiento y terminó una beca en el prominente Manhattan Eye, Ear and Throat Hospital. En 1989 fue certificado por el Consejo Americano de Cirugía Plástica después de completar un total de 8 años en el entrenamiento quirúrgico junto a los mejores en su campo.

Después se estableció en Miami, Florida, donde continuó practicando cirugía durante 18 años. Es miembro activo de las siguientes organizaciones: Sociedad Americana de Cirugía Plástica Estética, Sociedad Americana de Cirujanos Plásticos, Miembro del Colegio Americano de Cirujanos y del Colegio de Médicos-Cirujanos de Puerto Rico.

Conozca más sobre el Dr. Nadal en www.miamibreastcenter.com

8

GUERRAS DE CICATRICES: REHABILITACIÓN DE CICATRICES DESPUÉS DEL CÁNCER DE MAMA

JILL WAIBEL, M.D.

La curación después del cáncer de mama puede ser un viaje emocional, espiritual y físico para las mujeres. La curación física a menudo ayuda a la curación emocional. Un paso poderoso en la curación después del diagnóstico y tratamiento del cáncer de mama es una reconstrucción exitosa. Una parte final de la reconstrucción es el tratamiento de cualquier cicatriz creada por cualquiera de las dos cirugías.

AL PRINCIPIO

Las cicatrices son un resultado inevitable de cualquier cirugía. El primer paso para lograr una cicatriz mínima es la cirugía óptima y la atención quirúrgica postoperatoria. Es imperativo seguir las instrucciones de los cirujanos durante el proceso de curación. En los primeros días después de la cirugía, usted estará exhausta; las suturas en las heridas no serán bonitas. Pero desde el momento de la cirugía, usted puede comenzar a disminuir el potencial de cicatrices. Se forma una cicatriz después de la cirugía porque su cuerpo produce colágeno para rellenar la lesión causada por la cirugía. Debido a su ubicación, el área del pecho puede ser un poco difícil porque muchas incisiones están bajo tensión. En algunos casos, el cuerpo sobreproduce colágeno causando una cicatriz roja y gruesa llamada cicatriz hipertrófica. En otros casos, el cuerpo subproduce colágeno y usted puede terminar con una cicatriz sangrada (atrófica). Desde que una cicatriz comienza el momento de la cirugía, un gran cirujano, un meticuloso cuidado postoperatorio y un dermatólogo láser le ayudarán a lo largo de su camino.

Los senos son una parte importante de una mujer y su identidad. Ser diagnosticado con cáncer puede ser devastador, no sólo físicamente, sino emocionalmente. Una cicatriz a menudo obliga al paciente a revivir el diagnóstico, el miedo y el tratamiento cada vez que se desnuda.

Después del cáncer de mama, las cicatrices a menudo se notan de 1 a 6 meses después de la cirugía. La recuperación después de una lesión significativa implica la restauración coordinada de la forma y la función para maximizar los resultados del paciente. Los esfuerzos reconstructivos pueden verse limitados por el desarrollo y la persistencia de la formación de cicatrices patológicas. Las cicatrices son áreas de tejido fibroso que reemplazan la piel normal después de una lesión. El tejido cicatricial es de calidad funcional y estética inferior al tejido que reemplaza.

Sin embargo, los pacientes ya no tienen que vivir con las cicatrices, ya que ahora hay muchos tratamientos.

opciones para minimizar las cicatrices, mejorar su aspecto y sensación, y controlar los síntomas de picor y dolor. En este capítulo compartiremos las innovaciones científicas y tecnologías actualmente en uso y las que se están desarrollando para ayudar a minimizar las cicatrices.

Cuidados Postoperatorios Tempranos

Una vez que las suturas son removidas o disueltas, lo cual es típicamente alrededor de 10-14 días después de la cirugía, recomendamos la compresión usando láminas de silicona. La compresión es muy importante porque le dice a los fibroblastos (células que pueden producir demasiado colágeno) que se calmen (1). En el laboratorio, la compresión apaga estas células y le dice a la piel que sane. La compresión es más útil para prevenir una cicatriz elevada (o hipertrófica). Normalmente les digo a los pacientes que usen la compresión que se sienten cómodos las 24 horas del día, los 7 días de la semana, durante los primeros seis meses. Al séptimo mes después de la cirugía, la mayoría de las cicatrices no crecerán mucho más, por lo que por lo general está bien detener la compresión a menos que se haya desarrollado una cicatriz compleja, y luego remitirse a su especialista en cicatrices para que lo guíe. A continuación, encuentre el experto en láser más cercano!

En construcción: Opciones de tratamiento para las cicatrices después del cáncer de mama

Las cicatrices son el resultado de heridas que afectan a millones de personas en el mundo. La lesión inicial puede ser causada por una cirugía. A pesar de la mejor atención quirúrgica, los pacientes continúan teniendo impedimentos funcionales y síntomas incómodos de las cicatrices. Las cicatrices cutáneas severas son desfigurantes y tienen muchos síntomas asociados, incluyendo prurito, dolor, disminución de la función y restricción del rango de movimiento (2). El nuevo objetivo del tratamiento de cicatrices es que la reconstrucción definitiva termine con la recuperación de la apariencia y función óptimas.

Es difícil predecir las cicatrices después de un traumatismo y una cirugía reconstructiva, y tanto los pacientes como los médicos se centran en minimizar la apariencia de la cicatriz. Las opciones de tratamiento preventivo y pasivo incluyen terapia de presión, terapias de silicona y masajes.

Existen varias modalidades no quirúrgicas disponibles para mejorar las cicatrices hipertróficas. Las inyecciones intralesionales de

agentes antiinflamatorios y antimitóticos se han utilizado ampliamente para disminuir el grosor de la cicatriz y a menudo disminuyen
la picazón (3). Una serie de tratamientos con un mes de diferencia son
a menudo necesarios para el efecto deseado y también se utilizan en
combinación con otras terapias. Los agentes comúnmente usados
incluyen acetónido de triamcinolona y 5-fluorouracilo (5-FU). El
mecanismo de acción es reducir la proliferación de fibroblastos y
puede llevar a una mejoría en la cicatrización hipertrófica. Típicamente, estos agentes se utilizan en combinación con láseres y modalidades operativas para mejora sinérgica de los resultados.

Que haya luz: Terapia con láser para mejorar las cicatrices mamarias

La capacidad de remodelar una dermis y epidermis cicatrizada mediante terapia láser produce resultados que antes no eran posibles
hasta la última década con la invención de los láseres fraccionarios.
Un láser fraccionario no es sólo una caja de luz, sino también una
caja de esperanza. Un fotón es una partícula de luz - la luz blanca
ordinaria proviene de emisiones espontáneas de fotones. LASERS
por sus siglas en inglés, es un acrónimo que significa Amplificación
de Luz por Emisión Estimulada de Radiación. Los láseres usan luz
para sanar. Un láser es una herramienta poderosa para tratar las
complicaciones y deformidades de las cicatrices.

Se han utilizado múltiples opciones terapéuticas para mejorar las
cicatrices. Cuando la reepitelización de la piel y la mejor cirugía han
seguido su curso, ahora existen nuevas opciones de láser para
mejorar aún más la función, los síntomas y la cosmética de las cicatrices. Los láseres son una modalidad de tratamiento científicamente
preciso y eficaz para rehabilitar y mejorar las cicatrices (4). Los
láseres han añadido una poderosa herramienta para mejorar los
síntomas de las cicatrices y las deformidades.

EL CUERPO HUMANO PUEDE CURAR LA HERIDA MÁS PEQUEÑA JAMÁS ENCONTRADA (HERIDA FRACCIONADA) EN EL TEJIDO CICATRICIAL Y LA CURACIÓN RESULTA EN UNA PIEL (CASI) NORMAL

Se ha estudiado bien que una intervención suave y temprana con láser puede tratar una cicatriz y prevenir más cicatrices. Muchos pacientes y cirujanos piensan que hay que esperar un año antes del láser, pero es todo lo contrario: las cicatrices son más flexibles y se pueden detener con una intervención temprana con láser (5).

FÍSICA DEL LÁSER DE CICATRICES

No entendemos completamente la base biológica por la cual las cicatrices mejoran después de la terapia láser. La cicatrización es una respuesta tisular, adquirida durante el segundo trimestre del desarrollo fetal al mismo tiempo que la inmunidad celular (6). De hecho, los bebés dentro del útero hasta el segundo trimestre no tienen cicatrices. Todavía estamos tratando de aprovechar este entorno especial y llevarlo a los adultos, pero hasta ahora no hemos tenido éxito. El tejido cicatricial ha aumentado los canales vasculares y linfáticos, así como los cambios en la estructura del colágeno en comparación con la piel normal. Sin embargo, en las cicatrices los vasos sanguíneos, los linfáticos y el colágeno a menudo se encuentran en un orden caótico con la consiguiente disminución fisiológica.

Se sabe que en el tratamiento de la piel sana fraccionada por láser ablativo estas lesiones térmicas microscópicas se producen en la dermis que estimulan una cascada de cicatrización de heridas que en última instancia conduce a la remodelación del tejido (7). La piel normal puede remodelar estas heridas microscópicas sin dejar cicatrices. Las lesiones macroscópicas por quemaduras térmicas causan las peores cicatrices observadas en la medicina clínica. No se entiende cómo las lesiones térmicas macroscópicas causan cicatrices y las lesiones térmicas microscópicas mejoran las cicatrices. Las mejoras parecen estar en la epidermis y la dermis, con efectos en las estructuras anexiales de la piel. Muchos pacientes reportan una mejoría inmediata en el prurito, el dolor y el aumento del rango de movimiento en cuestión de horas o semanas, incluso después de una sesión de tratamiento. La piel se cura primero con una mejoría de la discromía, seguida a tiempo de mejoras en la textura y la topografía.

DIFERENTES TIPOS DE CICATRICES EN LOS SENOS.

Hipertrófico

Appearance: these scars are usually red, raised over surgical scar area – common after lumpectomy, mastectomy and / or reconstruction. They may fade with time but most will need treatment for optimal results (8).

Atrófico

Aspecto: hundido, a menudo blanco y puede ser causado cuando las cicatrices se separan debido a un una cantidad significativa de tejido fue removida o tal vez hubo una infección después de la cirugía (Figura 1). El tratamiento incluye la revisión quirúrgica, el láser o el parto asistido por láser con un bioestimulador (9).

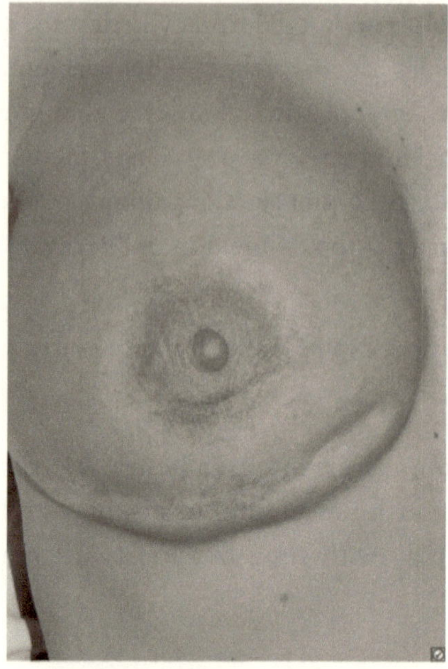

Figura 1a: Mujer hispana de 43 años con piel Fitzpatrick tipo IV con eritematosa, hiperpigmentada, cicatriz atrófica.

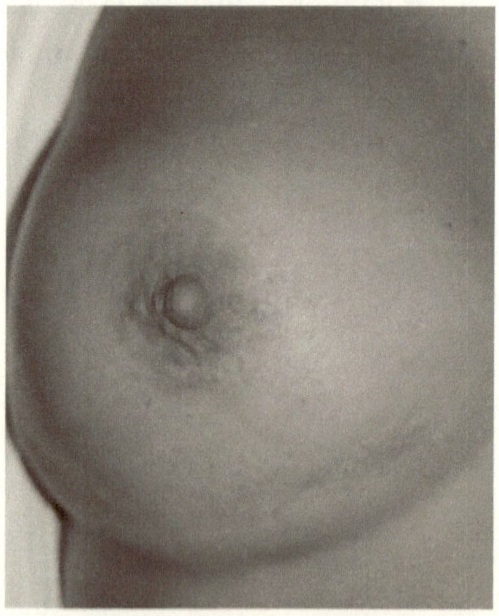

Figura 1b: La misma paciente después de un total de 1 tratamiento inyectable con un bioestimulador.

Queloide

Aspecto: las cicatrices tienden a ser de color rojizo o púrpura, y a menudo muy grandes y pegajosas y han crecido incluso más allá del área de la cirugía (Figura 2). Éstos a menudo son hereditarios y si un paciente tiene un historial personal de queloides, me gusta hacer un plan prequirúrgico para prevenir el queloide y citas regulares de seguimiento en el postoperatorio del cirujano. (10).

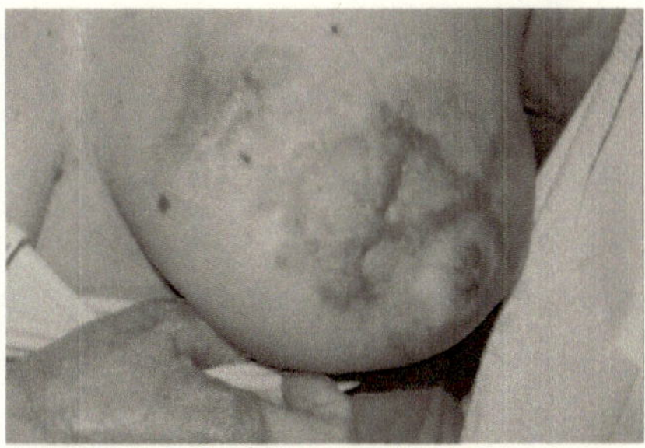

Figura 2a: Mujer caucásica de 48 años con piel Fitzpatrick tipo III con eritematosis, hiperpigmentada, hipertrófica, cicatriz queloide.

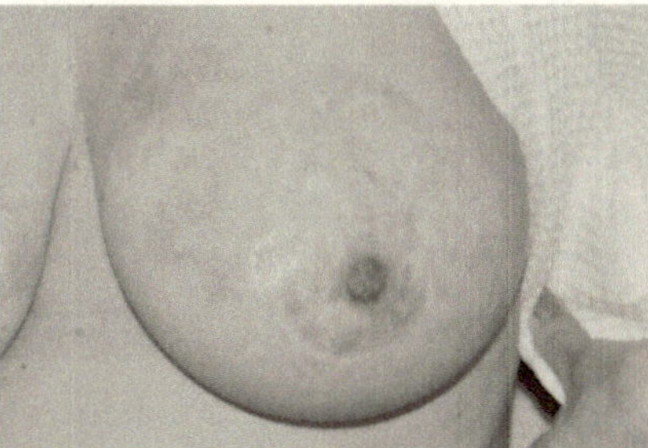

Figura 2b: Mismo paciente después de un total de 7 tratamientos con láser utilizando un enfoque multimodal con láser.

SINERGIA LÁSER Y QUIRÚRGICA PARA EL TRATAMIENTO DE CICATRICES

Si usted desarrolla o ha desarrollado una cicatriz compleja - no se preocupe! El dermatólogo láser y el cirujano pueden trabajar juntos para realizar la revisión de cicatrices. El tratamiento de las cicatrices es un esfuerzo multiespecializado (diferentes médicos de diferentes especialidades) (11). Un enfoque combinado con expertos médicos produce mejoras óptimas en las cicatrices. Si una lesión se cura en presencia de tensión, a menudo se produce hipertrofia. Comprender el papel de la tensión en el desarrollo de una cicatriz es esencial para diseñar una estrategia de tratamiento exitosa. Si hay una hipertrofia o contractura significativa presente en una cicatriz, es necesaria una intervención quirúrgica para aliviar la tensión o hay una alta probabilidad de que la cicatriz se reforme. Después del alivio de la tensión, las cicatrices hipertróficas y contracturales son más elásticas con la nueva remodelación del colágeno y son más susceptibles al tratamiento con láser (12). Sin embargo, si una cicatriz se ha sometido a una terapia inicial con láser fraccional, esto a menudo hace que la intervención quirúrgica sea más fácil de realizar debido a que los haces de colágeno son más delgados.

ENFOQUE PARA EL TRATAMIENTO DE LAS CICATRICES CUTÁNEAS

En la evaluación inicial de la cicatriz, el médico debe determinar qué características posee la cicatriz y luego elegir terapias para tratar estos problemas. Algunos factores por considerar antes de elegir los parámetros del dispositivo láser incluyen el grosor de la cicatriz (las cicatrices más gruesas necesitan mayor profundidad), la edad de la cicatriz (las cicatrices más jóvenes disminuyen la profundidad y la densidad), la ubicación corporal de la cicatriz (fuera de la cara disminuyen la profundidad y la densidad), el tipo de piel del paciente (los tipos de piel más oscura disminuyen la densidad) y condiciones médicas comórbidas (13). Luego, determine si una cicatriz es hipertrófica, queloide, contractura o atrófica. La discromía de una cicatriz debe ser evaluada por eritema, hiperpigmentación e hipopigmentación. A menudo las cicatrices severas tienen múltiples de estas características dentro de la misma cicatriz. Nuestro enfoque es usar primero el láser no ablativo para tratar los componentes vasculares y pigmentados de la cicatriz.

luego usar dispositivos ablativos fraccionarios para ablación de tejido cicatrizal, coagulación de microvasculatura y estimular la posterior neocolagénesis. Los dispositivos ablativos fraccionales son el pilar de la terapia debido a su capacidad para mejorar todo tipo de cicatrices. Pueden repetirse las sesiones de láser hasta que el paciente y/o el médico estén satisfechos. Es nuestra experiencia clínica, así como los artículos publicados, que con cada sesión de láser las cicatrices continúan mejorando con cada sesión de láser (14).

Cicatrices quirúrgicas

Todas las cicatrices quirúrgicas mejoran con el láser ablativo fraccional (Figura 3-5). Primero, se debe evaluar si la cicatriz quirúrgica es elevada (hipertrófica) o deprimida (atrófica). Las cicatrices hipertróficas más gruesas necesitan profundidades de tratamiento más profundas, mientras que las cicatrices más atróficas pueden ser tratadas de manera más superficial. Las cicatrices quirúrgicas tempranas con eritema significativo responden a los láseres vasculares con o sin tratamiento en el mismo día de los láseres fraccionados. En un estudio de 23 mujeres coreanas con cicatrices de tiroidectomía, una sola sesión de 2 pases con un láser de CO_2 fraccionado con una energía de pulso de 50mJ, densidad de 100 puntos/cm2. Tratamientos realizados 2-3 semanas después de la cirugía (15).

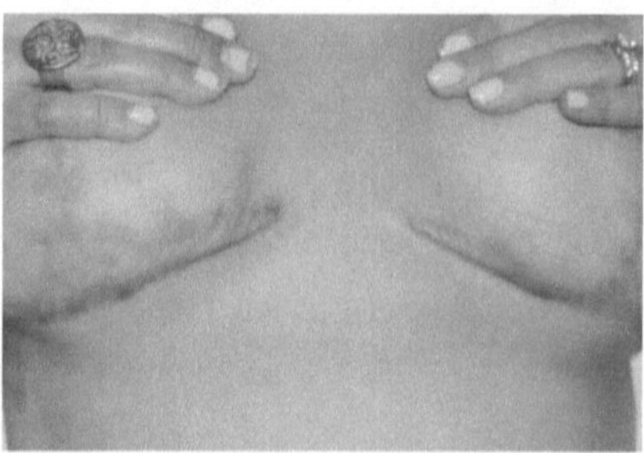

Figura 3a: Mujer hispana de 32 años con piel Fitzpatrick tipo IV con eritematosis, hiperpigmentada, cicatriz quirúrgica hipertrófica.

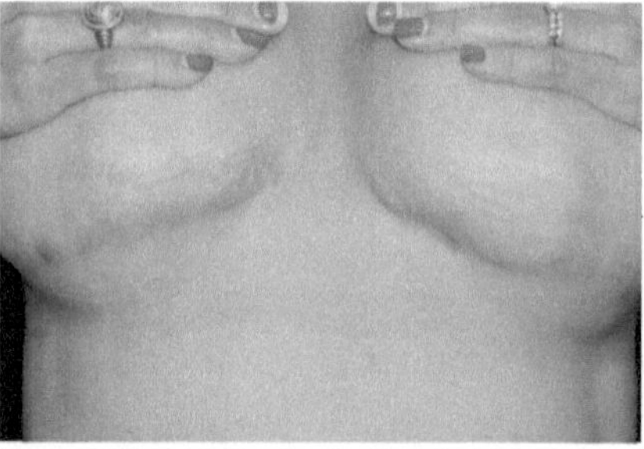

Figura 3b: El mismo paciente después de un total de 5 tratamientos con láser utilizando un enfoque multimodal con láser.

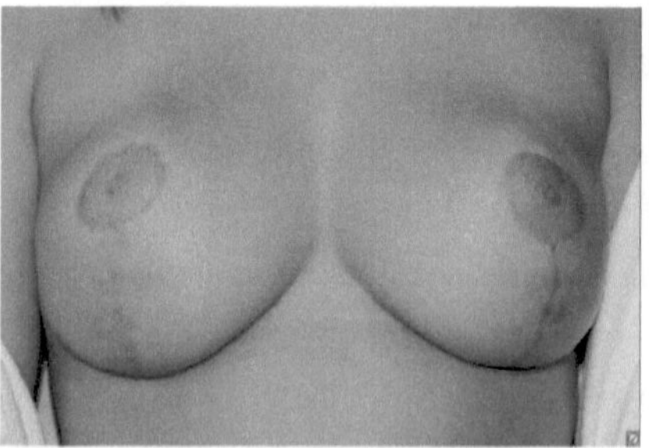

Figura 4a: Mujer hispana de 17 años con piel Fitzpatrick tipo IV con eritematosa, hiperpigmentada. cicatriz quirúrgica hipertrófica.

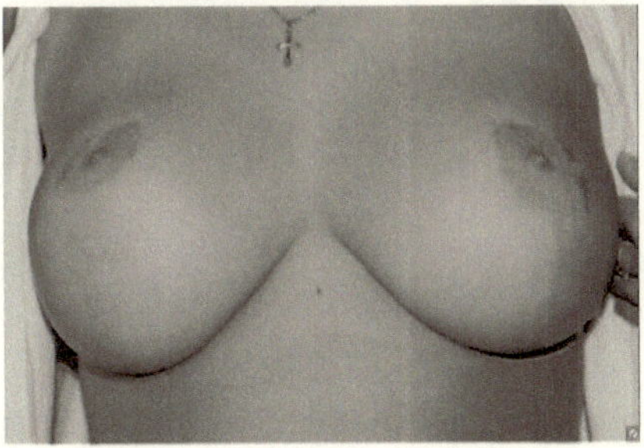

Figura 4b: El mismo paciente después de un total de 5
tratamientos con láser utilizando un enfoque multimodal
con láser.

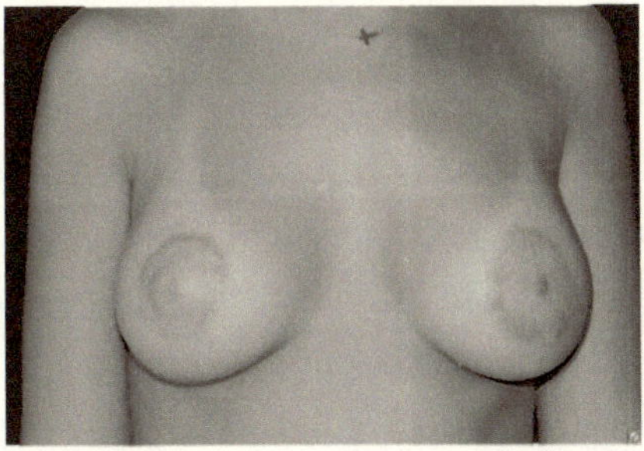

Figura 5a: Mujer hispana de 23 años con piel Fitzpatrick
tipo IV con eritematosis, hiperpigmentada. cicatriz
quirúrgica.

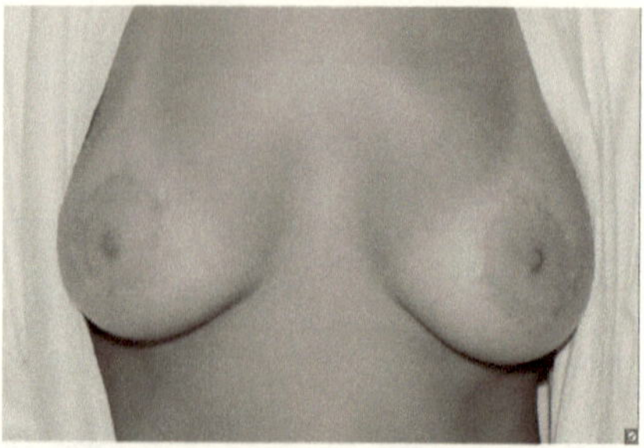

Figura 5b: Mismo paciente después de un total de 9
tratamientos con láser utilizando un enfoque multimodal
con láser.

Técnica de tratamiento con láser fraccional

La mayoría de los tratamientos se llevan a cabo en la clínica
utilizando preparados anestésicos tópicos disponibles en el mercado
bajo oclusión durante una hora o más antes del tratamiento. También
ofrecemos píldoras orales para el dolor y la ansiedad y gas hilarante
para mantener a los pacientes cómodos. ¡Ya has sufrido bastante!

Con la discusión previa en mente, la técnica de tratamiento con
láser fraccional, los parámetros y los tratamientos adyuvantes deben
ser aplicados cuidadosamente para minimizar el grado de daño
térmico acumulativo al tejido. Cada tratamiento es personalizado en
cada sesión de acuerdo a las características individuales de la cicatriz
y los cambios de intervalo. Las energías de pulso seleccionadas son
proporcionales al grosor de la cicatriz estimado por palpación y
profundidad de tratamiento deseada sin extenderse más allá de la
profundidad de la cicatriz.

Se favorece el tratamiento fraccionado de baja densidad para
reducir el riesgo de complicaciones en el tratamiento de las cicatrices.
El área de tratamiento incluye toda la hoja de cicatriz y un borde de
uno a dos milímetros de piel normal. Cualquier parte del cuerpo
puede ser tratada potencialmente con terapia de láser fraccionado.

Cuándo se debe tratar una cicatriz: Atrapa las cicatrices temprano!

Todavía no se ha determinado el momento óptimo para comenzar el tratamiento fraccionado con láser. Como regla general, debe haber una epidermis cicatrizada e intacta antes del tratamiento con láser. Las cicatrices más jóvenes y menos maduras son menos tolerantes al tratamiento agresivo y deben ser tratadas de manera más juiciosa en cuanto a la configuración del láser y los tratamientos combinados que las cicatrices más maduras (años después de la lesión). Las cicatrices maduras, ya sean de un año o de sesenta, responden bien a la terapia con láser. Se recomienda un intervalo mínimo de tratamiento de uno a tres meses entre los tratamientos con láser fraccionado para dar al tejido cicatricial un tiempo de cicatrización comprometido. Incluso después de una sola sesión de tratamiento, el paciente puede seguir mejorando durante muchos meses y hasta un año.

Consideraciones postoperatorias

Inmediatamente después de los tratamientos fraccionarios ablativos, se aplica petrolato o un ungüento a base de petrolato y se continúa varias veces al día hasta que el sitio esté completamente epitelizado, por lo general en tres o cuatro días. Las compresas frías son útiles en las primeras cuarenta horas para disminuir el edema excesivo y para la comodidad del paciente. Los pacientes pueden volver a ducharse y hacer ejercicio al día siguiente y comenzar una limpieza diaria suave con jabón suave de la zona al menos dos veces al día. Las compresas de vinagre diluido pueden iniciarse según las preferencias del cirujano tratante y las del paciente. El vinagre puede ayudar a que el pH de la piel regrese a la normalidad y promover la curación, así como desalentar la colonización bacteriana o micótica durante este período de curación. A los pacientes se les permite reanudar su actividad esencialmente normal después del tratamiento. Se recomienda evitar el sol durante doce semanas después de la terapia con láser. En casos de contractura cicatricial, se recomienda la participación en terapia física y ocupacional para aprovechar al máximo los efectos del láser. No se recomienda la inmersión total, como en una piscina o en el mar, hasta que el área de tratamiento esté completamente epitelizada para evitar infecciones. Al igual que con cualquier procedimiento quirúrgico cutáneo, se debe hacer hincapié en las precauciones básicas de contacto e higiene. Los antibióticos orales y los antivirales se utilizan comúnmente para la profilaxis, comenzando un día antes del tratamiento y continuando hasta una semana después del tratamiento con láser. Los antimicóticos se pueden administrar caso por caso o si el paciente desarrolla dolor localizado o prurito después del tratamiento con láser. Se debe abogar por la protección solar, incluyendo la evitación en el período postratamiento temprano y la aplicación de protección solar blanda una vez que se restaure la integridad epitelial. La protección solar física de zinc o dióxido de titanio es menos irritante para la piel recién tratada con láser. Terapia de compresión durante la curación con láser, ya sea con láminas de gel de silicona, ropa deportiva ajustada o prendas de compresión médica. Recomendamos iniciar la compresión cuarenta y ocho horas después de la terapia con láser.

Complicaciones

En general, los láseres ablativos fraccionarios tienen una tasa de eventos adversos favorable. El tratamiento seguro se basa en evitar las lesiones térmicas excesivas y las buenas prácticas del láser en la clínica. Se recomienda, si es posible, ver a un paciente una semana después de la terapia para asegurarse de que la piel tiene reepitelización y no tiene infecciones. Se aconseja a los pacientes que llamen si experimentan dolor excesivo o prurito.

Administración de medicamentos asistida por láser para maximizar cada tratamiento de cicatrices

La tecnología láser fraccional ha revolucionado la terapia láser de cicatrices (16). Los túneles ablativos fraccionales pueden ser utilizados para sistemas de entrega asistida por láser (LADS) de una variedad de medicamentos, agentes tópicos y otros tejidos vivos. La administración de medicamentos asistida por láser permite una mayor profundidad de penetración de los medicamentos tópicos existentes, una administración transcutánea más eficiente de grandes moléculas de medicamentos e incluso la administración sistémica de medicamentos por vía transcutánea (Figura 5). Estas zonas pueden utilizarse inmediatamente después de la operación para administrar medicamentos y otras sustancias con el fin de crear una respuesta terapéutica mejorada sinérgica.

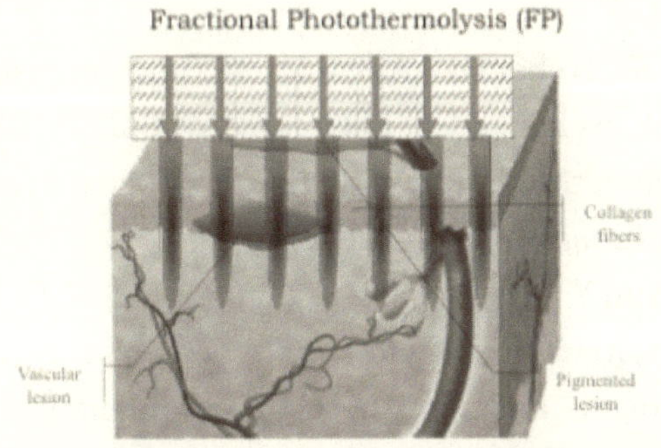

Figura 5: Esta foto muestra los canales creados con un láser ablativo fraccionado para permitir una mayor profundidad de penetración de los medicamentos o cosmecéuticos.

Resumen

Desde su introducción, los láseres fraccionarios han ayudado a muchas sobrevivientes de cáncer de mama con cicatrices. Es muy gratificante ser un médico que es parte de la mejora de una cicatriz en una mujer sobreviviente de cáncer. Los pacientes y sus familias están agradecidos por estos dispositivos médicos. Después de que la cicatriz es tratada y todos están contentos, por lo general referimos a los pacientes a la reconstrucción del pezón, ya sea la construcción o el tatuaje.

Siempre me impresiona el hermoso espíritu, la fuerza de carácter y la claridad de mente que los sobrevivientes de cáncer adquieren con gracia, y la manera en que realmente aprecian la vida. La forma en que las sobrevivientes de cáncer de seno viven sus vidas, aprecian lo que es importante y se movilizan para el éxito frente a la mayor adversidad de la vida, es una increíble fuente diaria de inspiración. El éxito médico de los láseres ha contribuido en gran medida a nuestra capacidad para ayudar a curar a nuestros pacientes.

Referencias

1. Minaev SV, Ivchenko AA, Babich II, Gerasimenko IN, Isaeva AV, Ivchenko GS, Kachanov AV, Bolotov YN. A new approach in the compression therapy of post-operative scars. *Khirurgiia (Mosk).* 2018;(2):79-84.
2. Xiao Y, Sun Y, Zhu B, Wang K, Liang P, Liu W, Fu J, Zheng S, Xiao S, Xia Z. Risk factors for hypertrophic burn scar pain, pruritus, and paresthesia development. *Wound Repair Regen.* 2018 May 2.
3. Waibel J, Wulkan AJ, Shumaker PR. Treatment of hypertrophic scars using laser and laser assisted corticosteroid delivery. *Lasers Surg Med.* 2013 Mar;45(3):135-40.
4. Issler-Fisher AC, Waibel JS, Donelan MD. Laser modulation of hypertrophic scars: technique and practice. *Clin Plast Surg.* 2017 Oct;44(4):757-766.
5. Karmisholt KE, Haerskjold A, Karilsmark T, Waibel J, Paasch U, Haedersdal M. Early intervention to reduce scar

formation – a systemic review. *J Eur Acad Dermatol Venereol.* 2018 Feb 8.

6. Larson BJ, Longaker MT, Lorenz HP. Scarless fetal wound healing: a basic science review. *Plast Reconstr Surg.* 2010 Oct;126(4): 1172-80.

7. Anderson RR, Parrish JA. Selective photothermolysis: precise microsurgery by selective absorption of pulsed radiation. *Science.* 1983 Apr 29;220(4596):524-7.

8. Gold MH, McGuire M, Mustoe TA, Pusic A, Sachdev M, Waibel J, Murcia C; International Advisory Panel on Scar Management. Updated international clinical recommendations on scar management: part 2 – algorithms for scar prevention and treatment. *Dermatol Surg.* 2014 Aug;40(8):825-31.

9. Rkein A, Ozog D, Waibel JS. Treatment of strophic scars with fractionated CO_2 laser facilitating delivery of topically applied poly-L-lactic acid. *Dermatol Surg.* 2014 Jun;40(6):624-31.

10. Zhao YX, Ho CK, Xie Y, Chen YH, Li HZ, Zhang GY, Li QF. Calcimycin suppresses S100A4 expression and inhibits the stimulatory effect of transforming growth factor $\beta 1$ on keloid fibroblasts. *Ann Plast Surg.* 2018 May 24.

11. Grimaldo A, Marziano C, Barone D, Bistolfi F. Multimodal treatment of locally advanced carcinoma of the breast. Experience at the galliera di Genova hospital. *Radiol Med.* 1990 Oct;80(4):514-8.

12. Monstrey S, Middelkoop E, Vranckx JJ, Bassetto F, Ziegler UE, Meaume S, Teot L. Updated scar management practical guidelines: non-invasive and invasive measures. *J Plast Reconstr Aesthet Surg.* 2014 Aug;67(8): 1017-25.

13. Zhou S, Cai J, Niu F, Zong X, Xu J, Du L, Chen G. Comparison of biological characteristics and quantity of epidermal stem cells from hypertrophic scar skin and

normal skin of human beings. *Zhonghua Yi Xue Za Zhi.* 2014 Apr 15;94(14):1097-100.

14. AlGhamdi K, Khurrum H. Successful treatment of atrophic facial leishmaniasis scars by CO2 fractional laser. *J Cutan Med Surg.* 2014 Nov; 18(6):379-84.

15. Jung JY, Jeong JJ, Roh HJ, Cho SH, Chung KY, Lee WJ, Nam KH, Chung WY, Lee JH. Early postoperative treatment of thyroidectomy scars using a fractional carbon dioxide laser. *Dermatol Surg.* 2011 Feb;37(2):217-23.

16. Sklar LR, Burnett CT, Waibel JS, Moy RL, Ozog DM. Laser assisted drug delivery: a review of an evolving technology. *Lasers Surg Med.* 2014 Apr;46(4):249-62.

Jill S. Waibel, M.D. ejerce como dermatóloga certificada y se especializa en dermatología general, cirugía láser cutánea y dermatología estética para adultos y niños. Ella tiene su consultorio privada en Miami,

Florida y Coral Gables, Florida. Actualmente es la Directora Médica y Propietaria del Miami Dermatology and Laser Institute en Miami. La Dra. Waibel es el Jefe de la Subsección de Dermatología del Hospital Baptist (Baptist Hospital).

Además, la Dra. Waibel se desempeña como Profesor Asistente Clínico Voluntario en la Universidad de Miami. Es una líder mundialmente reconocida en cirugía dermatológica con láser y da conferencias en todo el mundo para capacitar a otros médicos. En su consulta tiene más de 65 dispositivos láser y trata una amplia variedad de enfermedades cutáneas. La Dra. Waibel participa activamente en ensayos clínicos de ciencias básicas en la Universidad de Miami y tiene una división de ensayos clínicos en Miami Dermatology and Research.

Una de las principales pasiones de la Dra. Waibel es el tratamiento de cicatrices mediante la aplicación de las últimas tecnologías láser cutáneas actuales. Ha desarrollado con éxito procedimientos y técnicas líderes en la industria con láser, y ha recibido numerosos premios por su trabajo y contribuciones a la medicina, y publicó numerosos artículos de revistas revisadas por pares y varios capítulos de libros de texto.

Fue nombrada "Persona de la Semana" en ABC World News Tonight en 2015 y recientemente recibió una beca de investigación de vanguardia de la Sociedad Americana de Cirugía Dermatológica.

Ha recibido numerosos premios por sus contribuciones a la medicina, incluyendo un premio otorgado por el Cirujano General Koop. El Premio Humanitario 2016 JDD ha sido otorgado a la Dra. Waibel por su innovador trabajo en el uso de láseres para tratar a pacientes con quemaduras traumáticas. La Dra. Waibel también recibió recientemente el premio 2017 ASLMS Leadership, Mentorship & Public Advocacy for Women in Medical Science. La Dra. Waibel da conferencias, colabora y capacita a médicos militares para ayudar a los guerreros heridos. Ella vive en Coral Gables con su esposo y sus cuatro hijos.

Puede ser contactada por el teléfono de su oficina al (305) 279-6060, por teléfono celular al (561) 313-1457, o por correo electrónico a jwaibelmd@miamidermlaser.com

9

TATUAJES EN EL PEZÓN DESPUÉS DE LA MASTECTOMÍA

SUZANNE MOE

Después de la mastectomía y la reconstrucción de la mama, muchas mujeres se quedan sin pezón o areola circundante. Para aquellos que desean completar su reconstrucción restaurando la apariencia natural de su complejo areola-pezón, pero prefieren evitar someterse a cirugías adicionales, existe una opción no invasiva y no quirúrgica. La micropigmentación paramédica, también conocida como tatuaje paramédico, es una forma de arte que ayuda a restaurar y redefinir suavemente los rasgos que han sido comprometidos o perdidos. Es un procedimiento relativamente fácil que consiste en depositar tinta pigmentada justo debajo de la epidermis (la capa más externa de la piel) en la capa dérmica de la piel (la capa de células debajo de la epidermis).

Como artista paramédico de tatuajes, soy capaz de apoyar el trabajo de los cirujanos plásticos reconstructivos replicando el color y la forma natural de un pezón/areola con pigmentos mezclados a medida que se asemejan a los tonos naturales de la piel. Los tatuajes de areola de pezón de aspecto realista se pueden crear en mujeres que se han sometido a una mastectomía bilateral o unilateral, con o sin reconstrucción del pezón. Una nueva areola de pezón puede ser adaptada al seno nativo existente con una mezcla de varios colores y tonos para obtener el pigmento correcto. Si no hay pezón, un pezón puede ser creado artísticamente con técnicas de luz y sombra, para dar la ilusión de profundidad y dimensión. Esto también se conoce como tatuaje de areola de pezón 3d. Estos tatuajes especiales proporcionan el toque final a la reconstrucción del seno y pueden ayudar a las mujeres a sentirse mejor consigo mismas después de un largo viaje. Un efecto secundario común es un sentido renovado de confianza en sí mismo, una mayor sensación de bienestar e incluso un poco de vértigo y alegría.

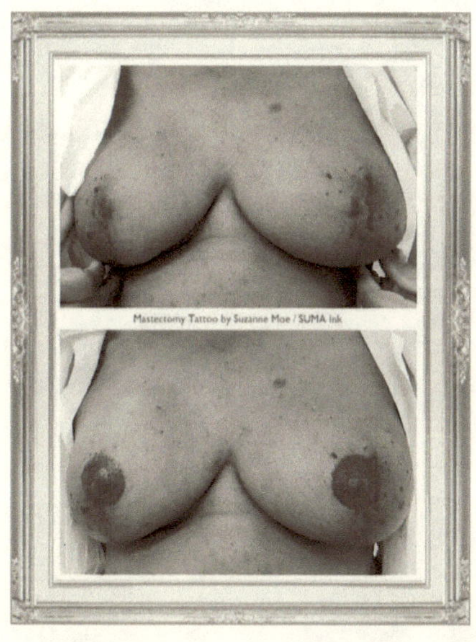

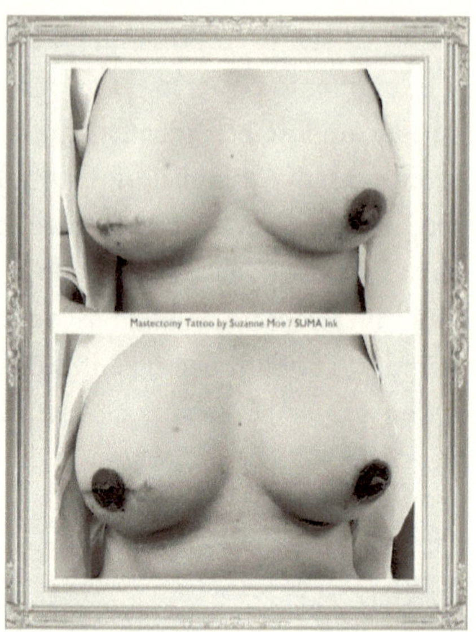
Mastectomy Tattoo by Suzanne Moe / SUMA Ink

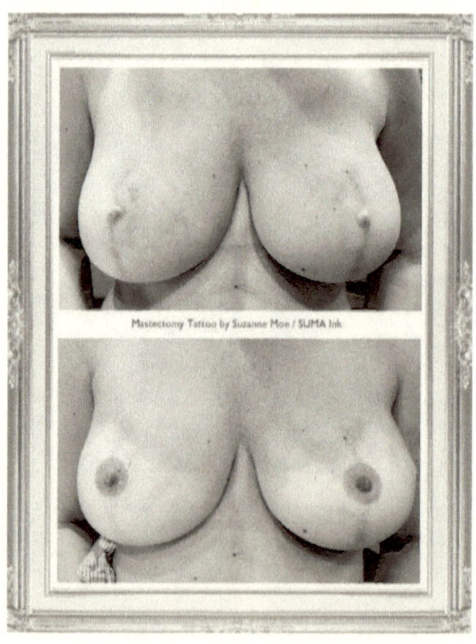
Mastectomy Tattoo by Suzanne Moe / SUMA Ink

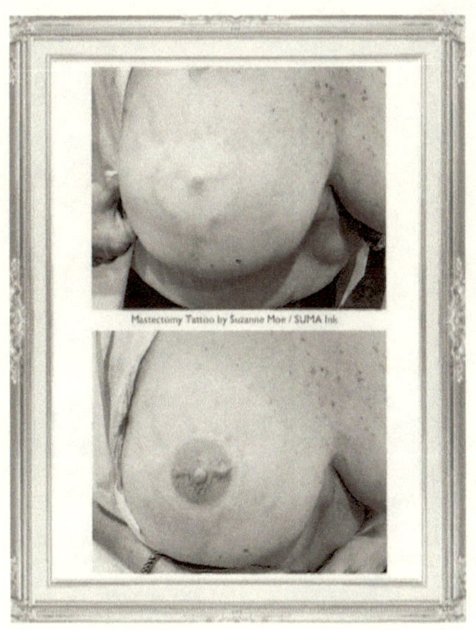
Mastectomy Tattoo by Suzanne Moe / SUMA Ink

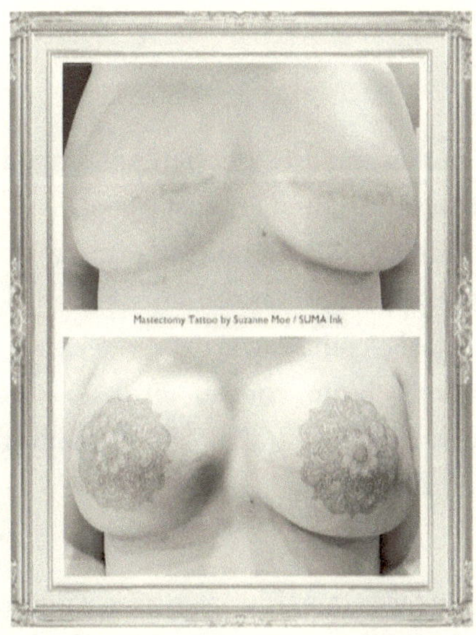
Mastectomy Tattoo by Suzanne Moe / SUMA Ink

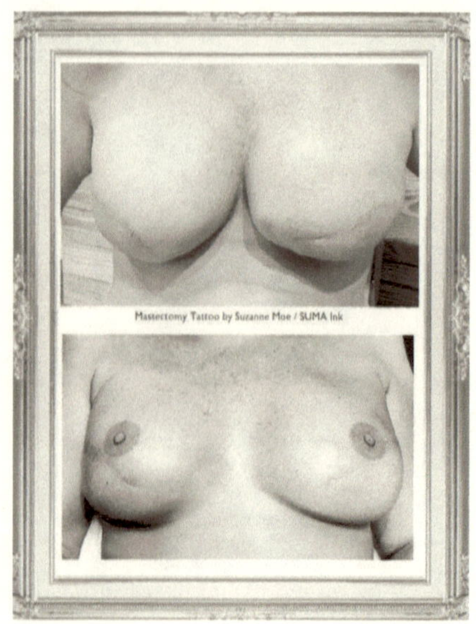

Es importante que las mujeres se sientan empoderadas con una sensación de control sobre cómo les gustaría que se viera su complejo areola-pezón restaurado. Si fuéramos a trabajar juntos, colaboraríamos como un equipo. Podrías ser tanto el lienzo como el director de arte y yo trabajaría como tu artista y técnico. También estaré encantado de trabajar junto con su cirujano reconstructivo para completar respetuosamente su trabajo con el mejor resultado posible para todos los involucrados.

A continuación se presentan algunas de las preguntas más frecuentes:

¿Cómo funciona el proceso en general?

Una consulta sería necesaria antes de recibir su tatuaje. Esto puede tener lugar en persona en el estudio, o puede optar por realizar una consulta Edigital a través de teléfono/internet. Usted recibiría un formulario de historia clínica para llenar e instrucciones para el cuidado de tatuajes para estudiar. Se necesitarían tres fotos: una foto de ambos senos de frente, una de cerca/izquierda, una de cerca/derecha. Después de recibir y revisar su historial médico y fotos, hablaremos sobre su diseño y preferencias de color. Tendrá la oportunidad de hacer cualquier pregunta que pueda tener. Se revisarán sus instrucciones para el cuidado posterior y discutiremos su plan de servicio recomendado.

El día de su servicio, el color, tamaño, forma y ubicación serán confirmados y sus colores de tinta personalizados mezclados. Se dibujará un contorno alrededor del área a tatuar. La música relajante se reproducirá en el fondo a medida que recibas tu tatuaje. Se experimenta muy poca incomodidad durante el procedimiento. Después, su tatuaje aparecerá más brillante y más oscuro que la tinta utilizada. Algo de hinchazón es normal. Su tatuaje será limpiado y cubierto con gasa antiadherente. Está bien usar un sostén, ya que puede ayudar a mantener la gasa en su lugar.

Los siguientes 10-14 días se dedicarán al cuidado posterior. El proceso de cuidado posterior es simple, pero muy importante. Debe mantener el lugar limpio, aplicar un ungüento curativo dos veces al día, y evitar la luz solar directa, nadar y sumergirse en agua durante las primeras dos semanas de recibir su nuevo tatuaje.

Después de 6 semanas, evaluaremos su tatuaje y determinaremos si necesita color adicional o no. Es mucho más fácil tatuar pigmentos más oscuros en un lienzo más claro que al revés, así que elijo tatuar de forma conservadora, en el lado más claro.

Si se desea una segunda sesión, que puede ser programada para 8-10 semanas después de su primera sesión de tatuaje.

¿Te duele?

La mama reconstruida después de la mastectomía no tiene la misma sensación que antes de la cirugía, por lo que tatuar el área no suele ser doloroso. Sin embargo, las tolerancias al dolor difieren, dependiendo de la persona y del tipo de reconstrucción mamaria. Se puede utilizar una crema anestésica de grado médico para asegurar su comodidad, si es necesario. El tatuaje puede parecerse un poco a una quemadura solar menor durante unos días.

¿Cuánto tiempo después de mi cirugía reconstructiva debo esperar antes de que pueda hacerme tatuajes en la areola del pezón?

Es importante dar a su cuerpo suficiente tiempo para que las suturas se disuelvan completamente, las cicatrices maduren y para que el seno reconstruido se asiente antes de recibir un tatuaje. El tatuaje debe ser el paso final de su viaje de reconstrucción mamaria, el toque final. Dicho esto, es ideal esperar al menos 6 meses después de la cirugía reconstructiva (especialmente si hay compromiso directo de la cicatriz) con un mínimo absoluto de 4 meses.

¿Cuánto tiempo dura una sesión de tatuaje promedio?

La duración promedio de una sesión de tatuaje de areola de pezón en 3d (bilateral) es de 2-1/2 a 3 horas. Este tiempo incluye el papeleo, la consulta, el tiempo de adormecimiento si es necesario, el tatuaje real y los descansos, si se desea. El tiempo exacto, por supuesto, varía con cada individuo.

¿Cómo es el período de curación?

Usted debe poder regresar al trabajo o a sus otras actividades diarias inmediatamente después del procedimiento sin ninguna vergüenza o incomodidad. El ejercicio moderado y consciente está bien. Su tatuaje estará un poco húmedo durante los primeros días, ya que la tinta, el plasma y el líquido linfático se excretan a través de la epidermis mientras cicatriza.

Usted mantendrá su tatuaje limpio lavándolo por lo menos una vez al día con un jabón antibacteriano sin aroma y aplicando una fina capa de ungüento curativo durante 10-14 días. Durante este período, notará que el color se suaviza en su piel y se ve más y más natural. En aproximadamente 3-7 días después de su servicio de tatuaje, la capa superior de la piel comenzará a exfoliar (como un reptil que pierde su piel) y una nueva capa de piel se regenerará. Las células dentro de esta nueva capa de piel estarán vacías de pigmento, por lo que su tatuaje aparecerá más claro y más translúcido a medida que cicatrice. Este proceso dura aproximadamente una semana y puede causar un poco de picor. Absténgase de rascarse o rascarse el sitio del tatuaje durante este tiempo para asegurar una retención adecuada del pigmento y una cicatrización óptima.

¿Es seguro el tatuaje de la areola del pezón?

Utilizo un sistema 100% desechable de un solo uso para cada procedimiento y mis métodos de tatuaje son controlados, suaves y seguros. Se siguen estrictas normas de esterilización e higiene de acuerdo con los requisitos de OSHA. Sin embargo, como con cualquier procedimiento, es importante tomar una decisión informada que sea la mejor para usted. Haga su investigación: asegúrese de que su tatuador paramédico tenga buena reputación, tenga licencia estatal y trabaje en una instalación regulada por el departamento de salud.

El tatuaje es un procedimiento no invasivo y generalmente carece de efectos adversos significativos. Sin embargo, causa microtraumatismo en la dermis. Puede tomar más tiempo para que los tatuajes sanen en la piel tratada después de la radiación, y para aquellos con trastornos autoinmunes o para aquellos que toman medicamentos inmunosupresores. Los diabéticos también pueden tardar más tiempo en sanar. Si usted es altamente sensible o propenso a reacciones alérgicas, se puede tatuar y monitorear un pequeño punto de prueba para evaluar la respuesta de su cuerpo. También puede solicitar ver MSDS (hojas de datos de seguridad de materiales) para las tintas utilizadas por su tatuador paramédico. En raras ocasiones, las personas con tatuajes y/o maquillaje permanente han experimentado hinchazón temporal o ardor en sus tatuajes cuando se sometieron a una resonancia magnética (RM). Si tiene programada una resonancia magnética, informe a su médico y al técnico de resonancia magnética sobre sus tatuajes (incluido el maquillaje permanente) para que puedan garantizar un procedimiento de diagnóstico por imágenes seguro.

¿Cuántas aplicaciones se necesitan?

Muchas mujeres están completamente satisfechas con una sola sesión, sin embargo, una segunda sesión me permite añadir algunos detalles de acabado que pueden mejorar el realismo de su retrato de areola de pezón.

La segunda sesión está programada de 8 a 10 semanas después de su sesión inicial.

¿Cuánto tiempo duran los tatuajes paramédicos?

Los tatuajes son permanentes, ya que siempre tendrás una marca permanente en la piel. Sin embargo, cada año se producirá un ablandamiento gradual del color. Muchas mujeres sienten que esto es ventajoso, ya que les gusta que el color se suavice y aclare con el tiempo. Sin embargo, si se prefiere un color más fuerte, los servicios de realce de color son siempre una opción. Los factores que hacen que los tatuajes paramédicos se desvanezcan son: la química individual del cuerpo, el rejuvenecimiento de la renovación celular y la exposición a la luz solar.

¿El seguro cubrirá mis tatuajes de areola de pezón después de la mastectomía?

La Ley de Derechos de Salud y Cáncer de la Mujer de 1998 requiere que el seguro cubra la reconstrucción después de la mastectomía, ¡incluyendo el tatuaje de areola y pezón! El seguro a menudo le reembolsará sus costos, así que por favor contacte a su compañía de seguros para discutir esto antes de programar su cita.

Si el servicio de tatuaje se realiza en un centro médico participante y se factura a través de su oficina, el servicio de tatuaje paramédico debe ser cubierto directamente por el seguro. Si el servicio de tatuaje se realiza en un estudio independiente, fuera de un centro médico, y se le entregará una factura detallada para que la presente a su compañía de seguros para su reembolso.

Afortunadamente, el tatuaje paramédico se está convirtiendo en una parte integral del género de la estética médica. Los tatuajes en la areola del pezón después de la mastectomía devuelven algo de lo que el cáncer se llevó y ayudan a levantar el espíritu. Esta sanación holística es más que profunda.

Afirmaciones

"Después de mi diagnóstico de cáncer de mama, una doble mastectomía me dejó luchando por adaptarme a mi nueva normalidad. Quería más que nada superar esos momentos dolorosos y encontrar aceptación con mi nuevo cuerpo.... Con mis nuevos tatuajes me encontré sonriendo en el espejo. ¡¡¡Sonriendo!!! Ya no vi un cuerpo que parecía extraño y con cicatrices, sino que vi algo hermoso reflejado en el espejo...."

— Samantha

"Después de haber tenido una doble mastectomía con reconstrucción el año pasado, no quería una tercera cirugía en la reconstrucción del pezón.... Mi esposo observó todo el procedimiento de tatuaje y ahora está fascinado por el arte del tatuaje. Me siento completa de nuevo por primera vez desde mi cirugía y se ven tan reales....soy una fan de los tatuajes 3D para siempre..."

— Minerva

" ¡Me encantan mis nuevas ta-tas tatuadas! Estoy tan feliz de mirar mi pecho y ver una hermosa obra de arte, en lugar de feas cicatrices.... "

— Evie

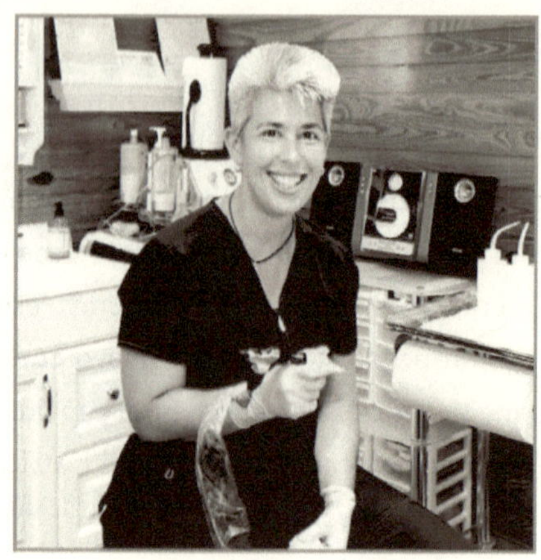

Suzanne Moe nació en Washington, DC, y es su familia presta servicios en el Servicio Exterior. Estuvo expuesta a diferentes culturas y visiones del mundo desde muy joven. Suzanne vivió en la India, África y Europa y regresó a los Estados Unidos para obtener su título en Bellas Artes en la Universidad de Mary Washington en Fredericksburg, Virginia. Después de graduarse con honores, Suzanne abrió una empresa de diseño que más tarde se expandió para incluir el arte del tatuaje. Como artista profesional licenciada en tatuajes desde 1997, el enfoque actual de Suzanne es ofrecer a sus clientes los servicios de curación, transformación y empoderamiento del tatuaje paramédico con amabilidad y cuidado. Ella se especializa en tatuajes de pezón/areola en 3d para sobrevivientes de cáncer de seno que se han sometido a una mastectomía y están buscando una realización realista o artística para su reconstrucción.

Suzanne se mudó a Florida en 2012 y trabaja con cita previa desde su estudio e instalaciones médicas en el sur de Florida.

www.sumaink.com

10

LINFEDEMA Y NEUROPATÍA

ALEJANDRO BADIA, M.D.

Problemas de las manos y las extremidades superiores relacionados con el cáncer de mama

La mano humana es un órgano de función maravillosamente complejo. Es vital para el trabajo, el juego y la vida diaria. El hombro y el codo son críticos para colocar la mano en el espacio, vitales tanto para ganarse la vida como para abrazar a un ser querido.

Mientras que varios trastornos de la mano son primarios, muchas disfunciones pueden deberse a un problema no relacionado, como el cáncer de mama y su tratamiento posterior. Este capítulo estará dedicado a la comprensión de algunos de los problemas comúnmente relacionados con la mano y las extremidades superiores en relación con el cáncer de mama, así como a la profundización de ciertos mitos y conceptos erróneos preocupantes. Un estudio australiano mostró que más del 80% de las mujeres sufrían de un trastorno de la mano y de las extremidades superiores después del tratamiento del cáncer de mama.

Es importante ver la mano como una confluencia de muchos

órganos y sistemas mecánicos que se unen para proporcionar una función vital a su dueño. El sistema esquelético es necesario para el soporte y la estructura con el carpo (muñeca), con diferencia la articulación más compleja del cuerpo, compuesta por 15 huesos y ligamentos, impulsada por unidades de tendones musculares desde el antebrazo y dentro de la propia mano (músculos intrínsecos). El sistema vascular de las arterias y venas trae nutrientes a la extremidad y esencialmente la mantiene viva~. El sistema nervioso periférico proporciona esa sensación táctil crítica que todos apreciamos, así como el control de la función motora fina. El sistema linfático drena los tejidos blandos del exceso de líquido y toxinas, lo que es crítico, como lo atestigua la complicación más común del tratamiento del cáncer de mama. Todos están envueltos en el sistema integumentario (piel) que es visible exteriormente para los que nos rodean. Todos los sistemas pueden participar como se discutirá más adelante.

Una revisión de los trastornos comunes de las extremidades superiores estaría incompleta sin disipar algunos mitos comunes también. Tal vez porque la mano es tan vital para el alma, una plétora de conceptos erróneos abundan, y es importante disiparlos. La lucha contra el cáncer de mama y el viaje del tratamiento es lo suficientemente difícil; no hay necesidad de cargar a la paciente con más desafíos.

La temida complicación de la linfedema es notoriamente malinterpretada, naturalmente para el paciente afectado, pero incluso para la propia comunidad médica. Aunque de 1/3 a ~ de todas las pacientes que se someten a la disección de ganglios linfáticos como parte de un examen o tratamiento para el cáncer de mama pueden desarrollar este problema, es imposible predecir quién e incluso cuándo.

Algunos casos pueden desarrollarse décadas después de la cirugía, a menudo instigados por un trauma mínimo, aunque la mayoría de las veces se desarrolla de manera tardía, generalmente de 1 a 5 años después del procedimiento.

El sistema linfático, como se mencionó anteriormente, tiene la tarea de transportar el líquido intersticial rico en proteínas de vuelta al sistema circulatorio a través de una serie de vasos y ganglios linfáticos. Estos últimos filtran este fluido, atrapando bacterias, células cancerosas y virus, de ahí el término ~glándulas inflamadas que generalmente indica que el cuerpo está luchando contra algún invasor no deseado. La linfedema ocurre cuando el líquido linfático se acumula naturalmente, llevando a que los tejidos blandos se hinchen, a menudo acompañados de dolor, entumecimiento y una sensación de opresión. Esto puede ocurrir en la mano, en toda la extremidad superior, o incluso en el pecho y el abdomen, dependiendo de la cirugía realizada y los tratamientos auxiliares. Este líquido se acumula en los espacios entre la piel, la grasa, los músculos, los vasos y los nervios, lo que conduce a los problemas clínicos que se presentan con tanta frecuencia.

Los signos clínicos de la linfedema incluyen:

- Una sensación de pesadez y entumecimiento en el brazo
- Hinchazón y dolor difuso
- Tirantez de la piel
- La ropa, los anillos, el reloj y las joyas se sienten apretados
- Disminución del movimiento de las articulaciones de la mano, el codo y el hombro
- Enrojecimiento, calor, fiebre y exquisita sensibilidad, que pueden ser signos de infección.

El diagnóstico definitivo de linfedema es difícil, pero generalmente se utilizan tres medidas físicas:

1. Medidas circunferenciales en varios puntos de referencia anatómicos a lo largo de la extremidad

2. Mediciones volumétricas donde la extremidad está
   sumergida en líquido
3. Tonometría de tejidos blandos donde se puede cuantificar
   la compresión del tejido.

establecer el diagnóstico. En última instancia, el diagnóstico tiende a ser clínico y quizás la definición más común de una diferencia de 2 centímetros en la circunferencia del brazo es tan útil como cualquier otro método de evaluación.

El reto con los médicos ha sido reconocer quién está en riesgo y, por supuesto, cómo prevenirlo o minimizarlo. Los factores de riesgo son, obviamente, la extirpación extensa de los ganglios linfáticos, pero también la radioterapia, el tratamiento complementario con esteroides y la obesidad.

Sin embargo, existen tratamientos tempranos que pueden evitar o al menos mitigar la posibilidad de desarrollar esta afección. Algunas de estas recomendaciones son quizás más vistas como una "creencia popular" y serán discutidas en breve en un contexto más científico.

- Tome medidas para minimizar la hinchazón posquirúrgica, incluyendo la elevación estricta de las manos, realizar ejercicios prescritos e incorporar el uso del brazo en las ADL (actividades de la vida diaria) tan pronto como sea posible.
- Evite las infecciones y quemaduras hidratando la piel, minimizando los pinchazos de aguja en que y mantener la mano limpia. Use cremas antibacterianas en cualquier área de riesgo, como por ejemplo, un padrastro, picaduras de insectos o rasguños leves.
- Proteja la extremidad incluso de traumas menores con medidas tales como usar un dedal de costura, ponerse guantes de cocina y guantes protectores para las tareas de jardinería y usar una afeitadora eléctrica, no una navaja de afeitar.
- El frío es preferible al calor. Bañarse o lavar los platos con agua caliente, usar una almohadilla térmica y realizar un masaje de tejido profundo son señales para que el cuerpo suministre líquido adicional al área comprometida, empeorando la afección o tal vez desencadenándola.
- Evite la presión o el apretón de la extremidad usando ropa suelta, evitando cargar bolsas u objetos pesados en los hombros, y tomar lecturas de la presión sanguínea de brazo opuesto. Esto contrasta con las fundas compresivas especialmente diseñadas para empujar la linfa de vuelta al núcleo. Sus médicos pueden remitirlo a un especialista en linfedema específico para ésta y otras modalidades de tratamiento.
- Las medidas de sentido común de abstenerse de fumar, evitar el alcohol, controlar el azúcar en la sangre y mantener el peso corporal bajo control son vitales.

Claramente, tomar medidas para evitar la linfedema o para minimizar su agravación es crítico, pero una vez que se establece, el paciente afectado necesitará unas pautas bien definidas sobre el tratamiento real de la linfedema. Es importante entender que una "cura completa" es improbable debido a la patología anatómica subyacente, pero llevar la enfermedad a un punto manejable es un objetivo que vale la pena alcanzar.

- Se mencionaron los ejercicios que estimulan el drenaje linfático cuando discutimos los métodos para prevenir el desarrollo. Sin embargo, una vez establecidos, cualquier ejercicio ligero que cause contracción de los músculos de la extremidad es útil y puede ser enseñado por un especialista certificado en linfedema. El envoltorio de vendas compresivas también será un pilar del tratamiento. Esto será enseñado también por el especialista en linfedema y puede incluir el uso de un dispositivo de compresión neumática que inflará intermitentemente una manga especialmente ajustada a través de una bomba, como Flexitouch® y otros, permitiendo un tratamiento pasivo que se puede realizar en casa solo.
- A menudo se utilizan técnicas especiales de masaje conocidas como drenaje linfático manual y debe ser realizado por un terapeuta de linfedema especialmente entrenado en esta técnica. Estos terapeutas a menudo pueden ayudarle a obtener una compresión personalizada y le instruirá para que se ponga y se quite el dispositivo para que sea más efectivo.
- Un enfoque combinado de terapia manual con prendas de compresión específicas se conoce como Complex Decongestive Therapy (CDT) y es un programa intenso para casos más resistentes en los que el paciente necesitará calificar como candidato. Esto es administrado por terapeutas con una certificación aún más rigurosa,

como puede ser obtenido por la Escuela Norton de Terapia Linfática (Norton School of Lymphatic Therapy) y otras organizaciones.

- Los tratamientos médicos como los diuréticos no son efectivos en los tipos de edemas con alto contenido proteico como la linfedema. Pueden movilizar temporalmente el agua, pero se produce una rápida reacumulación debido al aumento de proteínas en el espacio intersticial (entre células). Las benzopironas son una clase de medicamentos que estimulan la actividad de los macrófagos, eliminando literalmente el exceso de proteínas que pueden disminuir el líquido del edema. Sin embargo, estos efectos son modestos, inconsistentes en el mejor de los casos, y se han reportado efectos secundarios significativos como toxicidad hepática e incluso la muerte.

- Los tratamientos quirúrgicos se mencionan por completo, pero ninguno de ellos ha sido clínicamente exitoso por completo. Se dividen en dos categorías principales: Fisiológico y reductor. El primero es un enfoque que trata de restaurar el flujo linfático, ya sea trayendo tejido con mecánica linfática normal, o mediante dirigiendo la reimplantación microquirúrgica de los canales linfáticos al sistema venoso. Ninguno de los dos ha tenido éxito, excepto en casos anecdóticos. Los procedimientos reductores tienen como objetivo simplemente reducir la circunferencia de la extremidad a un tamaño más funcional. Esto a menudo implica la extracción de tejido y la reconstrucción con injertos de piel o colgajos o incluso el uso de liposucción. Aunque pueden reducir el tamaño de las extremidades, ninguna ha podido corregir el problema fisiológico subyacente.

Dadas las limitaciones en el tratamiento definitivo, y siendo incapaz de prevenir completamente la condición, es quizás más importante disipar los mitos y enfocarse en lo que parece funcionar, evitando un enfoque nihilista.

Evitar los pinchazos de aguja parece ser la recomendación más incomprendida. Este concepto se origina a partir del principio erróneo de que la infección era la causa subyacente de la hinchazón del brazo después de la cirugía de cáncer de mama, tal como lo propugnó el famoso cirujano general, Halstead, a principios de la década de 1920. De hecho, sólo hay un estudio que apoya una posible relación entre los pinchazos de aguja y la infección y aparentemente se ha convertido en la génesis de la amplia recomendación con respecto a la venopunción y a las pacientes con cáncer de mama después de la disección de los ganglios axilares. Una multitud de estudios han demostrado que los procedimientos intravenosos han planteado muy poco riesgo de complicaciones, incluido la linfedema, en el brazo después de haberse sometido a una cirugía previa, incluida la escisión de ganglios linfáticos.

La recomendación general de evitar la presión sobre la extremidad afectada, como el control de la presión arterial o la ropa ajustada, también tiene poco apoyo científico. Además, varios estudios en los que participaron cirujanos de la mano no mostraron un aumento de las complicaciones mediante el uso de un torniquete neumático en la extremidad para la cirugía electiva de miembros superiores. Un estudio de nivel 4 no demostró ningún caso nuevo de linfedema o empeoramiento a largo plazo de los síntomas en la cirugía electiva de la mano después de un historial de disección de ganglios linfáticos axilares por cáncer de mama. Anecdóticamente, personalmente no puedo recordar un solo episodio de agravamiento de la afección después de haber realizado una variedad de cirugías de miembros superiores en estos pacientes, incluso incluyendo fracturas del radio distal que requirieron la fijación de la placa. Las liberaciones del túnel carpiano son muy comunes, debido a la naturaleza ubicua del problema, y han tenido resultados igualmente exitosos en esta población de pacientes. De hecho, la afección puede ser más común en estos pacientes por una variedad de razones y merece la misma intervención de tratamiento exitosa. Dado que el uso de torniquetes generalmente está implicado, esto respalda el concepto de que el uso de torniquetes externos

La compresión no es un factor de riesgo significativo en el desarrollo de la linfedema. Además, dado que la cirugía de la mano implica hacer incisiones con las necesidades subsiguientes de cicatrización de la herida, la violación de la integridad de la piel y de los tejidos blandos tampoco parece estar asociada con el riesgo de linfedema o su agravamiento a largo plazo.

La práctica de elevar la extremidad a largo plazo y evitar los viajes aéreos también carece de pruebas objetivas. El uso de un dispositivo de compresión durante un viaje aéreo prolongado tiene sentido, pero el hecho de volar probablemente cause poca adversidad.

El efecto del calor sobre la linfedema se ha considerado generalmente perjudicial, pero incluso hay algunos estudios que paradójicamente muestran un efecto positivo. Lo mismo ocurre con las quemaduras solares superficiales, ya que los pacientes a menudo evitan la exposición al sol en un grado exagerado debido a esta preocupación infundada.

También se ha recomendado evitar el ejercicio, ya que el aumento del flujo sanguíneo teóricamente podría conducir a un aumento de la producción de líquido linfático. Múltiples estudios ahora, afortunadamente, han refutado este concepto e incluso han demostrado que el grupo de ejercicio, comparado con el de control, demuestra una menor incidencia de exacerbaciones de la linfedema y una disminución de los síntomas también.

Está claro, sin embargo, que la obesidad ES un factor de riesgo significativo para el desarrollo de linfedema en el paciente con disección ganglionar post-axilar. El mecanismo celular para esto es en gran medida desconocido, pero parece estar relacionado con el hecho de que una extremidad más pesada actuará como reservorio de líquido linfático. Con una comprensión clara y un paciente motivado, evitar y tratar la obesidad parece ser un factor de riesgo muy manejable en el desarrollo de esta complicación difícil.

La rigidez de hombro y brazo es un efecto secundario relativamente común del tratamiento del cáncer de mama ipsilateral (del mismo lado). La causa puede ser multifactorial y la intervención temprana con terapia física/ocupacional es crítica. Mientras que la contractura de la cicatriz, las adherencias y el dolor son la causa obvia de la rigidez posterior al tratamiento, una causa menos entendida es la capsulitis adhesiva idiopática del hombro. Esta es una condición mal entendida que ya se ve mucho más comúnmente en la mujer, tal vez relacionada con causas hormonales/metabólicas, pero que puede ser provocada por intervenciones cerca de la cintura escapular como la disección de los ganglios axilares, la mastectomía radical o incluso la tumorectomía simple. Evitar la fisioterapia temprana es clave, pero el "hombro congelado" necesita un enfoque más enfocado que a menudo incluye la inyección articular de corticosteroides e incluso artroscópica.

liberación capsular. Esto último puede evitarse a menudo con un enfoque agresivo, sin embargo, este enfoque simple, ambulatorio y mínimamente invasivo no debe retrasarse en el progreso del paciente, ya que generalmente conduce a una resolución casi completa.

Los trastornos nerviosos relacionados con el tratamiento del cáncer de mama también son relativamente comunes y pueden ser algunos de los síntomas más graves, así como difíciles de diagnosticar con claridad. La evaluación temprana por parte de un cirujano de la mano y del nervio periférico es crítica, a menudo en conjunto con un electrofisiólogo especializado en evaluaciones de conducción nerviosa.

Los síntomas nerviosos pueden aparecer inmediatamente después de la cirugía o en meses después de ciertos tratamientos como la radiación axilar. La clave es el reconocimiento e intervención tempranos, aunque algunos trastornos desafortunadamente tienen poco remedio y la asesoría al paciente es primordial.

La neuropatía periférica inducida por la quimioterapia es una complicación preocupante de muchos cánceres debido a los efectos neurotóxicos de muchos regímenes de tratamiento. Esto ocurre típicamente con medicamentos dentro de los grupos de taxanos, alcaloides de vinca y platino. El cisplatino análogo de platino tiene un efecto neurotóxico notoriamente alto y el riesgo de neuropatía es mayor en pacientes con tratamiento previo o neuropatías subyacentes o radiculopatía (compresión de la raíz nerviosa). La mayoría de estas neuropatías son sensoriales, por lo que los síntomas son preocupantes (entumecimiento, hormigueo), pero la debilidad muscular rara vez se asocia. El tratamiento implica educación, terapia y ciertos medicamentos que median los efectos del agente, incluyendo anticonvulsivos y antidepresivos.

Como se mencionó anteriormente, la radiculopatía cervical (pinzamiento del nervio en el cuello) puede empeorar en el establecimiento de regímenes de quimioterapia o en pacientes después de una cirugía de mama y/o tratamiento de radiación. La fisioterapia, los AINE (antiinflamatorios no esteroides) y los esteroides orales/inyectados pueden tener un efecto beneficioso importante. Los síntomas persistentes son muy susceptibles al tratamiento quirúrgico si se puede diagnosticar claramente una compresión focal de la raíz del nervio, generalmente debido a cambios degenerativos, ruptura de disco u ocasionalmente crecimiento de tumor en casos extremos.

El dolor en la parte superior del brazo o la axila puede deberse a un síndrome de dolor posterior a la mastectomía, generalmente por cicatrización o daño de los nervios en el área de la cirugía de mama o axila, más comúnmente el nervio intercostobral. Esto debe diferenciarse del Síndrome de Mama Fantasma (PBS) donde las pacientes pueden tener dolor percibido en el área de la mama o en el brazo, aunque la mama haya sido extirpada. Las estrategias de tratamiento incluyen modalidades de fisioterapia centradas en la desensibilización de la piel y la promoción de la curación de los nervios.

La plexopatía braquial puede llevar a una disfunción difusa tanto en la parte superior sensorial como en la motora.

función El plexo braquial es una confluencia de nervios que están comprometidos de las raíces nerviosas cervicales que se unen para luego crear una multitud de nervios, incluyendo los 3 nervios principales del miembro superior, radial, cubital y mediano. El plexo puede quedar cicatrizado o lesionado por la radioterapia, la infiltración del crecimiento tumoral o incluso la neurotoxicidad de los agentes quimioterapéuticos, como se mencionó anteriormente.

La probabilidad de plexopatía braquial inducida por radiación está relacionada con la dosis por fracción y luego con la dosis total recibida y está fuera del alcance de este capítulo. Las grandes mejoras en esta modalidad de tratamiento han llevado a una disminución de la incidencia, pero los casos más graves necesitarán medicación para "controlar" el dolor, así como fisioterapia específica. La cirugía para el plexo braquial es un reto, al igual que en las etiologías obstétrica y postraumática, por lo que las plexopatías inducidas por la radiación que progresan son a menudo intratables. Afortunadamente, muchos de ellos se resuelven espontáneamente y los pacientes serán seguidos de cerca.

La última categoría de trastornos relacionados con los nervios se conoce como neuropatías por compresión. Uno de ellos, el síndrome del túnel carpiano, es quizás la enfermedad más conocida pero más comúnmente mal entendida que afecta a la mano y a la extremidad superior. Algunos estudios han demostrado que casi el 10% de las mujeres pueden sufrir de este trastorno común de compresión del nervio mediano, y debido a que el cáncer de mama es generalmente una afección femenina, se han supuesto algunas relaciones. No hay duda de que muchos trastornos de las extremidades superiores pueden iniciar o hacer que el síndrome del túnel carpiano progrese y se vuelva sintomático hasta el punto de que el tratamiento quirúrgico es necesario. Afortunadamente, la descompresión del nervio mediano en la muñeca es quizás el procedimiento más exitoso y reproducible que cualquier cirujano de la mano realiza de manera rutinaria.

El nervio mediano, junto con 9 tendones flexores, se encuentra dentro de un túnel de 2 centímetros de largo que está ligado por pequeños huesos carpianos (muñeca) y el techo es un ligamento grueso llamado ligamento carpiano transverso o retináculo flexor. La compresión del nervio generalmente ocurre debido al engrosamiento de los tendones flexores que los acompañan o de sus vainas circundantes (flexor tenosinovio). Por lo tanto, cualquier alteración metabólica u hormonal que pueda afectar a la matriz de la vaina puede conducir a una compresión nerviosa secundaria. Esto se puede observar en afecciones como la diabetes, la gota, el hipotiroidismo o incluso en el tercer trimestre del embarazo. Las alteraciones de los equilibrios de estrógeno son obviamente parte de la menopausia; por lo tanto, muchas mujeres comenzarán a sufrir de síntomas de CTS en sus 4ª y 5ª décadas. Por lo tanto, el CTS puede ser simplemente un problema subyacente y no estar relacionado en absoluto con el desarrollo del cáncer de mama o incluso su miríada de tratamientos.

El síndrome del túnel cubital, la compresión del nervio cubital en el codo, es también una afección relativamente común.

condición común de la extremidad superior. Aquí es donde el nervio cubital (hueso de la alegría) en el codo se comprime o irrita. Por lo tanto, es lógico que cualquier alteración del miembro superior, incluyendo linfedema, neuropatía periférica o cicatrización proximal, pueda desencadenar los síntomas del CTS o acelerar la progresión de ésta y otras neuropatías de compresión. La evaluación temprana por parte de un cirujano de la mano es importante y puede ser la complicación menos problemática relacionada con el cáncer de mama y su tratamiento.

El cáncer de mama es obviamente un diagnóstico muy devastador para una mujer, su familia y la red social circundante. Los avances en el tratamiento han hecho que ésta sea una afección a menudo curable.

Los problemas secundarios de la mano y de las extremidades superiores, como se discute en este tratado, requieren una detección e intervención tempranas, a menudo dentro del ámbito del especialista en extremidades superiores. Con frecuencia, los pacientes no saben dónde buscar ayuda específica dentro del ámbito musculo esquelético y, por lo tanto, los centros ortopédicos sin cita previa (OrthoNOW®, DOC, etc.) han comenzado a surgir dentro de la infraestructura de atención médica. Una discusión cuidadosa con los médicos principales (PCP y oncólogo del seno) puede resolver muchos de estos problemas y el subespecialista ortopédico desempeñará un papel de apoyo. Las pacientes con cáncer de mama se enfrentarán a muchos desafíos, pero mantener una extremidad superior funcional y relativamente libre de dolor contribuirá sin duda a una calidad de vida óptima.

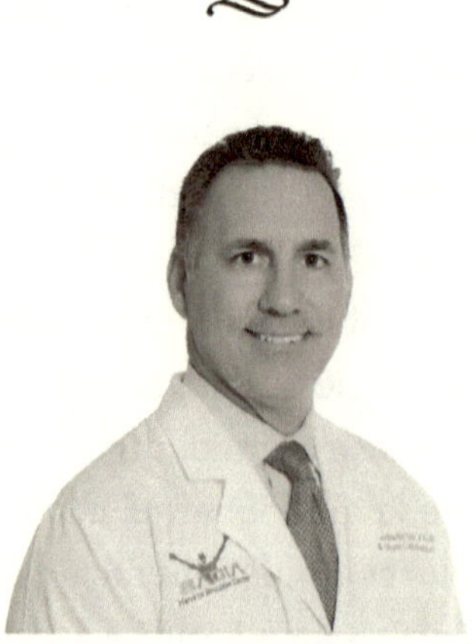

Alejandro Badia, MD, FACS es cirujano de manos y extremidades superiores en Badia Hand to Shoulder Center en Doral, Florida, y anteriormente fue jefe de cirugía de manos en el Baptist Hospital of Miami. El Dr. Badia estudió fisiología en la Universidad de Cornell y obtuvo su título de médico en la Universidad de Nueva York, donde también se formó en ortopedia. Tambien realizo una subespecialidad de mano en el Hospital General Alleghany en Pittsburgh seguida por otra subespecialidad de trauma de AO en Friburgo, Alemania. Dirige una activa asociación internacional de la mano, es miembro del consejo editorial de dos revistas de la mano, y previamente organizó una reunión anual en Miami para cirujanos/terapeutas dedicados a la artroscopia y artroplastia de las extremidades superiores. Esta reunión internacional se celebró en el mundialmente conocido Miami Anatomical Research Center (M.A.R.C.), el segundo laboratorio de entrenamiento cadavérico quirúrgico más grande del mundo, que el Dr. Badia cofundó en 2005. Es miembro fundador de la American Hand Institute, un grupo de expertos y una empresa emergente de dispositivos médicos que se centra en soluciones mínimamente invasivas para la patología de la mano, la muñeca y el codo.

En 2008, el Dr. Badia completó el Badia Hand to Shoulder Center, una instalación clínica completamente integrada para el miembro superior que también incluye el Centro de Cirugía en Doral, un centro de rehabilitación, y una instalación de imágenes por resonancia magnética. En 2010, el Dr. Badia inauguró OrthoNOW®, el primer centro de atención ortopédica inmediata en el sur de la Florida. Su personal está compuesto por cirujanos del International Orthopedic Group (IOG), un grupo de cirujanos de las subespecialidades de extremidades inferiores, miembros superiores y columna vertebral que también tratan problemas ortopédicos electivos en pacientes internacionales. OrthoNOW® se franquició oficialmente a principios de 2013 y está involucrando activamente a empresarios y cirujanos de la salud, aquí y en el extranjero, para abrir centros de atención ortopédica de urgencia en los Estados Unidos y en todo el mundo.

El Dr. Badia es expresidente mundial de la Sociedad Internacional de Traumatología Deportiva de la Mano (ISSPORTH), fue nombrado a 100 latinos de Miami, ha sido galardonado con premios legados de varias organizaciones y apareció en el sitio web de Hispanic Entrepreneur. Es miembro de múltiples sociedades médicas nacionales de subespecialidades (AAOS, ASSH, AAHS), y miembro honorario de más de 10 asociaciones internacionales de cirugía de la mano y artroscopia. Se desempeñó como profesor de honor en el prestigioso Curso de Manos de Filadelfia en 2012. El Dr. Badia ha dado conferencias en los seis continentes y actualmente se centra en mejorar la prestación de servicios de salud en el ámbito de la ortopedia y la medicina deportiva.

Se le puede contactar fácilmente a través de www.drbadia.com, un portal de educación para pacientes y un sitio web para el intercambio académico de cirujanos de la mano, o a través del (305) 227-HAND en el Badia Hand to Shoulder Center o en OrthoNOW®, (305) 537-7272, www.OrthoNOWcare.com

11

EFECTOS CARDÍACOS DESPUÉS DEL TRATAMIENTO DEL CÁNCER DE MAMA

JAVIER JIMENEZ, M.D.

Determinación del riesgo cardiovascular en sobrevivientes de cáncer

Las terapias contra el cáncer como la quimioterapia y la radioterapia se asocian a potenciales riesgos de desarrollar complicaciones cardiovasculares. De hecho, las complicaciones cardíacas son uno de los efectos secundarios más comunes de estos medicamentos. Es importante entender el momento en la que se aplican las intervenciones médicas cuando uno se refiere a enfermedades cardiacas e identificar a los pacientes que antes de la terapia contra el cáncer ya están a mayor riesgo de desarrollar enfermedades como diabetes preexistente o hipertensión. En esos casos, es esencial mitigar el efecto de esas condiciones subyacentes mediante la optimización de su tratamiento. Durante el tratamiento del cáncer es necesario vigilar las complicaciones cardiovasculares conocidas asociadas principalmente a la quimioterapia a fin de evitar la interrupción o disminución de la dosis. Después de la terapia del cáncer y por un período indefinido, los supervivientes también necesitarán un seguimiento de los efectos cardiovasculares tardíos para mejorar la salud a largo plazo. (1)

En 2012, existían 13.7 millones de sobrevivientes adultos de cáncer en los Estados Unidos. La supervivencia al cáncer continúa mejorando y la mayoría de los niños con cáncer se convierten en adultos. (2). En un estudio de Patkail et al, de aquellas mujeres que murieron a causa de enfermedades cardiovasculares, el 25.5% fueron categorizadas con enfermedad cardiovascular como una condición comórbida en el momento de su diagnóstico de cáncer de mama. Por el contrario, de aquellas mujeres que tenían enfermedad cardiovascular como condición comórbida en el momento del diagnóstico de cáncer de mama y que murieron durante el periodo del estudio, el 41.9% murió de enfermedad cardiovascular. (3). Los diagnósticos insuficientes y el tratamiento insuficiente de las afecciones cardíacas pueden ser cuestiones importantes para las mujeres diagnosticadas con cáncer, ya que tanto la paciente como sus médicos pueden percibir su diagnóstico de cáncer como la prioridad principal.

En general, las complicaciones cardíacas son las relacionadas con la quimioterapia y la radioterapia. En ambas categorías se pueden describir presentar de forma temprana y tardía. Algunas veces, las complicaciones cardíacas ocurren por haber recibido quimioterapia y radioterapia combinadas.

Cardiotoxicidad inducida por quimioterapia

Existen diferentes tipos de toxicidad inducida por el tratamiento del cáncer con quimioterapia.

La insuficiencia cardíaca, una enfermedad que conduce a la congestión de fluidos y a la incapacidad del corazón para bombear adecuadamente, está asociada a fármacos quimioterapéuticos como las antraciclinas, el Cytoxan, los inhibidores de HER2/neu-inhibidores y los inhibidores de VEGF. Esto puede resultar en una miocardiopatía descompensada. Otra complicación cardíaca común son las arritmias, que son ritmos cardíacos irregulares o rápidos, comúnmente asociados a taxanos como el paclitaxel y el docetaxel. Las enfermedades vasculares como la hipertensión y la vasculitis, una inflamación de los vasos sanguíneos, se producen con 5FU y agentes a base de cisplatino (4).

El efecto cardíaco más obvio relacionado con la quimioterapia en el corazón es el debilitamiento del corazón. La cardiotoxicidad se ha definido como la presencia de signos y síntomas de insuficiencia cardíaca. La fracción de eyección, un parámetro para cuantificar la contractilidad del músculo cardíaco se usa a menudo en imagen cardíaca. Algunas definiciones de cardiotoxicidad incluyen una disminución de la contractilidad del corazón o una disminución de la fracción de eyección en un 5% por debajo del 55% con síntomas de insuficiencia cardíaca o en un 10% por debajo del 50% sin síntomas. La Sociedad Americana de Ecocardiografía y la Asociación Europea de Imagen definen la cardiotoxicidad por una caída de la fracción de eyección superior al 10% por debajo del 53%. Existen dos tipos de cardiotoxicidad: tipo I, asociada a las antraciclinas, donde hay muerte permanente de los miocitos o células del músculo cardíaco y tipo II; asociada a trastuzumab, donde el daño miocárdico es reversible. (5,6)

La doxorrubicina es una de las antraciclinas más utilizadas. Se asocia al desarrollo de disfunción cardiaca en el 5% de los pacientes que reciben una dosis acumulativa superior a 400 mg/m2 pero aumenta hasta el 48% cuando la dosis es superior a 700 mg/m2. La toxicidad por antraciclina muestra un efecto dosis dependiente. El riesgo de insuficiencia cardíaca aumenta sustancialmente con dosis acumuladas superiores a 250 mg/m2. También hay diferentes tipos de toxicidad relacionada con las antraciclinas; aguda -dentro de las 2 semanas; temprana -dentro de un año y tardía -años o

décadas después del tratamiento. Dado que la mayoría de los casos ocurren durante el primer año después del tratamiento, la detección precoz es crucial para la preservación de la fracción de eyección. La toxicidad aguda se presenta muy probablemente con el desarrollo de arritmias cardíacas, cambios electrocardiográficos, disfunción cardíaca morfológica y síntomas de insuficiencia cardíaca (8,9).

Los factores de riesgo asociados al desarrollo de la cardiotoxicidad por antraciclina son: dosis acumulativa, sexo femenino, pacientes de edad mayor, insuficiencia renal, radiación previa, otra quimioterapia múltiple y en condiciones cardíacas preexistentes.

Transtuzuman, un agente de quimioterapia comúnmente utilizado como tratamiento adyuvante, produce una cardiotoxicidad que no depende de la dosis y es reversible en su mayor parte. Se observa más comúnmente en aquellos pacientes que fueron tratados previamente con antraciclinas, tienen antecedentes de hipertensión, son de edad mayor y obesos. La incidencia de la toxicidad cardíaca por transtuzumab puede reducirse mediante la administración de transtuzumab después de la antraciclina o mediante la administración de regímenes libres de antraciclina. Estas estrategias deben ser consideradas al principio del tratamiento para evitar interrupciones innecesarias o disminución de las dosis de quimioterapia (7).

Los fármacos que inhiben la vía de señalización del factor de crecimiento endotelial vascular (VEGF) pueden producir complicaciones cardíacas reversibles e irreversibles entre el 3-15% de los pacientes, aunque el impacto y el pronóstico son difíciles de determinar ya que estos fármacos se introducen en estadios más avanzados del cáncer.

Otros agentes quimioterapéuticos pueden producir disfunción cardíaca como cisplatino, ifosfamida, ciclofosfamida y taxanos.

Los agentes quimioterapéuticos pueden desarrollar otras formas de enfermedad cardiovascular como isquemia coronaria, arritmias cardíacas, coágulos sanguíneos y desarrollo de hipertensión arterial grave.

Detección de cardiotoxicidad

La cardiotoxicidad puede presentarse con o sin signos y síntomas, sin embargo, no es aconsejable esperar hasta que se desarrollen los síntomas para diagnosticar la cardiotoxicidad. El uso de técnicas de imagen cardiaca de una forma temprana ha demostrado ser una estrategia ideal para detectar cambios morfológicos sutiles que indicarían el desarrollo de una cardiomiopatía temprana (10). Tres técnicas de imagen cardiaca están actualmente disponibles. Ecocardiografía, Escáner de Adquisición Multiangular (MUGA) y Resonancia Magnética Cardíaca (RM). Cada tipo de técnica de imagen tiene sus ventajas y desventajas (Ver Tabla 1). Además de las imágenes cardíacas, los biomarcadores, que son pruebas de laboratorio que miden la elevación de los marcadores cardíacos en la sangre, como las troponinas y los péptidos natriuréticos cerebrales, también sirven para indicar un daño cardíaco temprano. La combinación de imágenes cardíacas y biomarcadores ha demostrado ser superior a cada estrategia por sí sola. La evaluación del riesgo debe incluir un examen físico cuidadoso, el conocimiento de las morbilidades existentes y datos de referencia que incluyan la evaluación de la función cardíaca con técnicas de imagen cardíaca y la obtención de biomarcadores de referencia (11,12,13,18).

Cuadro 1

	Ventajas	Desventajas	Modalidades
Ecocardiograma	Fácilmente disponible	Interpretación variable	3D
	Sin radiación	Ventana de imagen variable	2D
		Equipamiento variable	Imagen de deformación
Imágenes Nucleares	Mínima variabilidad	Radiación	SPECT
			MUGA
Resonancia Magnética	Preciso	Duración del procedimiento	IRM/ARM
		Adjunto	Imágenes T1/T2

La frecuencia de la evaluación de la función cardíaca puede variar con el tipo de agente quimioterapéutico que se utiliza. Para las antraciclinas, se debe realizar una evaluación inicial y final del tratamiento. En aquellos en los que se utilizan dosis altas de antraciclinas, se recomienda evaluación más temprana cuando se alcanzan dosis de 240 mg/m2 o superiores. En pacientes tratados con quimioterapia anti-HER2, se debe realizar una evaluación inicial de la función cardíaca, cada 3 meses y después del tratamiento. Los pacientes tratados con inhibidores de VEGF deben ser evaluados antes, típicamente de 2 a 4 semanas, especialmente en aquellos con mayor riesgo o cada 4 ciclos para aquellos con menor riesgo.

Detección de enfermedad de las arterias coronarias

El desarrollo de insuficiencia coronaria o enfermedad de las arterias coronarias ocurre debido al vasoespasmo y trombosis de los vasos con o sin aterosclerosis subyacente o prematura asociada. Se conoce que varios fármacos están asociados a complicaciones isquémicas, como los inhibidores de 5-FU, cisplatino y VEGF, pero esto puede ocurrir también después de la radioterapia. Usualmente los pacientes desarrollan síntomas de dolor en el pecho o angina. En las mujeres, los síntomas de angina de pecho pueden ser atípicos y se necesita un índice más alto de sospecha. Las pruebas de esfuerzo físico o farmacológico, en combinación con imágenes cardíacas (eco de esfuerzo, prueba de esfuerzo nuclear) suelen ser las pruebas de primera línea, sin embargo, a veces es necesario la cateterización cardíaca o la angiografía por TC coronaria para definir mejor la anatomía coronaria. Existen diferentes maneras de restaurar el flujo coronario normal en un área comprometida por un coágulo de sangre o una obstrucción, como un bypass de la arteria coronaria o procedimientos basados en técnicas de catéter.

Detección de enfermedades valvulares

La enfermedad valvular, descrita más comúnmente como lesiones valvulares que conducen al estrechamiento o regurgitación de las válvulas cardíacas, no suele estar relacionada con la quimioterapia sino con la radioterapia.

Detección de arritmias

Las arritmias cardíacas pueden presentarse como ritmos cardíacos lentos o rápidos. Suelen ocurrir en el contexto de la toxicidad directa de las células miocárdicas o de un efecto electrofisiológico en las células miocárdicas. Los fármacos comúnmente asociados a la cardiotoxicidad y otros como los inhibidores de la histona deacetilasa y los inhibidores de la tirosina quinasas puedes ser causas de arritmias. Las arritmias cardíacas pueden ser detectadas

mediante la colocación de monitores a corto plazo (monitor Holter) o a largo plazo (monitores de telemetría o post evento). Las arritmias pueden clasificarse como benignas o malignas. Las arritmias comunes relativamente benignas son la fibrilación auricular, los latidos ventriculares prematuros y la taquicardia sinusal, que generalmente se tratan con medicamentos. Las arritmias letales como la taquicardia ventricular o la fibrilación ventricular pueden ocurrir cuando la función cardíaca disminuye o cuando se producen cambios eléctricos en el electrocardiograma que predispone al corazón a estas arritmias. Se recomienda la prevención mediante electrocardiograma secuencial (ECG) en los pacientes de riesgo.

Detección de la hipertensión arterial

La hipertensión arterial es una afección frecuente; sin embargo, se sabe que ciertos fármacos, más comúnmente los inhibidores de la VEGF, desarrollan hipertensión arterial de novo o exacerban la hipertensión subyacente. La presión arterial alta no tratada puede resultar en un riesgo aditivo de desarrollar cardiotoxicidad. Los fármacos como los inhibidores de la enzima convertidora de angiotensina (IECA), los bloqueadores de los receptores de angiotensina (BRA), los betabloqueadores y los bloqueadores de los canales de calcio se utilizan comúnmente para tratar la hipertensión.

Detection of thromboembolism

La embolia venosa y de coágulos sanguíneos arteriales aumenta en pacientes con cáncer subyacente. La embolia venosa es mucho más común, pueden desarrollarla hasta un 20% de los pacientes con cáncer que requieren hospitalización. Los pacientes de edad mayor con múltiples comorbilidades y que se someten a cirugías mayores tienen el riesgo más alto. No se sabe que ningún fármaco quimioterapéutico específico, excepto los inhibidores del VEGF, aumente el riesgo de embolia trombótica. La anticoagulación profiláctica con heparina no fraccionada o heparina de bajo peso molecular se recomienda a la mayoría de los pacientes con cáncer hospitalizados para evitar la tromboembolia venosa.

Radioterapia

La radioterapia se utiliza como terapia adyuvante en la mayoría de los pacientes con cáncer y en muchos pacientes tratados con cáncer de mama. Las complicaciones cardíacas relacionadas con la radiación torácica han sido bien descritas. Aunque las dosis actuales de radiación son generalmente más bajas y mejor localizadas que antes; las dosis mayores de 30 Gy pueden causar daño cardíaco directo. Esta lesión puede afectar a diferentes estructuras del corazón, como el pericardio, la membrana que rodea el corazón y las arterias coronarias, sistema

de conducción, válvulas y células miocárdicas. La fibrosis pericárdica es una complicación tardía (>10 años) que puede ocurrir en el 10% de los pacientes que reciben radiación torácica. Implica engrosamiento y cicatrización del pericardio. Esta afección puede presentarse con síntomas como insuficiencia cardíaca, congestión y edema. El tratamiento es difícil y puede requerir la extracción quirúrgica del pericardio. La arteriopatía coronaria o el estrechamiento de las arterias que abastecen al corazón pueden afectar a los vasos pequeños y grandes de la circulación cardíaca. Es más común en pacientes que han recibido radiación torácica en altas dosis. Se recomienda la detección periódica, especialmente en aquellos pacientes con factores de riesgo cardíaco que se sometieron a radiación que involucró la zona del corazón. No existe consenso sobre cuándo iniciar la evaluación de la arteriopatía coronaria en pacientes que han recibido radiación torácica; sin embargo, en pacientes mayores de 45 años, se ha sugerido que la evaluación se inicie 5 años después de la radiación en intervalos de 5 años. Esta evaluación se realiza a través de pruebas

de estrés regulares. La enfermedad valvular que lleva al estrechamiento y la insuficiencia si las válvulas cardíacas y la lesión miocárdica directa (cardiomiopatía restrictiva con mayor frecuencia) relacionada con la radiación pueden ocurrir como una complicación tardía de la radioterapia. La enfermedad valvular se identifica fácilmente mediante ecocardiografía. Los factores de riesgo para desarrollar complicaciones cardíacas relacionadas con la radiación son: edad más temprana en el momento de la administración de la radiación, dosis más altas de radiación, exposición de la zona del corazón a la radiación, intervalo más largo desde la radiación y quimioterapia adjunta (15).

Prevención del daño cardíaco

Por regla general, la identificación y optimización del tratamiento de factores de riesgo cardiovascular conocidos como la hipertensión, la diabetes y la hiperlipidemia son intervenciones de primera línea para prevenir complicaciones cardíacas. Además, el ejercicio y la dieta contribuyen al bienestar general antes o durante el tratamiento del cáncer. Existen varios fármacos utilizados en la enfermedad cardiovascular, que aplicados en el contexto de la sospecha de cardiotoxicidad inducida por la quimioterapia, pueden prevenir la cardiotoxicidad de aparición tardía. Por ejemplo, en pacientes que desarrollan troponinas anormales después de una quimioterapia de dosis alta, si se trata con un inhibidor de la IECA (captopril) puede prevenir la disminución de la función cardíaca y la dilatación del corazón (16). En pacientes con alto riesgo de cardiomiopatía inducida por quimioterapia, el tratamiento temprano con enalapril parece prevenir la cardiotoxicidad (14). En otros estudios, el agregado de un beta bloqueante (metoprolol o bisoprolol) a los IECA disminuyo el desarrollo de la miocardiopatía inducida por quimioterapia. Cuanto antes se identifique el daño miocárdico, mejor es el resultado al usar estos medicamentos. El dexarazoxano, un agente quelante del hierro, puede

prevenir la disfunción miocárdica cuando se administra junto con doxorrubicina. Existen varios documentos de posición que establecen recomendaciones de terapia médica en ciertas situaciones con el propósito de minimizar el daño cardíaco. Existen numerosas publicaciones médicas y no médicas que recomiendan dietas y tipos de ejercicio específicos para mejorar el pronostico en pacientes con cáncer. En general, es difícil hacer recomendaciones respecto a dieta y ejercicio, sin embargo, todo el mundo puede entiende el concepto de una dieta saludable y del ejercicio físico. Para las personas sanas y enfermas, la dieta y el ejercicio mejoran la longevidad, la calidad de vida y a la vez que aumentan las posibilidades de una vida más saludable.

Cardio-oncología, una nueva especialidad dentro de la cardiología

En los últimos años, la cardio-oncología ha comenzado a perfilarse como una subespecialidad incipiente entre los cardiólogos. El objetivo de la cardio-oncología es mejorar y estandarizar la atención médica de los pacientes tratados por cáncer que están a riesgo de padecer enfermedades cardíacas o desarrollar complicaciones cardiovasculares. Los servicios de cardio-oncología se están desarrollando en los Estados Unidos a medida que aumenta la demanda de tratamiento especializado y de las complicaciones cardíacas relacionadas con el tratamiento del cáncer. Esta estrecha colaboración entre los médicos de cardiología y oncología en centros especializados ayudará a mejorar prácticas clínicas y lograr una mejor supervivencia a corto y a largo plazo de los pacientes de cáncer. En la actualidad, la cardio-oncologia no es una subespecialidad designada por el Consejo Estadounidense de Medicina Interna (American Board of Internal

Medicine). Diferentes cardiólogos tienden a incorporar la cardio-oncología en su práctica como expertos en Ecocardiografía, Cardiología Nuclear o Trasplante de Insuficiencia Cardiaca Avanzada. La experiencia clínica y el compromiso con esta área es lo que más importa cuando se trata de elegir un especialista cardiaco para el equipo del tratamiento del cáncer.

En resumen, los pacientes con cáncer requieren tratamientos con quimioterapia y radiación que pueden desarrollar complicaciones cardíacas tempranas y tardías. La prevención, el reconocimiento temprano y el tratamiento rápido conducen a mejorar los resultados y la supervivencia. Los equipos de oncología que incorporan a un especialista cardiaco familiarizado con la cardiooncología son una ventaja para el manejo óptimo de los pacientes con cáncer.

Agradezco la participación de Tina Hyman R.N. en la redacción y edición técnica de este capítulo.

Referencias

1. Armernian et al. Journal of Clinical Oncology 35, no. 8 (March 10 2017) 893-911.

2. www.cancer.gov/about-cancer/understanding/statistics

3. Patnaik JL et al. Breast Cancer Res. 2011 Jun 20;13(3):R64.

4. Lenneman CG , Sawyer DM, Circ Res. 2016 Mar 18;118(6):1008-20. 5. Bird BR, Swain SM Clin Cancer Res. 2008 Jan 1;14(1):14-24.

6. Yancy C.W. et al. Circulation. 2017;136:e137-e161

7. Ewer MS and Ewer SM. Nat Rev Cardiol. 2015. 12. 547-58

8. Ewer MS. Nat Rev Cardiol. 12; 547-558 2015 9. Armenian SH et al. Blood. 2011 Dec 1;118(23):6023-9. 10. Cardinale D. et al. Circulation. 2015 Jun 2;131(22):1981-8.

11. Khouri MG et al. Circulation. 2012; 126: 2749-63

12. Blessberger H and Binder T. Heart 2010; 96:716-22

13. Plana JC et al. Eur Heart J – CV Imaging 2014. 15(1063-93)

14. Cardinale et al. Circulation. 2006;114:2474-2481

15. Groarke J.D. et al. European Heart Journal, Volume 35, Issue 10, 7 March 2014, Pages 612–623

16. Zamorano J.L, Lancelloti P. et al. European Heart Journal, Volume 37, Issue 36, 21 September 2016, Pages 2768–2801

17. Barac A. et al. JACC Vol 65, I 25, June 2015. 2739-2746.

18. 18. Plana J.C. et al. J Am Soc Echocardiogra 2014: 27 :911-39.

~

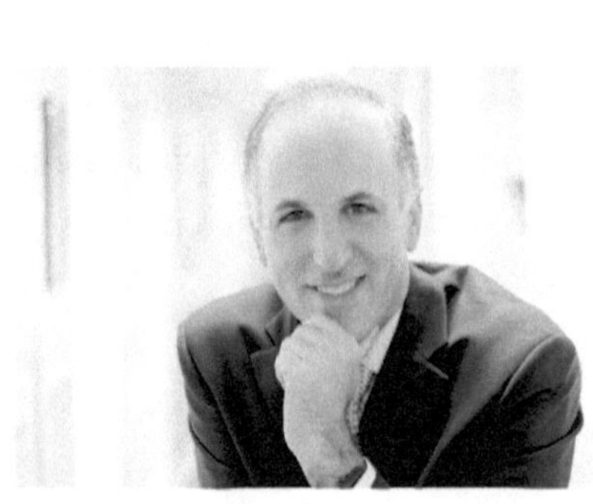

El Dr. Javier Jiménez es actualmente el Director de Insuficiencia Cardiaca Avanzada e Hipertensión Pulmonar en el Instituto Cardiaco y Vascular de Miami, Baptist Health South. Es Profesor Clínico Asociado de Medicina en la Facultad de Medicina Hebert Wertheim de la Universidad Internacional de Florida.

Obtuvo su título de médico y doctorado en la Universidad de Alcalá de Henares en Madrid, España. El Dr. Jiménez luego realizó una Residencia en Medicina Interna y una Beca de Cardiología en la Universidad de Brown en Providence, Rhode Island, y completó becas adicionales en Insuficiencia Cardíaca Avanzada/Trasplante Cardíaco en la Clínica Cleveland, Ohio y en Cardiología Intervencionista en la Universidad de Brown. El Dr. Jiménez ha publicado extensamente y ha participado en múltiples ensayos clínicos nacionales e internacionales.

El Dr. Jiménez está certificado por la Junta en Medicina Interna,

Cardiología, Cardiología Intervencionista, Cardiología Nuclear, Ecocardiografía, Insuficiencia Cardiaca Avanzada y Trasplante Cardiaco. Es
miembro del Colegio Americano de Cardiología y de la Sociedad Americana de Cardiología Nuclear. Actualmente es miembro de la American
Society of Echocardiography y de la Heart Failure Society of America.

Puede comunicarse con él al (305) 666-4633 o jjimenez@smiami-
heart.com

12

CONTROL DEL DOLOR

DENNIS PATIN, M.D.

Es difícil de creer que hayan pasado más de siete años desde la publicación inicial de The Empty Cup Runneth Over. Es un honor para mí que me hayan pedido que escriba un capítulo de seguimiento sobre la anestesia y el tratamiento del dolor. El nombre del capítulo original era Reaching Nirvana - Pain, Pain, Go Away - Anesthesia Saves the Day. Si bien ese título sigue siendo apropiado, en este capítulo actualizado trataré de incorporar información adicional sobre los avances logrados en el campo y cómo esos avances han llevado a una experiencia más segura y placentera para una mujer que se somete a cualquier tipo de procedimiento diagnóstico o quirúrgico relacionado con un diagnóstico potencial o real de cáncer. También, discutiremos el manejo contemporáneo del dolor en el entorno agudo y crónico.

Anestesia significa literalmente sin sensación, y es generalmente referido como un servicio o tratamiento que un paciente puede recibir para permitir que un procedimiento diagnóstico o quirúrgico se lleve a cabo sin molestias. La incomodidad puede ser emocional o física. El malestar emocional puede aliviarse reduciendo la ansiedad y proporcionando amnesia para el procedimiento. Este es el bloque de construcción o la base de la atención anestésica, y comienza con la relación entre el proveedor de atención anestésica y el paciente.

Antes de cualquier procedimiento, usted tendrá una reunión con ese proveedor, donde tendrá la oportunidad de hacer preguntas sobre su anestesia y las opciones que pueda tener. Este proveedor de servicios de anestesia puede ser su médico, quien le administrará anestesia local y/o medicamentos sedantes, o puede ser un médico especialista en anestesia conocido como anestesiólogo, trabajando solo o con la ayuda de un anestesista conocido como CRNA por sus siglas en inglés (Certified Registered Nurse Anesthetist) o AA (Anesthesiologist Assistant) un tipo de PA (Physician Assistant). Tal equipo de cuidados es bastante común y se cree que está asociado con resultados superiores, especialmente en casos más complicados. Una buena discusión sobre las opciones de anestesia contribuye en gran medida a crear confianza y minimizar la ansiedad.

Los procedimientos muy menores pueden requerir sólo anestesia local, que normalmente se inyecta en el sitio donde se va a realizar una biopsia con aguja en la biopsia incisional. La anestesia local literalmente adormece el área durante horas, desapareciendo gradualmente. Dependiendo de las preferencias del médico, la institución y el paciente, la anestesia local puede complementarse con sedantes orales o intravenosos.

medicamentos diseñados para aliviar la ansiedad y proporcionar amnesia. Estos pueden ser administrados por o bajo la supervisión del médico que realiza el procedimiento, donde se conoce como Sedación/Analgesia, o por los especialistas del equipo de cuidados de anestesia, donde se conoce como MAC o (Monitored Anesthesia Care). El MAC se usa típicamente para procedimientos más invasivos o dolorosos, en pacientes que tienen condiciones médicas más complejas, y en aquellos en los que la simple anestesia local es insuficiente.

La anestesia general es administrada para procedimientos más complejos y dolorosos, y sólo por el equipo de cuidados de anestesia. Además de la reducción de la ansiedad y la amnesia procesal, un beneficio de la anestesia general es la ausencia de sensibilidad, la ausencia de dolor, la ausencia de movimiento y la reducción de los reflejos anormales durante el procedimiento. El equipo de anestesia vigilará y apoyará sus signos vitales continuamente, a menudo con la ayuda de un tubo de respiración que se inserta después de que usted esté dormido y se retira justo antes de que regrese a la plena conciencia.

Un temor común es la conciencia, bajo anestesia, de que el paciente recordará partes de su procedimiento y será incapaz de señalar o notificar a su proveedor de cuidados de anestesia. Afortunadamente, la incidencia de esto es extremadamente baja. Si usted está particularmente preocupado, dígaselo a su proveedor y se tomarán medidas especiales para minimizar aún más el riesgo.

La anestesia moderna es muy segura, tan segura que las primas por mala praxis para los anestesiólogos son similares a las de los médicos generales, como los internistas y los médicos de familia. Contribuyendo a esa seguridad está una evaluación preoperatoria, donde se revisan sus antecedentes médicos, quirúrgicos, medicamentos y alergias, se realizan pruebas de laboratorio y diagnósticos indicados, como un electrocardiograma, y se optimizan las condiciones. Ningún paciente está demasiado enfermo para recibir anestesia, y ningún paciente está demasiado sano para no beneficiarse del cuidado anestésico adecuado para su procedimiento o condición. Durante esta evaluación preoperatoria, usted recibirá instrucciones sobre qué medicamentos debe tomar o dejar de tomar y cuánto tiempo debe ayunar antes del procedimiento. Ayuda tener a un amigo o familiar con usted, ya que puede ser confuso. Para los procedimientos ambulatorios, se le pedirá que un cuidador lo lleve a su casa.

En la sala de recuperación, puede recibir analgésicos adicionales conocidos como analgésicos opiáceos por vía oral o intravenosa, y este tratamiento puede continuar en el ámbito hospitalario con lo que se conoce como PCA por sus siglas en inglés, (Patient Controlled Analgesia). Para uso en el hogar, usted puede recibir una receta para analgésicos orales comunes como morfina, oxicodona (Percocet), hidrocodona (Vicodin), hidromorfona (Dilaudid) y otros.

El malestar postoperatorio o postoperatorio es normal y mejorará rápidamente en varios días. Cualquier dolor significativo que dure más de una semana o dos debe ser traído a la atención de su cirujano. Él o ella puede entonces desear referirlo a un especialista en dolor, un médico con conocimientos y habilidades únicas para que lo ayude aún más. Después de una consulta, el especialista en dolor puede recomendar una serie de opciones que van desde la acupuntura y la fisioterapia hasta medicamentos o procedimientos adicionales como bloqueos nerviosos e inyecciones. Afortunadamente, el número o porcentaje de pacientes que se someten a procedimientos y cirugías y luego desarrollan dolor que requieren un especialista en dolor es muy pequeño.

Si se le diagnostica cáncer, puede haber dolor asociado con el tumor en sí, o con la cirugía, la quimioterapia o los tratamientos de radiación. Lo más importante que puede hacer al respecto es informar a su equipo de atención médica sobre sus síntomas. Le harán preguntas para evaluar su dolor con más detalle. De hecho, el dolor se considera el quinto signo vital después de la presión arterial, la frecuencia cardíaca, la frecuencia respiratoria y la temperatura. La evaluación del dolor se realiza en todas las visitas de atención médica, tanto en pacientes hospitalizados como ambulatorios.

Después de la evaluación, se pueden tomar varias decisiones, que van desde ninguna acción necesaria debido al dolor mínimo o a la petición del paciente hasta la consulta urgente con un especialista en dolor. Un especialista en dolor es un médico con entrenamiento adicional y experiencia en la especialidad médica del manejo del dolor. Estos médicos suelen ser también anestesiólogos, neurólogos, especialistas en medicina física y rehabilitación o psiquiatras. Se pueden encontrar en la práctica en solitario, en grupos o en centros académicos universitarios.

Un especialista en dolor elaborará una historia clínica más detallada, realizará un examen de dolor específico, revisará los registros médicos y elaborará varios planes de tratamiento, que van desde los más simples hasta los más complejos. Llevar un diario del dolor puede ser útil, además de involucrar y traer a un amigo o familiar a las citas de consulta y seguimiento.

Los tratamientos se consideran no invasivos o invasivos. Todas las cosas en el exterior del cuerpo son no invasivas; esto incluye terapia física, acupuntura, ejercicio, mejora del sueño y apoyo psicológico y espiritual.

Invasivo incluye todo lo que entra en el cuerpo, y el tratamiento más común aquí es la medicación. Tres amplias categorías de medicamentos son:

1. Medicamentos antiinflamatorios no esteroides como ibuprofeno y acetaminofeno. Son analgésicos de uso general y varios están disponibles en el mostrador.
2. Opiáceos como morfina, oxicodona (Percocet y Oxycontin), hidromorfona (Dilaudid), oximorfona (Opana), fentanilo transdérmico (Duragesic), buprenorfina (Butrans), tramadol (Ultram), tapentadol (Nucynta) y metadona.
3. Adyuvantes. Los más comunes son los anticonvulsivos y antidepresivos, los medicamentos tópicos y todo lo que no encaja en las categorías anteriores.

Su médico de atención primaria o especialista en cáncer puede comenzar a tomar algunos de estos medicamentos mientras reserva otros para el especialista en dolor.

En hasta un 20% de los pacientes, el tratamiento médico será insuficiente, ya sea porque no alivia satisfactoriamente el dolor o porque es secundario a efectos secundarios inaceptables como la sedación. En estos casos, se pueden realizar bloqueos nerviosos seleccionados o cambiar la ruta de administración del medicamento. Una vía muy efectiva es la intratecal, también conocida como intraespinal o neuraxial. Aquí se implanta un pequeño catéter en el líquido que rodea la médula espinal y el catéter se conecta a un sistema de administración, generalmente un reservorio de medicamento implantado conocido como bomba. El alivio del dolor puede ser sustancialmente mejor que la administración sistémica, con una marcada reducción de los efectos secundarios también.

Este es un momento natural para discutir los conceptos de cuidados paliativos y hospicio. El cuidado paliativo es simplemente tratar de aliviar varios síntomas de un proceso de enfermedad que no tiene cura. Hospicio es un cuidado paliativo al final de la vida. Los cuidados paliativos son una especialidad médica como el control del dolor, y varios médicos especialistas reciben capacitación adicional. Muchos, si no la mayoría, también trabajan en el campo de los hospicios. También son excelentes especialistas en el control del dolor, con un enfoque y una perspectiva ligeramente diferentes.

En resumen, una mujer que se enfrenta a un posible diagnóstico de cáncer o a un diagnóstico real llegará a interactuar con las especialidades médicas de la anestesiología y el control del dolor. Todos estamos comprometidos a aliviar su dolor y sufrimiento físico y emocional, sin importar dónde se encuentre en el proceso continuo de tratamiento del cáncer.

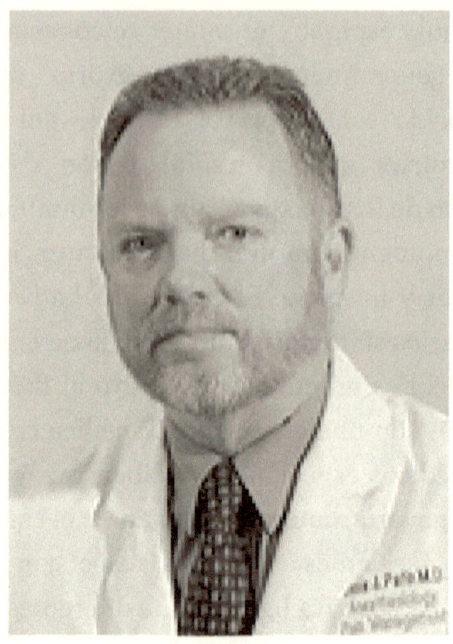

Dennis Patin, M.D. es especialista en anestesiología y medicina intervencionista para el dolor. Obtuvo su doctorado en medicina en la Escuela de Medicina de la Universidad de Miami.

Medicine/Jackson Memorial Hospital en 1985 antes de completar un internado en el Oakland Naval Hospital en 1986, seguido de una residencia en el Jackson Memorial Hospital en 1992. Es Profesor Asociado de Anestesiología Clínica en la Escuela de Medicina Miller de la Universidad de Miami y está certificado por el Consejo Americano de Anestesiología - Medicina del Dolor. Licenciado para tratar pacientes en California y Florida, el Dr. Patin ejerce actualmente en Miami, Florida y Plantation, Florida.

13

EL CUIDADO ORAL, EL CUIDADO DEL CÁNCER Y USTED: COMPRENDER CÓMO TODO SE UNE

RITA DARGHAM, D.M.D.

El cáncer, desde el momento en que se diagnostica hasta la finalización de su tratamiento, es una experiencia desgarradora para todos los involucrados. Es un período de tremendo estrés y presión no sólo para los propios pacientes, sino también para la familia y los amigos que apoyan la causa. Habiendo participado como cuidador de varios miembros de la familia que perdieron sus batallas contra el cáncer, siendo mi padre el más querido para mí, me siento especialmente conmovido por la oportunidad de compartir mis pensamientos y conocimientos con aquellos pacientes que hoy reciben tratamiento contra el cáncer. Como dentista restaurador, preventivo y cosmético, estoy en una posición única para inspirar la integración de la medicina y la odontología en la creación de un enfoque multidisciplinario para el tratamiento del cáncer. Mis comentarios en este capítulo se basan en estudios establecidos realizados en el pasado reciente, así como en mis propias experiencias personales y profesionales con terapias contra el cáncer relacionadas con la salud bucal.

Aunque la Sociedad Americana del Cáncer informa que, con la excepción del cáncer de piel, el cáncer de mama es la neoplasia maligna más común entre las mujeres estadounidenses, la mayoría de los casos diagnosticados con esta afección pueden esperar un resultado excelente. Dicho esto, se espera que una mujer que se somete a tratamiento para el cáncer de mama hoy en día disfrute de una tasa de supervivencia a cinco años superior al 80%1. Con más de 200,000 mujeres diagnosticadas con cáncer de seno en los Estados Unidos cada año, sabiendo que la mayoría se beneficiará de una excelente tasa de supervivencia, es imperativo entender cómo orquestar, implementar y mantener metas a corto y largo plazo dirigidas a optimizar la calidad de vida.

Actualmente, hay más de 2.8 millones de sobrevivientes de cáncer de seno en los Estados Unidos1. Debido a que la mayoría de las mujeres diagnosticadas con cáncer de mama pueden esperar un resultado excelente, con una tasa de supervivencia a 5 años superior al 80%, los problemas de supervivencia a largo plazo, incluidos los relacionados con la salud bucal, son componentes importantes de la atención y el seguimiento del cáncer de mama. Ayudar a las pacientes con cáncer de mama a mantener una salud bucal óptima es un componente clave en la continuidad general de la atención.

El riesgo de desarrollar cáncer de mama aumenta con la edad, con aproximadamente el 67% de las enfermedades invasivas diagnosticadas en mujeres de 55 años o más. La mujer promedio tiene un riesgo de por vida de 12.5% de desarrollar cáncer de seno. Las mujeres posmenopáusicas constituyen la mayoría de los casos diagnosticados, y aproximadamente el 70% de estos cánceres expresan el receptor de estrógeno y/o progesterona y pueden ser tratados con terapia antie-strógeno[1].

Se establecen los factores de riesgo para el cáncer de mama. Estos incluyen:

- Género
- Historia familiar
- Menopausia tardía
- Menarquia Temprana

- Etnicidad Genética
- Genética
- Terapia de reemplazo hormonal a largo plazo
- Densidad mamaria

Además, los estudios han demostrado que el aumento del consumo de bebidas alcohólicas de una a tres bebidas al día también aumenta el riesgo de cáncer de mama entre un 7% y un 20%, respectivamente.

El fundamento del tratamiento del cáncer de mama es complejo y se basa en varios factores pronósticos y predictivos. Estos pueden incluir histología y grado del tumor, compromiso de los ganglios linfáticos, estadio clínico y patológico, contenido de receptores de hormonas tumorales, condiciones comórbidas, estado menopáusico, edad y preferencia de la paciente.

Las modalidades específicas de tratamiento del cáncer de mama pueden incluir:

- Cirugía Resectiva
- Quimioterapia
- Radioterapia
- Terapia Antiestrógena
- Administración de Bisfosfonatos por vía intravenosa

Ya sea que se seleccionen solos o en combinación, los efectos secundarios agudos y las complicaciones a largo plazo de las terapias contra el cáncer de mama tienen un marcado impacto en la salud oral de la paciente, la calidad de vida relacionada con la salud oral y el cumplimiento de la terapia.

La salud bucodental juega un papel vital en la calidad de vida general de una persona. Desafortunadamente, las terapias contra el cáncer como las mencionadas anteriormente pueden afectar negativamente el estado de salud oral de una paciente con cáncer de mama. Los efectos secundarios y las complicaciones del tratamiento del cáncer relacionados con la vía oral a menudo se pasan por alto en la práctica clínica. Es responsabilidad de todo el equipo médico- dental comprender plenamente el papel que desempeñan las terapias contra el cáncer al influir en el entorno oral, ya sea antes, durante o después del tratamiento. El objetivo de este capítulo es llamar la atención de los profesionales de la salud y de los pacientes sobre las complicaciones orales que pueden experimentar las pacientes con cáncer de mama. Se presentarán breves comentarios sobre las terapias contemporáneas contra el cáncer, seguidos de una descripción de las complicaciones orales asociadas con ellas. Finalmente, se discutirá un resumen de estrategias preventivas y opciones de tratamiento para las complicaciones orales comunes. Junto con los avances en curso en la detección del cáncer y las modalidades de tratamiento, la tendencia actual y futura implicaría una mayor probabilidad de que los dentistas y todo el equipo de salud bucodental, incluido el higienista dental, se encuentren con pacientes que se encuentran actualmente, o han estado anteriormente, bajo tratamiento contra el cáncer.

Como se mencionó anteriormente, las modalidades contemporáneas de tratamiento del cáncer de mama incluyen la resección quirúrgica, la quimioterapia, la radioterapia, la terapia antiestrógeno (hormonal) y el uso de bifosfonatos intravenosos, ya sea administrados solos o en combinación. Aunque se observa la eficacia del tratamiento del cáncer, el daño colateral a las estructuras de la cabeza y el cuello a menudo se encuentra como una complicación o consecuencia no deseada. Las complicaciones orales, ya sean agudas o crónicas, pueden surgir durante y después del tratamiento del cáncer. La dentición mal restaurada, la enfermedad periodontal moderada a avanzada y otras patologías asociadas con la negligencia o el cuidado de la salud bucal, pueden empeorar significativamente debido a las muchas complicaciones orales que resultan del tratamiento agresivo del cáncer, lo que dificulta enormemente la calidad de vida de los pacientes. LA SALUD BUCAL ÓPTIMA ES IMPERATIVA! El mantenimiento de una salud bucodental óptima es esencial para la preservación de las funciones cotidianas, como la alimentación, la comunicación verbal y no verbal y la prevención de las enfermedades infecciosas[3].

PRETRATAMIENTO CUIDADO DENTAL

Aunque la necesidad del aclaramiento dental es discutible, la evaluación, el tratamiento y la prevención de cualquier afección patológica preexistente constituyen un aspecto importante del resultado general del tratamiento en el paciente con cáncer. Si bien se le da prioridad al asunto en cuestión, es decir, el cáncer, la administración del cuidado oral en preparación para lo que está por venir debe ser parte del cuidado multidisciplinario que se le da al paciente antes del tratamiento. Es responsabilidad ética y médica/legal de todos los proveedores de atención de la salud involucrados, incluidos los profesionales de la odontología, garantizar que el estado de salud bucodental de los pacientes que están a punto de recibir tratamiento contra el cáncer se evalúe a fondo y se aborden sus preocupaciones antes de iniciar las terapias contra el cáncer.

El Instituto Nacional de Investigación Dental y Craneofacial (National Institute of Dental and Craniofacial Research) ha desarrollado pautas para la provisión de cuidado bucal a pacientes con cáncer1. Se sugiere que los pacientes programen una visita al dentista antes de comenzar el tratamiento contra el cáncer. Aunque no existe un protocolo dental precanceroso universalmente aceptado en este momento, la participación del equipo dental desde el principio del proceso puede reducir el riesgo de complicaciones orales en pacientes con mala salud oral. Su equipo de atención del cáncer debe incluir un dentista.

El examen y la visita al dentista antes del tratamiento permiten al equipo dental evaluar el estado de la boca y decidir si se debe iniciar el cuidado para eliminar de la cavidad bucal cualquier infección aguda y potencialmente problemática, inflamación, sangrado, caries dentales y llagas o lesiones relacionadas con las encías. La idea es desarrollar un plan de cuidado bucal integral diseñado para eliminar los sitios potenciales de infección que podrían producir complicaciones durante el tratamiento del cáncer. Las áreas específicas a tratar son las siguientes:

- Dientes necróticos (muertos)
- Lesiones de la mucosa (tejido blando que recubre el interior de la boca)
- Cavidades Dentales
- Enfermedad periodontal (de las encías)
- Dentaduras postizas o parciales que encajan perfectamente
- Aparatos de ortodoncia de ajuste completo
- Fallo temporomandibular (TMJ/TMD)
- Dientes Salvables que Necesitan Extracción
- Xerostomía (Boca Seca)

Cuando sea posible, esta evaluación de pretratamiento al dentista debe realizarse con la mayor antelación posible (al menos un mes) antes del inicio del tratamiento contra el cáncer. Los pacientes que requieren cirugía oral o extracciones de dientes deben permitir al menos dos semanas de curación antes de que comience el tratamiento contra el cáncer. Se debe completar una consulta médica antes de iniciar cualquier procedimiento invasivo y una estrategia de tratamiento colaborativo y multidisciplinario creada entre todas las personas involucradas en el cuidado del cáncer de estos pacientes. Específicamente, el médico de atención primaria, el oncólogo, el cirujano oral y maxilofacial y el dentista juntos deben planificar y secuenciar el tratamiento que involucra lo que se debe lograr en la cavidad oral antes, durante y después del tratamiento del cáncer.

Un examen oral completo antes de iniciar el tratamiento del cáncer debe incluir la discusión de:

- La consejería en higiene oral se enfocó en implementar

estrategias para reducir al mínimo el conteo bacteriano oral mientras se enfatizan las instrucciones específicas para el cuidado en el hogar asociadas con el cepillado, el uso de hilo dental y el uso de enjuagues bucales antibacterianos.

- Consejería para dejar de fumar
- Cese del consumo de alcohol
- Consejería nutricional que involucra tomar las vitaminas necesarias y mantener una dieta bien balanceada, minimizando los alimentos agudos, ácidos, picantes, crujientes y abrasivos.
- Detección precoz de llagas y lesiones bucales
- Asesoramiento sobre los efectos adversos temporales de la quimioterapia, como neuropatía, entumecimiento, hormigueo, dolor, debilidad muscular o incluso hinchazón.
- El uso de aplicaciones de fluoruro de 5000ppm usando bandejas de entrega hechas a la medida para la boca.
- El uso de geles o ungüentos tópicos destinados a aliviar las llagas o lesiones orales resultantes de la quimioterapia.

Las recomendaciones para las preparaciones previas al tratamiento pueden modificarse o personalizarse para cada paciente según lo determine el curso específico del tratamiento del cáncer, la dosis de los medicamentos involucrados y la ubicación de cualquier terapéutica específica. Para preparar a la persona en su totalidad, es imprescindible una cuidadosa discusión y planificación. Enfocarse en la prevención de complicaciones durante y después del tratamiento del cáncer puede seguramente aliviar incidentes inesperados de infección, dolor y sufrimiento. Vea el Cuadro 1 a continuación para las pautas específicas sobre el cuidado de la higiene bucal de los pacientes antes de comenzar el tratamiento contra el cáncer[1].

CUADRO 1
Atención de higiene bucal para pacientes antes de comenzar el tratamiento contra el cáncer
- La eliminación de la placa se realiza con un cepillo de dientes de cerdas de nylon extra suaves y un hilo dental suave para no causar trauma.
- Recomendar productos que sean fáciles de agarrar y manipular (mango de hilo dental, cepillos de dientes eléctricos).
- Prescribir una pasta o gel dental con 5000 ppm de flúor para reducir el riesgo de caries dental.
- Recomendar productos para el tratamiento tópico de la xerostomía y las lesiones bucales.
Pautas específicas para la mucositis/estomatitis
- Sugiera a los pacientes que chupen hielo durante 30 minutos antes y durante la quimioterapia para mantener la cavidad oral húmeda.
- Recomendamos a los pacientes enjuagarse con un enjuague bucal alcalino salino que incluye ½ cucharadita de bicarbonato sódico y ½ cucharadita de

En resumen, una evaluación completa de la cabeza y el cuello, un examen oral de los tejidos duros y blandos, junto con las radiografías intraorales asociadas, son partes esenciales de la visita dental inicial de los pacientes con cáncer. El objetivo es eliminar y documentar todas las afecciones patológicas preexistentes, como la patología de las encías y las raíces, los quistes residuales y los dientes impactados o parcialmente erupcionados. A través de la consulta con los médicos de atención primaria y de oncología del paciente, la cirugía oral, las restauraciones intermedias o definitivas y los procedimientos de higiene bucal se pueden realizar de manera segura, optimizando el entorno bucal del paciente para lograr complicaciones mínimamente predecibles.

COMPLICACIONES ORALES DE LA TERAPIA CONTRA EL CÁNCER

Las complicaciones orales son comunes en pacientes con cáncer. La prevención y el control de estos efectos adversos pueden ayudar al paciente a continuar con el tratamiento del cáncer y a tener una mejor calidad de vida. Los pacientes que reciben tratamiento deben tener su atención planificada por un equipo de médicos y especialistas que incluyen al dentista y a su equipo de apoyo.

Las complicaciones son problemas médicos nuevos que ocurren durante o después de una enfermedad, procedimiento o tratamiento que dificulta la recuperación. Las complicaciones pueden ser efectos secundarios de la enfermedad o del tratamiento, o pueden tener otras causas. Las complicaciones orales afectan la boca y pueden resultar en traumatismos físicos, un desequilibrio en la flora oral normal (bacteria) de la boca, o en ambos.

Los pacientes con cáncer pueden tener un riesgo elevado de complicaciones orales por múltiples razones. Algunos de estos pueden incluir, pero no se limitan a, los siguientes:

- La quimioterapia y la radioterapia retrasan o detienen el crecimiento de nuevas células. Estos tratamientos desaceleran o detienen el crecimiento de células de crecimiento rápido, como las células cancerosas. Las células normales en la boca también crecen rápidamente, por lo que los tratamientos anticancerosos también pueden detener su crecimiento. Esto ralentiza la capacidad del tejido oral para repararse a sí mismo mediante la creación de nuevas células.
- La radioterapia puede dañar y descomponer directamente el tejido oral, las glándulas salivales y los huesos.
- La quimioterapia y la radioterapia alteran el equilibrio saludable de las bacterias en la boca.
- Estos cambios pueden llevar a úlceras bucales, infecciones y caries.

Complicaciones y manejo de la quimioterapia

Los agentes quimioterapéuticos pueden dañar no sólo las células malignas sino también el tejido normal del cuerpo del paciente. El nivel de toxicidad depende en gran medida del estado inmunológico general del paciente antes y durante la quimioterapia. En muchos pacientes, estos medicamentos pueden causar varias complicaciones orales. Consulte la Tabla 2 a continuación para obtener una lista de los efectos adversos más comunes. Estos incluyen, pero no se limitan a, las siguientes condiciones.

<table>
<tr><td>

CUADRO 2
Complicaciones Orales Relacionadas con la Quimioterapia
- Mucositis
- Dolor
- Estomatitis
- Hemorragia
- Xerostomía
- Problemas Neurológicos
- Deficiencias Nutricionales (Debido a la Incapacidad de Comer Adecuadamente
- Infecciones Fúngicas (Candidiasis)
- Infecciones Virales (Virus del Herpes Simple-)HSV)
- Sangrado Gingival - Infección Periodontal (de las encías)
- Cambios en el Sabor (Disgeusia)
- Dificultad para Swalling (Disfagia)
- Sensaciones Anormales (Disestesia)
- Deshidratación (No Recibir suficiente Agua Debido a la Incapacidad para Beber)

</td></tr>
</table>

Además, la quimioterapia puede disminuir el número de plaquetas, lo que puede aumentar el sangrado y reducir el tiempo de coagulación. Además, la quimioterapia puede reducir los recuentos de glóbulos blancos y aumentar el riesgo de infección. Los análisis de sangre deben realizarse 24 horas antes del tratamiento dental, suponiendo que se necesite o se programe un tratamiento dental durante la atención quimioterapéutica, para determinar si el recuento de plaquetas del paciente, los factores de coagulación y el recuento absoluto de neutrófilos son suficientes para prevenir la hemorragia y la infección. Es posible que sea necesario posponer el tratamiento si el recuento de plaquetas es inferior a 50,000/mm3, si existen factores de coagulación anormales o si el recuento absoluto de neutrófilos es inferior a 1000/mm3. [1]

MUCOSITIS ORAL

La mucositis oral es la inflamación de la mucosa oral (tejido que recubre el interior de la boca) como resultado de los fármacos quimioterapéuticos, y típicamente se manifiesta como eritema (enrojecimiento) o ulceraciones. Se presenta en aproximadamente el 40% de los pacientes que reciben quimioterapia, algunos de los cuales requieren intervención médica y una modificación de la terapia citotóxica para el cáncer. La mucositis oral generalmente comienza de

siete a catorce días después del inicio de la quimioterapia y permanece durante aproximadamente dos semanas después de que se completa el régimen. A menudo se presenta en el paladar blando, el revestimiento interno de las mejillas, el piso de la boca y la gargantaɪ. Dependiendo de la clase específica de medicamento quimioterapéutico, la mucositis puede presentarse agudamente, con o sin ulceraciones. La quimioterapia generalmente causa complicaciones "agudas" (transitorias) que se curan después de que termina el tratamiento.

Dado que la mucositis oral es la complicación oral más común asociada con la quimioterapia, algunas opciones terapéuticas están presentes aquí. Aunque no son específicos de la mucositis, el paciente con cáncer puede encontrarlos útiles para mejorar algunas de las complicaciones dolorosas más generales mencionadas anteriormente. En la actualidad, no existe ningún medicamento que haya demostrado ser capaz de eliminar con éxito la mucositis3. Sin embargo, los síntomas dolorosos aún pueden ser manejados, y el malestar oral aliviado, para mejorar la calidad de vida del paciente. El equipo médico-dental debe ser capaz de controlar el dolor y fomentar la alimentación. A continuación se presentan indicaciones útiles para el tratamiento de la mucositis aguda. Las instrucciones e indicaciones específicas deben discutirse con el equipo de atención del cáncer antes de iniciar cualquier forma de medicamento o aplicación, asegurándose de que todas las personas involucradas en el plan de atención estén de acuerdo con el plan de atención prescrito.

- Uso de una mezcla de solución oral conocida como
  "MAGIC MOUTHWASH", o "enjuague bucal mágico"
  compuesta de difenhidramina, lidocaína viscosa, bismuto,
  subsalicilato y corticosteroides. Alivia el dolor agudo y

reduce la inflamación, facilitando el consumo oral de alimentos y bebidas. La farmacia local de compuestos formulará el enjuague personalizado de acuerdo con la receta del dentista.

- **Los analgésicos** potentes (opiáceos) para la mucositis de alto grado pueden estar disponibles según sea necesario. Se debe tener cuidado al discutir la selección de analgésicos con todo el equipo médico para aliviar las dificultades adicionales en los órganos sistémicos, como el hígado y el riñón. Estos órganos están manteniendo una gran presión metabólica, ya que trabajan para filtrar y metabolizar los ya potentes cócteles quimioterapéuticos administrados al paciente con cáncer durante este tiempo.
- **Crioterapia oral** (la aplicación de hielo en la boca cada 30 minutos contrae los vasos sanguíneos al revestimiento de la mucosa, reduciendo así la liberación de agentes quimioterapéuticos a los tejidos de la mucosa).
- **La terapia con láser de bajo nivel (TLBI)** puede reducir las tasas de mucositis de grado severo.
- Las formulaciones que contienen el aminoácido **L-Glutamina** y la hormona **Leptina** han demostrado tener un impacto positivo en el desarrollo de la mucositis.
- Asegúrese de consumir alimentos suaves, suaves y menos ácidos y picantes durante este tiempo para minimizar el malestar y la introducción de nuevas llagas y lesiones en la boca.

INFECCIONES ORALES

Debido a los tratamientos contra el cáncer y a la supresión del sistema inmunológico, las infecciones oportunistas bacterianas, fúngicas y virales pueden ocurrir en pacientes que reciben terapia contra el cáncer.

INFECCIONES BACTERIANAS

La inmunosupresión puede hacer que ciertas bacterias de la flora oral normal se vuelvan patógenas. Dada la condición del paciente, la higiene oral meticulosa y el uso de un enjuague bucal antimicrobiano de grado recetado que contenga **clorhexidina al 0,12%** es primordial. Las bacterias pueden ser removidas de los dientes usando un cepillo de cerdas suaves y hilo dental por lo menos tres veces al día. Las infecciones agudas localizadas en la mucosa oral pueden tratarse con penicilina (salvo alergias) y metronidazol.

INFECCIONES POR CANDIDIASIS.

La prevalencia de infecciones fúngicas orales de todas las formas de tratamiento del cáncer es significativa3. El uso de agentes antimicóticos, según lo prescriba el dentista del paciente, ayudará a reducir la morbilidad y a prevenir infecciones sistémicas. Tanto las formas tópicas como las sistémicas de los medicamentos antimicóticos están disponibles para el paciente. Las indicaciones específicas deben ser determinadas caso por caso y planificadas adecuadamente por todos los involucrados en la atención del paciente. Como se describió anteriormente, se indica una planificación cuidadosa con la prescripción de medicamentos sistémicos durante este tiempo

para minimizar más dificultades en los órganos de filtración y metabolización que ya tienen una alta demanda (hígado y riñón). A continuación se enumeran los medicamentos específicos utilizados para las infecciones micóticas, como la candidiasis.

- Agentes Antifúngicos Tópicos
- Troches de clotrimazol/pastillas de nistatina (candidiasis leve)
- Enjuagues de nistatina
- Agentes Antifúngicos Sistémicos (Medicamentos Específicos a ser Prescritos por el Equipo de Tratamiento del Cáncer)

INFECCIONES VIRALES

El virus del herpes simple (VHS) es prevalente en pacientes

inmunocomprometidos, alcanzando una prevalencia del 40%3. Se ha demostrado que el uso de antivirales, tanto profilácticamente como por vía intravenosa, previene y trata el HSV. Se debe tener una discusión más específica entre el paciente y el equipo de cáncer al decidir cuál de los agentes disponibles para prescribir. A continuación se enumeran dos de los medicamentos antivirales más comúnmente utilizados.

- Aciclovir (Zovirax)
- V alaciclovir (V altrex)

XEROSTOMÍA (SEQUEDAD DE BOCA)

El tratamiento del cáncer puede provocar resequedad en la boca e hiposalivación, lo que provoca complicaciones adicionales, como un mayor riesgo de caries dentales y pérdida del gusto. Las recomendaciones que se describen a continuación tienen como objetivo mantener la boca lo más húmeda posible y estimular el flujo salival.

- Tome sorbos frecuentes de agua (cada 10 minutos)
- Chips de hielo derretido en la boca para mayor comodidad (cada 30 minutos)
- Usar spray salival artificial (**Xeratina, Moi-Stir, Salivart, Xero-Lube, Saliva Orthana**)
- Utilizar gel hidratante (**Biotene®, Oral Balance**)
- Lubrique los labios con vaselina o un preparado que contenga lanolina (**bioXtra**)
- Deje de tomar café, té, refrescos con cafeína
- Use enjuagues bucales sin alcohol (**bioXtra, Biotene®, Oral Seven**) -Use tabletas estimulantes de saliva (SST) y medicamentos de Pilocarpina
- (**Salagen**) para aumentar el flujo salival.
- Usar **sorbitol** o **goma de mascar a base de xilitol** para la estimulación del flujo salival y la prevención de la caries.

DISGEUSIA (CAMBIOS EN EL GUSTO)

Alrededor del 50% al 70% de los pacientes que reciben quimioterapia, radioterapia, o ambas, sufren de una capacidad distorsionada o dañada del gusto, lo que contribuye a la pérdida de peso y a los desequilibrios nutricionales. Los grados variables de alteración y daño de las glándulas salivales pueden deberse a dosis bajas o altas de agentes quimioterapéuticos e irradiación. El hecho de que los efectos adversos sean transitorios o crónicos dependerá del alcance del tratamiento y de la ubicación específica a la que se dirija el tratamiento. Varios estudios han sugerido lo siguiente con intentos de mejorar esta complicación oral.

- Los suplementos de zinc podrían regular los poros de las papilas gustativas -Suplementos de vitamina D
- Consejería Nutricional
- Beber Muchos Líquidos Durante la Administración de Medicamentos Citotóxicos
- Masticar los alimentos lenta y minuciosamente para liberar más sabores y estimular la producción de saliva.
- Cambio de alimentos durante las comidas para evitar la adaptación de los receptores gustativos
- Cómo mantener una dieta equilibrada

Una guía útil para entender qué preguntar y cómo manejar la salud bucal durante la quimioterapia puede ser revisada en la Tabla 3 a continuacióni.

CUADRO 3

Información del paciente que puede ser útil tener antes de la visita al dentista antes del tratamiento:

- ¿Cuál es mi conteo sanguíneo completo, incluyendo conteos absolutos de neutrófilos y plaquetas?
- Si es necesario un procedimiento dental invasivo, ¿tengo los factores de coagulación adecuados presentes?
- ¿Cuál es la secuencia programada de tratamiento para que se pueda planificar una atención dental segura?
- ¿También está planeada la radioterapia?

Lo que el paciente debe esperar durante las evaluaciones orales:

- Evaluación de los tejidos blandos para la inflamación y la infección
- Evaluación de los niveles de placa y presencia de caries dental
- Tratamiento de las lesiones bucales/mucositis
- Tratamiento de la xerostomía
- Educación sobre la importancia de la salud bucodental
- Consejería Nutricional
- Evaluación de la inflamación y el dolor de las membranas mucosas

Consideraciones sobre la dieta y el estilo de vida:

- Consuma alimentos blandos y húmedos
- Consumir líquidos como caldo, yogur u otros líquidos si es difícil tragarlos.
- Uso de pastas dentales de sabor suave (sin menta)
- Evite las comidas y bebidas picantes, ácidas, duras/agudas (papas fritas, costras de pan tostado) y calientes.
- Evite el consumo de tabaco y alcohol

Agentes de recubrimiento mucoso:

- Soluciones antiácidas
- Soluciones para caolines
- Sustitutos de la saliva
- Anestesia tópica
- Agentes formadores de película de celulosa

Complicaciones y tratamiento de la radioterapia

Al igual que en la quimioterapia, los tejidos orofaciales que pueden estar inflamados por la radioterapia a la anatomía proximal incluyen las glándulas salivales, las papilas gustativas, las membranas mucosas, los huesos y los dientes, la articulación temporomandibular (TMJ) y las musculaturas relacionadas. Por lo general, los efectos agudos se desarrollan al principio del período de tratamiento de radiación y persisten durante 2 a 3 semanas después de su finalización. Los efectos tardíos o crónicos pueden surgir en cualquier momento después de la finalización del tratamiento, oscilando entre semanas y años. Aunque, actualmente, hay poca evidencia con respecto a las complicaciones orales de la irradiación mamaria, varios de los efectos adversos son similares a los que resultan de la quimioterapia. Las cuestiones más comunes de las que hay que preocuparse se enumeran a continuación en el CUADRO 4.

CUADRO 4

Complicaciones Orales Relacionadas con la Radioterapia

- Xerostomía (Boca Seca)
- Incomodidad Oral y Dolor
- Infecciones orales
- Dificultades en el habla, masticación y deglución
- Mayor riesgo de caries dental
- Mucositis inducida por radiación
- Pérdida del Sabor (Disgeusia)
- Incapacidad para tragar bien (disfagia)
- Osteoradionecrosis (Incapacidad del hueso para repararse a sí mismo o tolerar un trauma debido al daño de los huesos y las células sanguíneas)

Hoy en día es ampliamente aceptado que, a través de la generación de radicales libres, la radiación ionizante puede causar alteración de los elementos vasculares en el hueso dentro de los campos irradiados3. El resultado es un área descrita como aquella que posee una capacidad mínima para resistir el trauma o para ser reparada. Los procedimientos como las extracciones dentales, la colocación de implantes dentales u otras formas de cirugía de la mandíbula que involucran lesiones óseas pueden representar un riesgo para el paciente con cáncer que recibe dosis significativas de radiación en la cabeza, el cuello o el área de la mandíbula. Esta afección, conocida como osteoradionecrosis, no es de hecho una complicación común de la radioterapia3. A pesar de este hecho, la discusión sobre cómo prevenir tal complicación debe seguir siendo un componente clave del plan de atención del cáncer considerado durante la visita al dentista antes del tratamiento. Junto con los médicos de atención primaria y de oncología, la responsabilidad del dentista es educar al paciente sobre este riesgo y evaluar minuciosamente la boca para detectar posibles sitios de infección actual o futura relacionada con la patología ósea o dientes sin esperanza que necesiten atención o extracción inmediata.

COMPLICACIONES Y MANEJO DE LA TERAPIA ANTIESTRÓGENO

Las modalidades actuales de tratamiento adyuvante para el cáncer de mama que expresan el receptor de estrógeno o el receptor de progesterona incluyen terapias antiestrógeno, tamoxifeno e inhibidores de la aromatasa. El hueso, incluyendo la mandíbula, es un órgano sensible al sistema endocrino, al igual que otras estructuras orales. Aunque las enfermedades periodontales, la densidad ósea alveolar, la pérdida de dientes y las condiciones de los tejidos blandos de la boca se han asociado con el estado menopáusico que respalda la hipótesis de que todos pueden verse afectados negativamente por la terapia antiestrógeno, el impacto de la terapia endocrina adyuvante para el cáncer de mama sobre la salud bucal de las mujeres posmenopáusicas es indefinido. Las estructuras de la cavidad oral están influenciadas por el estrógeno; por lo tanto, las terapias antiestrógeno pueden conllevar el riesgo de toxicidades orales.

La disminución de los niveles de estrógeno entre las mujeres posmenopáusicas se ha asociado con una reducción del flujo salival. Recientemente, se ha demostrado que los inhibidores de la aromatasa, que disminuyen severamente los niveles de estrógeno, afectan la salud periodontal y aumentan los niveles de xerostomía en pacientes con cáncer de mama. La disminución del flujo salival puede resultar en sangrado gingival y caries dental y puede ser responsable de una mayor prevalencia de la disestesia oral (sensación anormal) y alteraciones en la sensación del gusto. Además, las mujeres que utilizan terapias antiestrógeno pueden experimentar mayores niveles de depresión, síntomas musculoesqueléticos y fatiga, lo que repercute en su capacidad para lograr una salud bucal óptima[1].

Tanto los profesionales de la odontología como los pacientes deben ser conscientes de los posibles cambios en los tejidos periodontales. El riesgo de xerostomía y las implicaciones psicológicas asociadas con las pacientes que se someten a terapias antiestrógeno deben vigilarse de cerca para abordar estos problemas y asesorar a la paciente durante este tiempo. La Tabla 5 a continuación resume las complicaciones asociadas con la terapia antiestrógeno para la paciente con cáncer de mama.

CUADRO 5

Complicaciones orales relacionadas con la terapia antiestrogénica

- Flujo salival reducido
- Afecta la Salud Peridontal
- Aumentar los niveles de xerostomía
- Sangrado gingival
- Caries Dental
- Disestesia Oral (Sensación Anormal)
- Disgeusia (Sensación gustativa alterada)
- Aumento de los niveles de depresión
- Síntomas musculoesqueléticos
- Cansancio
- Salud Bucal Comprometida

Complicaciones y manejo de la terapia con bifosfonatos

Los bifosfonatos son una clase de fármacos que se utilizan para prevenir la desmineralización por pérdida ósea (debilitamiento o destrucción). Algunos de estos medicamentos se pueden tomar por vía oral, mientras que otros se deben administrar por vía intravenosa en un hospital o clínica. Los ejemplos incluyen drogas como Actonel, Zometa, Fosamax y Boniva.

Mientras que la indicación más común para los bifosfonatos orales es el tratamiento de la osteoporosis, las indicaciones para los bifosfonatos intravenosos (IV) incluyen el tratamiento y manejo de las afecciones relacionadas con el cáncer, incluyendo la hipercalcemia de malignidad, los eventos relacionados con el esqueleto asociados con las metástasis óseas en el contexto de tumores sólidos como el cáncer de mama, el cáncer de próstata y el cáncer de pulmón, y el manejo de las lesiones en el contexto del mieloma múltiple.

La eficacia clínica de los bifosfonatos intravenosos para el tratamiento de la metástasis ósea y la hipercalcemia en relación con el cáncer de mama está bien establecida. Como análogos sintéticos de los pirofosfatos naturales, inhiben la reabsorción ósea y, por lo tanto, mejoran la densidad mineral ósea al disminuir la rotación ósea. Por esta razón, tienen una amplia aplicación en enfermedades bucales, como el cáncer oral, cáncer de mama, osteogénesis imperfecta, displasia fibrosa, hipercalcemia, etc. En casos de metástasis óseas del cáncer de mama, el uso de Bisfosfonatos IV ayuda a inhibir la resorción (destrucción) ósea mediada por osteoclastas (destrucción ósea), permitiendo que estos medicamentos actúen como "agentes protectores óseos".

Aunque es altamente eficaz en el tratamiento de las metástasis óseas relacionadas con el cáncer de mama, el uso a largo plazo de bifosfonatos intravenosos se asocia con sus propios efectos adversos. La osteonecrosis de las mandíbulas es una complicación importante asociada con su uso. El efecto sinérgico de la combinación de la quimioterapia, el estrés celular inducido por bifosfonatos debido al uso a largo plazo, los factores comórbidos relacionados con el cáncer, el desacoplamiento del equilibrio osteoblasto-osteoclástica, la reducción de la vascularización, las microfracturas óseas y el seguimiento de los microbios orales a través del periodonto pueden actuar de forma concertada para producir un efecto de "vagón de banda" que aumenta la carga de la enfermedad y reduce el umbral de susceptibilidad a favor de la osteonecrosis de la mandíbula relacionada con bifosfonatos (BONJ)6.

Las pacientes con cáncer de mama pueden encontrarse en un mayor riesgo de osteonecrosis de la mandíbula relacionada con el bifosfonato (BONJ). Como se describió anteriormente, la osteonecrosis es un problema de cicatrización ósea que puede ocurrir cuando se produce un daño a los osteocitos (células óseas); además, el deterioro del suministro sanguíneo del hueso impide la reparación adecuada del hueso de la mandíbula después de una cirugía dental, un traumatismo o la extracción de los dientes.

Es de suma importancia para la paciente con cáncer de mama que recibe bifosfonatos intravenosos asegurarse de que las estrategias de manejo de la terapia se discutan y se comuniquen a fondo entre los profesionales dentales y médicos que conforman el equipo de atención del cáncer.

Los cirujanos orales y maxilofaciales fueron los primeros en reconocer y notificar casos de hueso expuesto no cicatrizante en la región maxilofacial en pacientes tratados con bifosfonatos intravenosos. Además, los estudios epidemiológicos han establecido una asociación convincente entre los bifosfonatos intravenosos y la **BONJ** en el ámbito de las enfermedades malignas5.

Se puede considerar que los pacientes tienen **BRONJ** si están presentes las tres características siguientes5.

- Tratamiento actual o previo con bifosfonato A
- Hueso Expuesto en la Región Maxilofacial que Persistió por Más de Ocho Semanas
- No hay antecedentes de radioterapia en las mandíbulas

IMPLICACIONES DENTALES DE LA TERAPIA CON BIFOSFONATOS

La mayoría de los casos reportados de BONJ han sido diagnosticados después de procedimientos dentales como la extracción de dientes. Con menos frecuencia, el BONJ parece ocurrir espontáneamente en pacientes que toman estos medicamentos[6] El dentista debe conocer la historia del paciente y su susceptibilidad a la enfermedad oral. Y, el paciente debe transmitir el uso de bifosfonatos orales o intravenosos al dentista registrado. Juntos, el equipo de atención del cáncer puede proporcionar orientación y recomendaciones destinadas a reducir la incidencia de complicaciones orales durante el tratamiento del cáncer.

BONJ puede ocurrir espontáneamente, debido a una enfermedad dental o como consecuencia de una terapia dental. Si es posible, el tratamiento con bifosfonatos debe retrasarse cuando la salud dental no es óptima. Los procedimientos dentales invasivos deben ser completados; los dientes no restaurables con mal pronóstico deben ser extraídos. A los pacientes se les sigue instruyendo para que sigan tomando los bifosfonatos durante un largo período de tiempo, ya que los beneficios de estos están bien establecidos. Algunas de las enfermedades orales, como las patologías periapicales (raíces que rodean los tejidos), los conductos sinusales y los abscesos que contienen pus y que afectan al hueso, pueden causar osteonecrosis por sí solas. Estos casos deben tratarse inmediatamente6.

Debido a que la evidencia también apoya una causa infecciosa y posiblemente inmunológica subyacente de BONJ, antes de iniciar la terapia con bifosfonatos, el paciente debe ser referido para una evaluación dental completa para identificar y tratar cualquier fuente potencial de infección. El dentista debe proporcionar instrucciones de higiene bucal y asegurarse de que se realiza la profilaxis dental. La consulta con un cirujano oral o dentista familiarizado con el manejo del cuidado del cáncer es imperativa. Se ha descubierto que los pacientes que ya están en tratamiento dental con bifosfonatos y que reciben tratamiento dental corren el riesgo de experimentar un retraso en la cicatrización debido a las extracciones dentales y a la rotura espontánea de los tejidos blandos, lo que conduce a la exposición de los huesos intraorales6. Se puede considerar la posibilidad de colocar al paciente en un antibiótico de amplio espectro antes de comenzar un procedimiento dental. Se recomienda una estrecha colaboración con el oncólogo del paciente cuando se considere la administración de antibióticos o el ajuste de los medicamentos para el tratamiento del cáncer. Los pacientes que experimentan signos tempranos de enfermedad oral asintomática mientras toman Bisfosfonatos deben ser colocados en enjuagues antimicrobianos que contengan 0.12% de clorhexidina, mientras que los pacientes que experimentan hueso expuesto asociado con dolor pueden beneficiarse de una combinación de 0.12% de enjuague de clorhexidina y antibióticos sistémicos basados en pruebas de cultivo y sensibilidad.

En cuanto a la implantología dental, el paciente que toma Bisfosfonatos IV no debe considerar la colocación de implantes dentales durante este tiempo. Debido a que la cirugía involucra lesión y manipulación ósea, se debe considerar cuidadosamente. Se deben hacer planes para la colocación de implantes dentales después de que la terapia contra el cáncer haya cesado y haya pasado suficiente tiempo desde que se descontinuaron los bifosfonatos intravenosos. Aunque los bifosfonatos orales no parecen presentar el mismo riesgo si el paciente los ha estado tomando durante menos de tres años, se recomienda una discusión cuidadosa con el médico de atención primaria y el oncólogo antes de iniciar cualquier tipo de procedimiento dental invasivo que incluya cirugía o lesión ósea. El mantenimiento de los implantes existentes debe seguir los métodos mecánicos y farmacéuticos aceptados para prevenir la periimplantitis (inflamación/infección de los tejidos que rodean el implante), con un seguimiento regular del paciente. En resumen, el uso a largo plazo de bifosfonatos, o la administración actual de bifosfonatos intravenosos, debe tratarse con precaución.

Con la excepción de cualquier tipo de procedimiento quirúrgico invasivo, se pueden llevar a cabo todos los procedimientos restauradores de rutina, incluidos los cuidados de endodoncia y prostodoncia no quirúrgicos. No hay pruebas que sugieran el desarrollo de BONJ en relación con la odontología de rutina. Los pacientes que usan dentaduras postizas removibles o parciales deben ser advertidos contra el uso de aparatos mal ajustados que pueden estar causando fricción, traumatismo en la mucosa o úlceras bucales, especialmente a lo largo del hueso de la mandíbula inferior o de la mandíbula. Si BONJ ya se ha desarrollado en esta paciente, el tratamiento dental dependerá de la gravedad de la lesión. En estos pacientes, el objetivo sería eliminar el dolor, controlar las infecciones de los tejidos duros y blandos y minimizar la progresión de la osteonecrosis6. Se recomienda consultar con el oncólogo en caso de que el dentista considere la descontinuación del bifosfonato.

Por lo general, el tratamiento dental de rutina no debe modificarse únicamente con base en la terapia oral con bifosfonatos; es esencial contar con una historia clínica completa. Ya sea que se trate de bifosfonatos orales o intravenosos, el dentista y el médico que manejan al paciente deben adoptar un enfoque interdisciplinario que resulte en la formulación de un protocolo de manejo efectivo específico para el paciente. El papel del dentista como parte del equipo de tratamiento médico es particularmente importante para mejorar la calidad de vida de estos pacientes a menudo muy enfermos. Un seguimiento minucioso cada tres o cuatro meses es imperativo para seguir la evolución de la enfermedad y estar atento a cualquier efecto secundario que pueda surgir de la terapia con bifosfonatos[6].

CUIDADO BUCAL DESPUÉS DEL TRATAMIENTO CONTRA EL CÁNCER

Ahora que se ha discutido mucho acerca de cómo preparar el ambiente oral para la terapia del cáncer y luego manejar las complicaciones intraorales que pueden surgir de la administración agresiva de medicamentos y modalidades, debemos recordar brevemente al paciente con cáncer que la atención postcancerosa es igual de importante para mantener una buena calidad de vida. El cuidado de la boca después del cáncer debe jugar un papel tan importante en el autocuidado del paciente como cualquier otra recomendación relacionada con el bienestar dada por el equipo de

atención del cáncer. La cavidad oral es a menudo la primera vista de lo que está sucediendo sistémicamente. Afecciones médicas como las enfermedades cardiovasculares, la diabetes y las enfermedades inflamatorias suelen estar relacionadas con lo que también está presente en la cavidad oral. Los estudios han demostrado que los factores inflamatorios y la flora bacteriana asociados con la enfermedad periodontal son similares, si no idénticos, a los que se encuentran en la enfermedad cardiovascular. Además, se ha demostrado que ciertas enfermedades como la diabetes empeoran a medida que la salud periodontal del paciente se deteriora; lo contrario también es cierto. Se sabe que la diabetes no controlada afecta negativamente la capacidad de curación y la estabilidad de la enfermedad periodontal.

La boca está conectada al resto del cuerpo. Es imperativo que tanto los pacientes como los profesionales de la salud reconozcan y comprendan las implicaciones asociadas a este hecho. Es responsabilidad del paciente asegurarse de que cumple con las visitas dentales regulares para detectar signos tempranos de inestabilidad o desequilibrio en el bienestar de la cavidad bucal. Debido a que la boca refleja lo que puede estar sucediendo sistémicamente, lo opuesto también es cierto. El desequilibrio sistémico puede ser detectado oralmente y reconocido inicialmente por el médico dental vigilante y minucioso.

La nutrición juega un papel vital en el mantenimiento de una salud bucal óptima. El consumo de alimentos y bebidas con alto contenido de azúcar y ácido contribuye a una mayor incidencia de caries (caries dentales) y sensibilidad dental, especialmente en aquellos pacientes que han sido sometidos a dosis más altas de radioterapia, resultando en xerostomía crónica (sequedad bucal). Estos pacientes siempre necesitarán proteger su dentadura de la erosión del esmalte, las caries dentales, la sensibilidad de los dientes y el deterioro de la restauración. En términos generales, el microbioma humano (colección de organismos que viven dentro del cuerpo humano) es una colección de microbios, que incluye bacterias, virus y hongos que existen en nuestro cuerpo y en nuestro entorno. Algunos de estos microbios trabajan en sincronía con nuestro cuerpo y otros son dañinos para el ser humano y a menudo causan enfermedades. Nuestros cuerpos suelen ser bastante buenos para mantener las cosas en equilibrio, y ese equilibrio de microbios ayuda a llevar a la salud. Tener un equilibrio entre los bichos beneficiosos y los más propensos a causar daño conduce a un estado de salud y calma. Pero, cuando los microbios de nuestro cuerpo están desequilibrados, se produce una enfermedad. Y ahí es donde la asociación con el cáncer puede entrar en juego. Actualmente se están llevando a cabo

estudios para comprender mejor la relación entre un desequilibrio microbiano y el desarrollo de nuestro sistema inmunológico, y cómo esto puede afectar la incidencia del cáncer. Se sabe que ciertos microorganismos causan cáncer si se permite que influyan en los cambios celulares dentro del cuerpo. Un factor aquí es mantener una dieta bien balanceada que pueda nutrir positivamente el sistema inmunológico. Al hacerlo, el cuerpo es más capaz de combatir el potencial desequilibrio microbiano y tal vez incluso responder mejor a las terapias contra el cáncer que de otra manera no serían tan exitosas.

Ahora que una breve discusión arroja luz sobre la importancia del equilibrio oral y de la persona en su totalidad, el paciente con cáncer también necesita planear para restaurar el tratamiento dental fallido o reemplazar los dientes perdidos, ya sea que estén presentes antes de la atención del cáncer o que existan ahora debido a ello. Se debe discutir con el dentista para determinar las mejores opciones disponibles para las necesidades específicas del paciente. En términos de restauración, la restauración definitiva de la caries dental, la enfermedad periodontal y la infección crónica pueden ahora planificarse junto con una autorización médica del oncólogo y del médico de atención primaria. Desde un punto de vista estructural y cosmético, existen varias opciones de restauración dental disponibles para su discusión. Estos pueden incluir, pero no se limitan a:

- Empastes del color de los dientes
- Blanqueamiento dental
- Coronas y carillas de porcelana
- Puentes de porcelana fija para reemplazar dientes perdidos
- Implantes Dentales Fijos para Reemplazar Uno o Múltiples Dientes
- Dentaduras soportadas por implantes fijos
- Dientes soportados por implantes fijos en restauraciones de un día
- Dentaduras postizas tradicionales removibles totales o parciales (no recomendadas como restauraciones definitivas)

Aunque exhaustiva, la lista anterior no describe todos los escenarios o modalidades de tratamiento disponibles en la actualidad. Las opciones específicas del paciente se determinarían en base a una evaluación oral, la condición de la cavidad oral, los deseos y limitaciones del paciente, el cumplimiento del paciente, su historial médico y su estado, y otros factores. Para

promover su cuidado a largo plazo, los pacientes deben continuar usando productos diseñados para remineralizar los dientes, reducir el riesgo de caries dental, reducir la sensibilidad de los dientes, eliminar la inflamación de los tejidos, humedecer la boca y refrescar el aliento. Los mismos productos descritos en las secciones anteriores pueden seguir utilizándose después del tratamiento del cáncer y según sea necesario. Junto con una dieta bien balanceada y exámenes dentales regulares, se puede mantener una salud bucal óptima.

Los pacientes deben encontrar dentistas educados, cuidadosos, dedicados y compasivos que estén dispuestos y sean capaces de integrar la medicina en la prestación de su atención. Como dije anteriormente, la boca no está sola; es un componente vital y vivo de nuestro cuerpo. Alberga la sangre, los nervios y los sistemas linfáticos que se conectan con el resto del cuerpo. Cuídalo y aprende a usarlo como un espejo en el resto de TI.

En conclusión, me gustaría felicitarle por su compromiso de aprender, comprender mejor y participar activamente en el cuidado de su cáncer. Tu coraje te ayudará en el camino. Un tratamiento exitoso NO PUEDE suceder sin un espíritu positivo y duradero. Les deseo salud, felicidad y esperanza para los próximos días. Gracias por permitirme compartir este viaje con ustedes. Ha sido un privilegio para mí hacerlo.

Referencias

1. Taichman LS, Tindle D. Oral Health Maintenance For Patients With Breast Cancer. The Journal Of

Multidisciplinary Care; Decisions In Dentistry: 2016 January

2. Taichman LS, Gomez G, Inglehart Mr. Oral Health-Related Complications Of Breast Cancer Treatment: Assessing Dental Hygienists' Knowledge and Professional Practice. Journal of Dental Hygiene: JDH. 2015; 89 (Supp 12):22-37.

3. Wong, Hai (2014). Oral Complications and Management Strategies for Patients Undergoing Cancer Therapy. The Scientific World Journal. 2014.581795.10.1155/2014 1581795.

4. Breast Cancer Research and Treatment Journal. US National Library of Medicine.

5. American Association of Oral and Maxillofacial Surgeons Position Paper on Bisphosphonate-Related Osteonecrosis of the Jaws. Advisory Task Force on Bisphosphonate-Related Osteonecrosis of the Jaws. J Oral and Maxillofacial Surgery 65: 2007.

6. JIOH Volume 4; Issue 2: May-Aug 2012 www.ispcd.org J. Int Oral Health 2012 Bisphosphonate in Oral Diseases; Updates of Its Implications in Dental Management. Jayalakshmi K Rovikumar HJaya Naidu Archana Patil

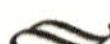

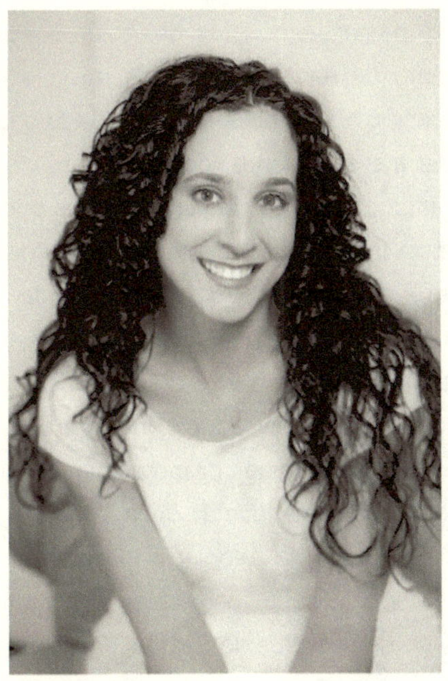

Rita Dargham, D.M.D

Reconocida como uno de los dentistas cosméticos y restauradores líderes en el Sur de la Florida, la Dra. Rita Dargham tiene más de una década de experiencia en el arte y la ciencia de crear sonrisas saludables y hermosas. La Dra. Dargham completó sus estudios de pregrado en la Universidad de Miami, donde obtuvo el título de Licenciada en Biología, y luego se graduó con honores en la Universidad de Florida, donde obtuvo su Doctorado en Odontología Médica en mayo de 1997. Continuando sus estudios, completó su formación de postgrado en el Miami Veterans Administration Hospital, concentrándose en implantes dentales y odontología reconstructiva.

Respetada por su experiencia en Reconstrucción y Mejora de la Sonrisa, la filosofía de la Dra. Dargham se centra en lograr el equilibrio entre la salud y la belleza natural al diseñar la imagen de la sonrisa de sus pacientes. La tecnología personalizada, que utiliza técnicas tradicionales y digitales, permite la creación de carillas de porcelana de apariencia natural, coronas, empastes, empastes del color del diente e implantes dentales en el diseño de restauraciones de un solo diente o de boca completa. La dedicación a la excelencia le ha dado a la Dra. Dargham la habilidad de proveer a sus pacientes con una odontología de larga duración de la que estarían orgullosos de ser los suyos por muchos años. Ya sea con la ortodoncia Invisalign, el blanqueamiento dental o los rellenos dérmicos dentales y el Botox, la experiencia de la Dra. Dargham ha permitido sonrisas hermosas y saludables.

La Dra. Dargham es miembro activo de numerosas y respetadas organizaciones dentales e institutos educativos que sirven para mejorar continuamente su capacidad de proporcionar a sus pacientes un tratamiento exitoso en todas las facetas de la odontología. Participa en la Asociación Dental de Florida, la Asociación Dental Americana, la Academia Americana de Odontología Cosmética, el Instituto LD Pankey y la Organización del Club de Estudios de Seattle, entre otros.

A través de Operation Smile, una organización médica sin fines de lucro, la Dra. Dargham ha descubierto una manera invaluable de ver el mundo mientras simultáneamente dona su tiempo y experiencia para tratar a niños y adultos jóvenes que sufren de los efectos negativos de un defecto congénito conocido como labio leporino y paladar hendido. Durante su visita a numerosos países subdesarrollados, ha ofrecido educación, tratamiento y apoyo a estas sociedades desfavorecidas. La experiencia de ver a un niño disfrutar de la nueva capacidad de funcionar y sonreír ha servido como un regalo que cambia la vida y es gratificante.

La Dra. Dargham continúa disfrutando de lo que se ha convertido en un maravilloso viaje dominando el Arte de Diseñar Sonrisas Hermosas y Saludables. La diversidad de culturas que ha tenido el placer de experimentar dentro de su familia de pacientes le ha permitido aprender y apreciar la gran variedad de atributos que traen una sonrisa a personas de todos los ámbitos de la vida.

14

NUTRICIÓN: UN MAYOR NIVEL DE BIENESTAR

SABRINA HERNANDEZ-CANO, RDN, CDE, NC

"La salud es un estado de completa armonía del cuerpo, la mente y el espíritu. Cuando uno está libre de discapacidades físicas y distracciones mentales, las puertas del alma se abren".

— B.K.S. IYENGAR

Cualquier persona puede ser diagnosticada con cáncer de seno incluso sin tener factores de riesgo obvios. Una de cada ocho mujeres desarrollará cáncer de mama a lo largo de su vida. Ha habido muchos que se sorprendieron cuando los resultados de las pruebas revelaron que había un bulto en sus senos. Tengo amigos, primos, tías, colegas, clientes e incluso mi propia madre, que fueron sorprendidos por las noticias de esta crisis de salud. Sentían que su estilo de vida saludable, comer bien, etc., los protegería de este diagnóstico. Por eso creo que hay tanta frustración con este diagnóstico. Hacemos lo mejor que podemos con la comida que comemos, nuestra rutina de ejercicios y nuestro entorno. Sin embargo, no hay garantías que equivalgan a una vida sin enfermedades y haríamos bien en recordar que la salud es un viaje, no un destino. Como tal, debemos permanecer atentos y ser conscientes de los factores de riesgo, y luego tratar de reducirlos.

Mi objetivo en este capítulo sobre nutrición es compartir mis años de experiencia y conocimiento y ofrecer lo que he reunido de la naturaleza, la ciencia y los sobrevivientes para que podamos obtener un mayor nivel de bienestar a través de una nutrición adecuada. Si debemos enfrentarnos a un diagnóstico de cáncer de mama, hagámoslo con una mente y un cuerpo más fuertes para ayudarnos a sanar y recuperarnos con la fuerza celular óptima que nos proporciona la nutrición adecuada.

Creo firmemente en la alimentación adecuada. Comienza cuando elegimos alimentos naturales, activamos nuestros cuerpos y alimentamos positivamente nuestra mente y espíritu lo mejor que podemos. El bienestar es un espejo interior que mira de afuera hacia adentro y se refleja de adentro hacia afuera. La mala nutrición, el estrés, un estilo de vida sedentario y un ambiente tóxico son una buena receta para la mayoría de los tipos de cáncer.

Tenemos que hacernos algunas preguntas básicas pero importantes. ¿Estamos eligiendo comida basura artificial cargada de químicos? ¿Nos olvidamos de nuestra necesidad básica de la cantidad adecuada de agua? ¿Nos falta movimiento y nos volvemos tan rígidos y apretados que nuestros cuerpos simplemente no fluyen? ¿Conocemos la distribución de nuestro peso para saber cuánta masa grasa o muscular llevamos? ¿Cedemos al exceso de azúcar y alcohol porque compramos en el marketing dulce y sexy?

Es hora de que nos demos cuenta y nos preguntemos por qué en nuestra gran nación, la pérdida de peso se ha convertido en una industria de 50 mil millones de dólares. Si continuamos comprando comida chatarra, los fabricantes continuarán empaquetándola bien para nosotros. Nuestras generaciones futuras pueden encontrarse comiendo de cajas y envoltorios llenos de ingredientes misteriosos, procesados y no nutritivos, difíciles de pronunciar, que tal vez ni siquiera se clasifiquen como alimentos. Los invito a comprometerse a un nivel más alto de bienestar y a cambiar a alimentos naturales y a nutrir adecuadamente nuestro ser físico, emocional, intelectual, social y espiritual. La fuerza, la flexibilidad y la resistencia son un reflejo del bienestar. Este bienestar conducirá a la concentración mental, la claridad y la longevidad.

Mi experiencia como niño con sobrepeso me inspiró a cambiar y mejorar mi nutrición. La lucha por encajar, y los insultos que experimenté fueron tan fuertes que me encontré haciendo mejores elecciones de comida, comiendo porciones más pequeñas, y bailando mi camino hacia una carrera que si se me diera la oportunidad de elegiría todo de nuevo. Hoy, mi inspiración viene de la oportunidad que tengo de ver a mis clientes transformarse, comer bien y encontrar maneras agradables de mover sus cuerpos todos los días.

La prevención es lo más importante

Mantenerse informado de las últimas investigaciones es la clave para la prevención y la atención. La ciencia, la investigación y la tecnología han tenido un enorme impacto en el número de vidas salvadas y la calidad de esas vidas también ha mejorado. Aunque hay ciertos hábitos y prácticas que sabemos que pueden reducir los factores de riesgo, hay otros que aún no están tan claros. Sin embargo, una cosa es absolutamente indiscutible: el peso importa. Los científicos nos dicen que el aumento de peso a medida que envejecemos aumenta el riesgo de cáncer de mama posmenopáusico. Una combinación de exceso de peso y niveles más altos de estrógeno e insulina también puede ser un triángulo perjudicial.

Evitar la obesidad, que se correlaciona con los niveles de insulina de alta circulación, es crucial para prevenir el cáncer de mama y otros tipos de cáncer. Las mujeres posmenopáusicas no producen estrógeno. Sus células grasas se vuelven responsables de producir estrógeno; por lo tanto, mientras más células grasas haya en el cuerpo, mayor será la cantidad de estrógeno como estradiol en la sangre, lo que aumenta el riesgo.

La abrumadora evidencia apoyada por estudios in vitro, animales y epidemiológicos sugiere que el estilo de vida y la dieta influyen en la iniciación, promoción y progresión del cáncer. Actualmente, según la Sociedad Americana del Cáncer (ACS), entre el 60 y el 70 por ciento de todos los casos de cáncer están directamente relacionados con los alimentos que comemos y la forma en que vivimos. La ACS también estima que simplemente eligiendo un mejor estilo de vida y haciendo que su médico realice un examen de salud podría prevenir la mitad de todas las muertes relacionadas con el cáncer. Esto sugiere que tenemos control sobre nuestra salud.

Nunca es demasiado pronto ni demasiado tarde para hacerse cargo de nuestro propio bienestar y comer una dieta saludable. Las pautas dietéticas para la prevención del cáncer son muy parecidas a las que se utilizan para evitar el riesgo de otros problemas de salud, como las enfermedades cardíacas, la diabetes, el alzhéimer y la hipertensión arterial.

A pesar de que existen más de 17.500 dietas y una industria de 50.000 millones de dólares en productos para la pérdida de peso que pueden o no funcionar para acompañarlas, la evidencia más convincente científicamente sobre el potencial de la lucha contra el cáncer demuestra que mantener o lograr un peso saludable. Hacerse físicamente activo, explorar el poder de los alimentos nutritivos y mantenerse nutricionalmente fuerte durante la lucha son nuestras municiones. Estos factores definen lo que es un estilo de vida nutritivo prometedor. En este capítulo también encontrará recetas y planes de comidas súper nutritivos y deliciosos que promueven una salud óptima.

El peso importa

Las tablas o escalas por sí solas no determinan el peso saludable. Su peso saludable personal es único para usted; así como usted es especial en muchos aspectos, también lo son su estatura, tamaño y forma. Esta es la razón por la que su estructura genética juega un papel importante. También puede existir un vínculo genético con la grasa corporal. Sin embargo, no podemos culpar sólo a los genes.

El metabolismo (la velocidad a la que el cuerpo quema energía) difiere de una mujer a otra.

A los pacientes les encanta cuando finalmente entienden la composición corporal. Una máquina llamada Tanita Body Composition Analyzer (Analizador de Composición Corporal de Tanita) hace correr una pequeña corriente hacia arriba por una pierna y hacia abajo por la otra. No hay dolor durante este procedimiento. Los pacientes reciben una lectura que muestra no sólo su peso sino también su masa muscular y grasa. Debido a que el músculo quema más calorías que la grasa, es aconsejable que se haga físicamente activo y aumente la masa muscular. El peso saludable también se determina por el índice de masa corporal (IMC). Este es simplemente su peso en relación a su estatura (ver Tabla 1) para una manera fácil de calcular su IMC.

Simplemente trace su altura en pulgadas: por ejemplo, si mide 1,5 metros de altura, son 60 pulgadas; si mide 1,5 metros, 2 pulgadas, son 62 pulgadas. Ahora encuentra tu peso y tu IMC por encima. Esta herramienta también ayuda a determinar su riesgo de problemas de salud relacionados con el peso. El IMC es generalmente más alto en mujeres con más porcentaje de grasa que en aquellas con mayor porcentaje de músculo. Las mujeres con exceso de grasa corporal tienen mayor riesgo de tener problemas de salud, incluyendo el cáncer. Cuanto más alto sea el IMC, mayor será el riesgo de cáncer. Un IMC de 18.5 a 24.9 indica un peso saludable; 25 a 30, sobrepeso; y 30 y más alto, obesidad.

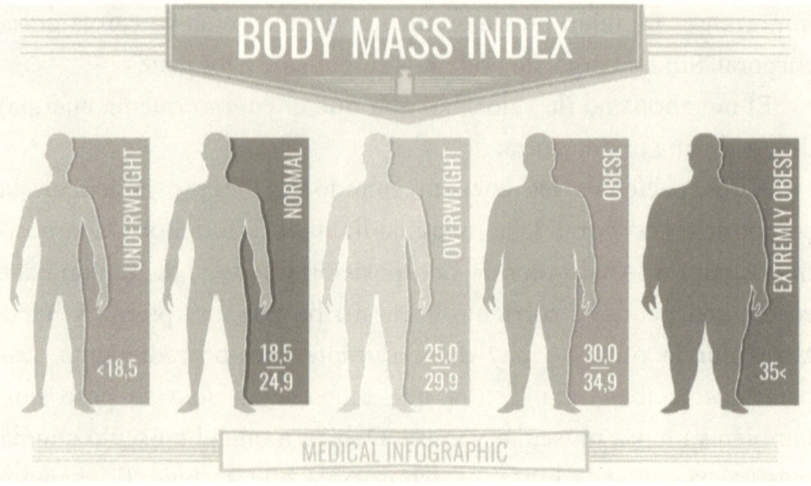

Para estar en un rango de peso saludable, trate de tener un IMC de 18.5 a 24. No olvide que un saludable puede venir en muchos tamaños y formas diferentes. Esto te hace un individuo especial y una mujer hermosa.

Lo más importante acerca de su peso es mantenerlo dentro de un rango saludable para que pueda disfrutar de una vida más plena y productiva y reducir su riesgo de enfermedad. Si su IMC está por encima de 25 ó 30, hay trabajo que hacer. Claramente, existe una relación entre la obesidad y el cáncer de mama. La razón por la que sé esto es porque en este momento hay por lo menos 107 artículos basados en la investigación en mi escritorio me lo dicen.

Los expertos e investigadores en dieta y prevención del cáncer señalan que la obesidad (IMC 30 o superior) afecta a las hormonas y a los cánceres relacionados con las hormonas. El cáncer está en aumento cada año y, desafortunadamente, también lo está nuestro peso como

nación. Nos enfrentamos a una epidemia de obesidad y debemos detenerla o seguiremos viendo más problemas de salud en el futuro. Así como luchamos para encontrar una cura para el cáncer de mama, debemos usar nuestras municiones para combatir la obesidad.

El Instituto Nacional del Cáncer dice que la obesidad y la inactividad pueden ser responsables de hasta el 20 al 30 por ciento de los cánceres de mama, colon, útero, riñón y esófago. Parece que la obesidad es un factor de riesgo importante para el cáncer de mama en las mujeres posmenopáusicas, pero no para las mujeres premenopáusicas. Los estudios también sugieren que el exceso de grasa corporal también disminuye las probabilidades de recuperación del cáncer. La razón es que el exceso de tejido graso es una fuente principal de circulación de una hormona llamada estrógeno en su cuerpo. Y el riesgo de cáncer de mama está relacionado con la cantidad de estrógeno al que usted está expuesta durante su vida.

Un estudio de investigación encontró que las mujeres que aumentaron de peso después de su diagnóstico de cáncer de mama aumentaron su riesgo de recurrencia. El exceso de peso también aumenta los niveles de otra hormona llamada insulina, que a su vez alimenta el estrógeno. El estrógeno está relacionado con los cánceres de mama y endometrio.

Por ahora, usted ha visto que aunque la investigación siempre tiene algo nuevo que decir, muchas fuentes de todo el mundo dicen lo mismo cuando se trata del peso. Las investigaciones para lograr o mantener un peso saludable y reducir el riesgo de cáncer de mama por primera vez también sugieren que las mujeres con sobrepeso tienen un mayor riesgo de cáncer de mama, especialmente después de la menopausia, en comparación con las mujeres con un peso saludable durante este período de sus vidas.

En un análisis de 2005, la Facultad de Medicina de Harvard indicó que perder de cinco a veinte libras podría reducir su riesgo de cáncer en un 10 por ciento. Perder más puede proporcionar más protección. No importa cuánto peso necesite perder, incluso una pequeña pérdida le ofrecerá beneficios. Entonces, ¿cómo se pierde peso?

Esta es la pregunta de los cincuenta mil millones de dólares. Primero, cuidado: Casi todos nosotros hemos contribuido a esta cantidad comprando titulares que son demasiado buenos para dejarlos pasar, aunque no tengan ningún sentido. Ya sabes, los que leen, "Pierde 10 libras en tres días".

Sí, claro, claro, sólo en mis sueños.

No tiene ningún sentido científico o matemático. Antes de siquiera intentar explicar cómo perder peso, permítanme recordarles que yo era un niño con sobrepeso. Comer en platos más pequeños, el compromiso, la determinación y un poco de actividad física me ayudaron a lograr un peso saludable. Tú puedes hacer lo mismo.

Una dieta saludable requiere que usted coma no sólo el tipo correcto de alimento, sino también la cantidad adecuada. El exceso de comida que es más de la cantidad que su cuerpo requiere se convierte en exceso de energía o calorías que se almacenan como grasa. Dado que la nutrición adecuada es una de las piedras angulares para la prevención del cáncer, vamos a averiguar cuántas calorías promueven un peso saludable.

A pesar de que usted puede necesitar alcanzar sus metas de peso, no es aconsejable perder peso durante el tratamiento del cáncer. Durante las terapias contra el cáncer, como la quimioterapia y la radioterapia, usted necesita comer a su máximo potencial para maximizar la cantidad de nutrientes para que su cuerpo pueda ser fuerte para luchar junto con los tratamientos médicos.

La Sociedad Americana del Cáncer ha reportado que un tercio de las muertes por cáncer estaban relacionadas con la nutrición, la inactividad física y la obesidad. Hagamos las cuentas. Si vamos a perder o aumentar de peso, necesitamos saber que hay 3,500 calorías en una libra de grasa. La causa del sobrepeso es un desequilibrio energético: se consumen más calorías de las que se consumen. Para calcular cuántas calorías necesita, simplemente tome su peso saludable en libras de la tabla de IMC y multiplique por 10 para mujeres y 11 para hombres. Las calorías para las necesidades básicas, dependiendo de cuán activo sea usted, se agregarían 20 por ciento para la actividad ligera, 30 por ciento para la actividad moderada y 50 por ciento para la actividad alta.

Por ejemplo: Ingesta diaria de calorías requerida para una mujer de 140 libras

140x10=1,400. Agregue 20 por ciento o 280 para actividades ligeras.

1,400 +280 =1,680 calorías y actividad= total de calorías necesarias

Si su IMC es de 25 o más y necesita perder peso, tome su peso actual y divídalo por 2.2. Luego multiplique por 25 y reste 500 calorías para revelar el número de calorías que necesita comer diariamente para promover una libra de pérdida de grasa por semana: 1,700 calorías para una mujer de 200 libras promoverá la pérdida de peso de 1 libra por semana, lo cual es seguro.

Aunque esto debería darle una idea de lo importante que es considerar las calorías en el

control de peso, no es un sustituto de una consulta con un dietista registrado que puede proporcionar un programa individualizado.

Usando terapia de nutrición médica, un dietista registrado adaptará las estrategias a su presupuesto, horario, necesidades especiales y las necesidades de su familia. Para encontrar un dietista registrado en su área, puede visitar el sitio web de la American Dietetic Association en www.eatright.org.

Siempre consulte con su médico antes de comenzar cualquier programa de pérdida de peso o de actividad física. Para tener éxito en cualquier esfuerzo de pérdida de peso, usted debe tener motivadores internos - cosas como su buena salud, aumento de energía y resistencia, autoestima, y un compromiso con usted mismo y sus metas de salud. Su compromiso debe ser para toda la vida y no sólo para el verano para que quepa en ese lindo traje de baño.

Diez Estrategias y Municiones para una Pérdida de Peso Exitosa

1. **Comprométase** como si fuera a casarse para formar una buena relación con la comida.

2. **Olvida** tu peso total. Conozca su masa grasa en libras. No se pese diariamente.
3. **Modifique** todas sus comidas. Esto significa que debe cortar las porciones de los alimentos que elija por la mitad.
4. **Hagas lo que** hagas, no empieces una dieta. Sólo faltan unos días para que termines y te sientas como un fracaso. Conozca su consumo de calorías y escuche a su cuerpo. Coma cuando tenga hambre y deje de comer cuando esté satisfecho.
5. **Haga** una lista de todos los alimentos que desea comer. Compre por lo menos tres cada vez que vaya de compras. Permítase los placeres con moderación y deje ir los comportamientos tóxicos con la comida.
6. **No** compre nada en grandes cantidades. Incluso los niños deben acostumbrarse a los envases y bolsas más pequeños.
7. **Coma** varias veces al día.
8. **Lea** las etiquetas y sepa lo que significan.
9. **Deje las** emociones fuera. Conéctese conscientemente a sus señales de hambre y plenitud.
10. **Ponerse** físicamente activo.

La mejor dieta es el conocimiento

Las calorías provienen de los carbohidratos, proteínas, grasas y alcohol. Las calorías que provienen de las grasas y el alcohol suministran más calorías que los carbohidratos y las proteínas, por gramo.

Los carbohidratos y las proteínas tienen menos calorías por gramo, mientras que las grasas aportan nueve calorías, y el alcohol siete calorías Los carbohidratos son la principal fuente de energía para el cuerpo. Son el combustible básico del cuerpo. Los necesitamos en la cantidad adecuada y con la calidad adecuada. Esto significa elegir granos enteros como bulgur, quinua, cereales ricos en fibra y arroz integral y salvaje. Estos son más nutritivos porque tienen el salvado y el germen, que son ricos en vitaminas, minerales, fibra y fitoquímicos. Tenga cuidado con los granos blancos refinados como la pasta, el arroz y el pan y los panecillos blancos. Lo mejor es evitarlos en exceso. No contribuyen tanto a la nutrición y aumentan la necesidad de más insulina. Me parece que esto hace que uno tenga más hambre y, por lo tanto, sea más propenso a comer en exceso.

Las investigaciones sugieren ahora que estos carbohidratos, que son bajos en fibra, pueden causar picos en el azúcar en la sangre porque se convierten rápidamente en glucosa. Los granos enteros se digieren lentamente y tienen un menor impacto en el azúcar en la sangre.

Un estudio copatrocinado por el Instituto Americano de Investigación del Cáncer informó que las mujeres que comían más carbohidratos tenían más del doble de probabilidades de tener cáncer de mama que las que comían menos. Los índices más bajos de cáncer de mama se dieron en mujeres que comían cantidades más altas de fibra insoluble que se encuentran en los carbohidratos de granos enteros, como los cereales de salvado, el pan de trigo integral y las verduras. La fibra es una variedad de compuestos que tienen diferentes efectos en el cuerpo. Hay dos categorías de fibra, soluble e insoluble. La fibra soluble es la que la evidencia sugiere que ayuda a reducir el colesterol y puede reducir el riesgo de enfermedad cardíaca. Las fuentes de fibra soluble incluyen avena, salvado de avena, cebada, frijoles o legumbres, frutas, verduras y arroz integral. La fibra insoluble es la que ayuda al estreñimiento cuando se consume con mucha agua. En un estudio reportado en el Journal of the American Medical Association, una dieta alta en fibra ayudó a controlar el aumento de peso y los niveles de insulina.

Animo a mis pacientes a consumir de 20 a 30 gramos de fibra diariamente y a buscar buenas fuentes de fibra en las etiquetas: 3 gramos o más por porción. La investigación sobre la fibra es continua y aún no es concluyente, pero los investigadores están de acuerdo en que hay mucha evidencia de que una dieta rica en fibra basada en granos enteros, frutas y verduras podría proteger contra muchas enfermedades crónicas. Esto puede deberse a que la fibra frena la secreción de insulina y los carbohidratos ricos en fibra a menudo contienen sustancias anticancerígenas.

...**proteínas** : Este macronutriente gana el voto superlativo para los más populares; todos quieren comerlo por poder y fuerza. Es cierto que nuestros cuerpos usan proteínas para construir y reparar; sin embargo, es importante entender que hay las mismas calorías - 4 para ser exactos - por gramo tanto en carbohidratos como en proteínas. La proteína extra también se almacena en forma de grasa. Es importante tener en cuenta las porciones. Elija carnes magras como pollo, pescado, mariscos y más proteínas vegetales. Buenas fuentes de proteína vegana incluyen garbanzos, lentejas, soja y edamame. Las verduras como los guisantes, las espinacas, el brócoli y las coles de Bruselas también aportan proteínas.

Grasas : La investigación aún no es concluyente sobre la asociación entre el consumo de una dieta baja en grasas y la prevención del cáncer de mama. Algunos científicos están sugiriendo que podría haber una relación entre el estrógeno y la ingesta de grasa: Cuando la grasa dietética aumenta, los niveles de estrógeno en el tejido mamario también aumentan, lo que puede provocar el crecimiento del cáncer. De lo que estamos seguros es que las opciones de alimentos en general que son más bajas en grasa, como frutas, verduras y granos enteros, ofrecen protección no sólo para sus senos, sino también para su corazón. Una dieta alta en grasas, especialmente de grasas animales como las grasas saturadas y los ácidos grasos trans, se ha relacionado con algunos tipos de cánceres como el de mama, colon, recto y pulmón. Además de aspirar a una dieta baja en grasas, también es importante consumir el tipo correcto de grasa.

Pero primero definamos la grasa y el papel que desempeña en nuestro sistema. La grasa, según el diccionario de Webster, es carnosa, rellena, grasosa, rica y resinosa. La grasa significa tantas cosas diferentes para tantas personas diferentes. La mayoría de las mujeres tienen algo que decir sobre la "grasa" en sus vidas. Recuerdo a Oprah Winfrey hablando de ello cuando era un niño.

"Demasiado en los muslos, las caderas y el trasero" o "muy poco en el pecho, las piernas y los tobillos". Ya sea que las mujeres luchen contra la obesidad o la anorexia, la grasa en la última década se ha convertido en un tema candente. Y con las últimas investigaciones sobre los beneficios generales para la salud de los aceites, parece que todo el país se está volviendo hacia una actitud positiva con respecto a las grasas. Las grasas son esenciales para la buena salud; realizan funciones corporales cruciales. Ningún ser humano puede vivir sin ellos. Las grasas son como un avión de lujo. Transportan vitaminas especiales como A, D, E y K, así como carotenoides al torrente sanguíneo. Es por eso que estas importantes vitaminas se llaman las vitaminas liposolubles. La grasa también ayuda en el mantenimiento de la membrana celular, la estructura y la función. Y lo más importante, preserva el sistema inmunológico.

El tipo de grasa que elegimos comer puede beneficiarnos o perjudicarnos. Hay grasas saludables y dañinas. Así que dejemos las cosas claras. Usted puede comenzar a elegir los mejores aceites para la salud en general, incluyendo la prevención del cáncer de mama.

Monoinsaturado

Las grasas monoinsaturadas se denominan mono porque sólo hay un hidrógeno en la cadena de carbono. El cuerpo puede procesar un hidrógeno más fácilmente que una cadena que está completamente saturada con varios hidrógeno. Vale, suficiente química orgánica. Las grasas monoinsaturadas son líquidas a temperatura ambiente y comienzan a solidificarse en el refrigerador. Las grasas monoinsaturadas como la oliva, el maní y la canola (los aguacates y la mayoría de los frutos secos también tienen altas cantidades de grasas monoinsaturadas) son aceites de excelente calidad.

Demasiada grasa, incluso la buena, puede añadir un exceso de calorías. El Departamento de Agricultura de los Estados Unidos

(USDA) y el Departamento de Salud y Servicios Humanos (HHS) recomiendan que la grasa no supere el 20-35 por ciento de las calorías diarias. Por ejemplo, el 20 por ciento de las 1,400 calorías equivale a 280 calorías; dividido entre 9 (el número de calorías por gramo de grasa) es 30 gramos de grasa.

Grasas poliinsaturadas

El polietileno (o "algunos", como su nombre indica) nos dice que habrá más de un hidrógeno en la cadena de carbono. Las grasas poli-insaturadas también son líquidas a temperatura ambiente. Los alimentos ricos en grasas poliinsaturadas incluyen aceites vegetales como los aceites de cártamo, maíz, girasol, soja y semillas de algodón. Aunque estos aceites no están completamente saturados, muchas veces son aceite de soja o aceite de maíz parcialmente hidrogenado. Las pruebas de laboratorio han demostrado que los tumores de mama aparecen con más frecuencia en animales alimentados con dietas altas en aceite de cártamo y maíz que en los alimentados con aceite de oliva. Los investigadores también han notado niveles más altos de químicos tóxicos como el diclorodifeniltricloroetano (DDT) y los bifenilos policlorados (PCB) en mujeres con cáncer de mama. También se han encontrado residuos tóxicos ambientales en el tejido graso. Debido a que el seno está compuesto principalmente de tejido graso, existe una mayor posibilidad de que los desechos se almacenen allí. Esto significa que no es simplemente la cantidad o el tipo de grasa, sino lo que realmente cuenta. Es por eso que los alimentos frescos o incluso orgánicos pueden ser la mejor opción.

Ácidos Grasos Omega-3

Estas son un tipo de grasa poliinsaturada que son esenciales para la buena salud. Se llaman esenciales porque el cuerpo no puede producir estos ácidos grasos por sí solo. Los omega-3 deben incluirse en la dieta de pescados grasos como el salmón, el atún blanco y la caballa. Otra fuente de ácidos grasos omega-3 proviene del ácido alfa-linoléico (ALA), que el cuerpo convierte en DHA y EPA (ácido docosahexgenoico y ácido eicosapentgenoico). El ácido alfa-linolénico se puede encontrar en ciertas nueces como las nueces y aceites vegetales como la canola, la soya, la linaza y el aceite de oliva.

Incluya omega-3 en su dieta comiendo pescado por lo menos dos veces por semana e incluyendo linaza molida en sus cereales o ensaladas. Usted puede obtener aceite de linaza o semillas que han sido molidas. Las semillas deben ser molidas para obtener el beneficio. Las semillas enteras también pueden ayudar con el estreñimiento.

Grasa saturada

La grasa saturada es sólida a temperatura ambiente y principalmente en productos de origen animal, como el tocino, la mantequilla, la crema agria, el queso crema, la manteca de cerdo, la carne roja, la carne de ave y los productos de crema entera. Otras fuentes principales que contribuyen a las grasas saturadas que no son de origen animal son el coco, la palma y otros aceites tropicales.

Grasas Trans

Evítelos a toda costa. Estas grasas empiezan como buenos aceites insaturados y luego son eliminadas con gas hidrógeno para solidificarlas, creando un ácido que eleva el colesterol malo y el riesgo de enfermedades cardíacas. Apunte a cero gramos en las etiquetas de los alimentos que traiga a casa. Afortunada y finalmente, la Administración de Drogas y Alimentos de los Estados Unidos (FDA) encontró que los aceites parcialmente hidrogenados (PHO, por sus siglas en inglés) -la principal fuente alimenticia de las grasas trans- no son seguros. Los fabricantes tienen que eliminar las grasas trans de sus alimentos.

Moviendo Nuestros Cuerpos

Ejercicio: Un compromiso con un estilo de vida saludable también significa ponerse físicamente activo. Los estudios han encontrado que las personas que hacen ejercicio tienen un menor riesgo de desarrollar cánceres de mama y otros tipos de cáncer. La actividad regular puede ayudarle a lograr y mantener un peso saludable, lo cual también ha demostrado reducir el riesgo de enfermedades crónicas. En la prevención inicial del cáncer, el Instituto Estadounidense de Investigación del Cáncer informa que las mujeres que son físicamente activas tienen entre 30 y 40 por ciento menos riesgo de cáncer de mama, endometrio y pulmón. El ejercicio regular después del diagnóstico de cáncer de mama puede reducir el riesgo de muerte, especialmente en mujeres con tumores sensibles a las hormonas, según el Harvard Nurses' Health Study.

Estudio de Salud: Se estudiaron tres mil mujeres con cáncer. Los que eran físicamente activos caminando de tres a cinco horas por semana a un ritmo promedio tuvieron el mayor beneficio.

La Sociedad Americana del Cáncer recomienda que hagamos ejercicio de treinta

minutos y preferiblemente de cuarenta y cinco a sesenta minutos cinco o más días a la semana, a un ritmo moderado a vigoroso. Siempre consulte a su médico antes de realizar cualquier actividad física. Recuerde divertirse e incorporar una variedad de actividades como bailar, yoga, practicar un deporte, Pilates, maratones, o incluso rutinas de fitness en el campamento de entrenamiento. Hágalo un hábito programándolo como una prioridad. Después de todo, el ejercicio no sólo prolonga su vida, sino que también reduce el estrés diario y lo hace sentir vivo y lleno de energía.

Mover nuestros cuerpos y tomarnos el tiempo para hacerlo es una expresión de amor propio. El nuevo hábito de fumar es la inactividad. Necesitamos estar en armonía y equilibrio con nuestro ser físico. De veinte a treinta minutos de ejercicio deben ser parte de la jornada laboral. Si fuera obligatorio no tendríamos elección.

Tendríamos que hacerlo para recibir nuestro cheque de pago. Nuestras compañías tendrían empleados más fuertes, enérgicos y saludables. Gastaríamos menos en facturas médicas y tendríamos menos días de baja por enfermedad. Debería ser parte de nuestro trabajo y de nuestro sistema de salud. Se deben dar incentivos a los empleados que "hacen ejercicio". Un miembro del personal en forma es un empleado, gerente, maestro más productivo y son más efectivos como ejecutivos y profesionales.

Cualquier forma de mover el recuento de nuestros cuerpos: Yoga, Tai chi, Pilates y estiramientos suaves son beneficiosos para prevenir lesiones y para la salud y el bienestar general. Los estudios sobre el cáncer de mama han demostrado que caminar hasta cinco horas a la semana ayuda a prevenir la recurrencia del cáncer. Lo más importante del ejercicio es que es una oportunidad para divertirnos y divertirnos con amigos y familiares. Así que camina, baila o tira la pelota. Pero muévete ahora. Porque mientras esperamos, nuestros cuerpos se descomponen lenta pero seguramente. Todos los días me pregunto: "¿Qué tipo de cuerpo quiero tener a los 90 años? Mi respuesta es: igual al de mi padre. A la edad de 90 años, nunca se ha sentado por mucho tiempo y siempre está caminando, andando en bicicleta, haciendo estiramientos y respirando profundamente. Es mi campeón. Una de las mejores maneras de levantarse y ponerse en movimiento es el sistema de amigos. En mi caso, lo llamo el proyecto Kathleen. Kathleen, mi querida, fuerte y musculosa amiga, me recoge a las 4:55 a.m. para que podamos hacer spinning, "Sin excusas" a las 5:15 a.m. Le debo mi "modo corporal de trabajo en progreso". Sus famosas palabras son "dame un mes" - de alguna manera esto se ha convertido en años. Gracias Kathleen, ¡tu cuerpo es genial! Y también tu inspiración y motivación. ¡Por favor, recógeme para hacer spinning incluso cuando tengamos 90 años!

Una dieta rica en bienestar

Aunque hay más de 17,500 dietas bien documentadas que existen hoy en día, la mejor dieta es la que es rica en fitoquímicos y antioxidantes - en otras palabras, mucho color. Estos alimentos son la medicina de la naturaleza. Nuestros cuerpos forman radicales libres cuando el cuerpo metaboliza el oxígeno. Este es un proceso necesario para protegerse de los virus y las bacterias. Un ambiente tóxico también puede promover los radicales libres. Demasiados radicales libres y no suficientes antioxidantes pueden conducir al envejecimiento y al cáncer. Una combinación de fitoquímicos o productos químicos vegetales con antioxidantes como la vitamina A (ACE), la vitamina C y la vitamina E debe ser el tejido de una dieta protectora y excelente. Los fitoquímicos se pueden encontrar en granos enteros, frijoles, frutas, verduras, nueces, semillas, vino, café, té y chocolate negro.

Estamos bastante convencidos de que la inflamación es el fuego que alimenta a muchas enfermedades, incluyendo el cáncer. La inflamación ocurre cuando el sistema inmunológico se activa para liberar sustancias químicas que son dañinas, especialmente cuando la inflamación ocurre a largo plazo. Una buena nutrición y ciertos alimentos pueden ayudar a equilibrar el sistema inmunológico y los niveles de insulina.

Se recomienda una dieta mediterránea, asiática e india. Todos son ricos en verduras, frutas y proteínas vegetales, incluyendo lentejas, guisantes, frijoles y tofu. También incorporan el uso de hierbas y especias como la cúrcuma, la menta, el tomillo, el romero y el ajo, y granos enteros y múltiples como la quinua, el bulger, el arroz integral y la batata.

Escoja grasas saludables como los aceites de oliva, canola, linaza y Omega-3 y mantequillas y coma menos proteínas animales y lácteos, mientras que opte por más pescado y carne y huevos orgánicos. Mi hermana Sandy y yo pasamos algún tiempo en Bali y descubrimos que comer de esta manera nos daba suficiente energía y coraje para practicar yoga dos veces al día, reunirnos con el gurú y visitar otras tres islas el mismo día. Cuando recuerdo ese viaje y la gente que conocí allí, recuerdo que el equilibrio y la moderación son el núcleo del bienestar.

Podemos disfrutar de nuestros alimentos favoritos siempre y cuando incorporemos pautas de bienestar para nuestra ingesta diaria. Por lo tanto, limitar el alcohol, las bebidas azucaradas, los jugos de frutas, los refrescos, los azúcares refinados o procesados, las harinas blanqueadas,

los panes, los pasteles, los muffins, las galletas y los pasteles es una buena idea. Algo que escucho repetidamente en las conferencias sobre alimentación y nutrición es que me ayuda a recordar que hay que elegir mejor los alimentos es que el azúcar mata, pero el azúcar y la grasa matan más rápido.

Una dieta que se enfoca en el bienestar y la prevención es una dieta que desintoxica naturalmente y libera al cuerpo de sustancias cancerígenas. Fortalece el sistema inmunológico, previniendo la desnutrición. Una dieta poderosa es aquella que reduce la oxidación y la inflamación para prevenir el crecimiento y la diseminación del tumor. Cuando me preguntan sobre una dieta de desintoxicación, mi respuesta es siempre la misma. Me desintoxico las 24 horas del día, los 7 días de la semana. Nuestro hígado especialmente está trabajando duro; ¿por qué no comer una dieta de desintoxicación llena de alimentos naturales y orgánicos que funcionarán todo el día? Comer bien es una oportunidad para desintoxicarse de 3 a 5 veces al día.

Los nutrientes que pueden ayudar en el proceso natural de desintoxicación del cuerpo incluyen alimentos orgánicos enteros, verduras verdes crucíferas, probióticos y un filtro adecuado de frijoles, granos enteros, frutas y nueces. Añadiendo hierbas y especias, ajo y cebollas. Beba té verde y mucha agua.

Alimentos orgánicos integrales - elija alimentos etiquetados como orgánicos certificados por el USDA. Al elegir productos, el USDA ha desarrollado un gran recurso para ayudarle a limitar su exposición a los pesticidas. El Grupo de Trabajo Ambiental (EWG, por sus siglas en inglés) del USDA, es una guía para el comprador que describe qué frutas y verduras contienen la mayor cantidad de plaguicidas conocidos como su "Docena Sucia Plus" y también contiene una lista de las frutas y verduras que contienen la menor cantidad de plaguicidas o que no contienen ninguno, conocida como sus "Quince Limpios". Los alimentos cultivados y cultivados orgánicamente tienen un impacto positivo en nuestra salud y nuestro medio ambiente. Los productos frescos se pueden limpiar mezclando una solución de 16 onzas de agua y 2 cucharadas de vinagre durante 2 a 3 minutos y luego enjuagar y cepillar.

Alimentos Funcionales

Es un momento muy emocionante para la ciencia de la nutrición. Durante años nos hemos centrado en los alimentos que debemos evitar. Pero hoy en día, la investigación está revelando mucho más sobre los beneficios de ciertos alimentos que tienen un efecto potencialmente

positivo en la salud más allá de la nutrición básica. Éstos se denominan alimentos funcionales. Estos alimentos contienen fitoquímicos - y "fito" significa planta. Estas sustancias vegetales luchan por nuestra salud. También se les llama súper alimentos.

Así como el público se interesó hace cien años por el descubrimiento de las vitaminas, hoy vemos un gran entusiasmo cuando los científicos exploran los beneficios "funcionales" de los fitonutrientes. Provocan salud al retrasar el proceso de envejecimiento y reducir el riesgo de enfermedades crónicas. Son sustancias bioactivas que las plantas producen naturalmente para protegerse contra virus y bacterias. Existen miles de fitonutrientes que aportan aroma y sabor a nuestros alimentos. Por lo menos dos mil son responsables de los pigmentos vegetales que hacen que los alimentos en nuestros platos estallen de color.

Una naranja puede tener más de 150 fitonutrientes diferentes. Los carotenoides dan a las naranjas su color brillante. Los flavonoides dan a los arándanos su tonalidad azul. Ambos actúan como antioxidantes y pueden neutralizar los radicales libres. La quercetina, que se encuentra en el té, las cebollas y otras verduras, puede reducir el crecimiento y la diseminación de las células cancerosas. Los alimentos vegetales contienen una variedad de estas sustancias protectoras, especialmente frutas y verduras. Los fitonutrientes se agrupan según sus características y su posible función protectora (ver Lista 1, Ejemplos de componentes funcionales para la lista de fitonutrientes de nutrición funcional). Otros alimentos que pueden reducir el riesgo de cáncer son las catequinas en té blanco, oolong, verde o negro, que en la puntuación de la capacidad de absorción de radicales de oxígeno (ORAC, por sus siglas en inglés) se clasifican como de alto o más alto potencial antioxidante que muchas frutas y verduras.

Investigadores del Centro Médico de la Universidad de Rochester, Nueva York, han encontrado que el EGCG, otro componente antioxidante del té verde, tiene una afinidad por una proteína común en la célula cancerosa, que podría prevenir la cascada de eventos que desencadenan el cáncer. La manera en que el EGCG puede detener el proceso del cáncer antes de que comience es interfiriendo con algunos de los procesos involucrados en la replicación celular, que matan las células tumorales. Mi coautora Cindy y yo tomamos té juntos todo el tiempo. Estos alimentos mencionados anteriormente, junto con muchos otros que se están investigando en la actualidad, son los que tienen más probabilidades de tener potencial para combatir el cáncer.

Es importante no obsesionarse con ningún alimento específico. No hay un solo alimento

que pueda prevenir el cáncer. Sin embargo, existen estrategias dietéticas que pueden ayudar a marcar la diferencia.

Consumir una amplia gama de alimentos saludables y vivir un estilo de vida nuevo y mejorado es inteligente. Un estilo de vida inteligente incluye no fumar. Es crucial hablar con profesionales capacitados sobre la mejor opción para dejar de fumar. También evite la exposición al sol en su piel, pero obtenga suficiente vitamina

D, "la vitamina del sol", la investigación nos dice que evitar la exposición al sol entre las 10:00 A.M. y las 2:00 P.M., los investigadores también recomiendan proteger su piel con ropa o protector solar.

La vitamina D se absorbe a los pocos minutos de tomar el sol, varios días o una semana. Consuma leche fortificada o pescado graso. Si usted no toma un poco de sol o consume leche o pescado graso, entonces considere tomar un multivitamínico con vitamina D o cualquier otro suplemento de vitamina D. Cada vez hay más pruebas de que la vitamina D puede proteger contra varios tipos de cáncer, incluido el cáncer de mama.

Super Comida para Sobrevivientes

Brócoli: ¡Mi favorito! Lo corto en pedazos y lo pongo en todo, incluyendo frijoles, quinoa y hasta humus para untar. Junto con la col rizada, las coles de Bruselas, la coliflor y la col, el brócoli ha sido ampliamente estudiado por los científicos. El consenso general es que los productos químicos de la familia de las crucíferas pueden proteger contra el cáncer. El brócoli contiene un químico muy investigado llamado glucosinolatos, que se rompe en indoles e isotiocianatos. Parece estar protegiendo contra los cánceres relacionados con las hormonas, como el cáncer de mama. Los indolos químicos interrumpen la replicación de las células cancerosas. Es por eso que el brócoli se ha convertido en uno de mis alimentos medicinales favoritos. Lo llamo mi dosis diaria.

Paul Talalay, M.D., profesor de farmacología y ciencias moleculares en la Universidad Johns Hopkins en Baltimore, fue uno de los científicos que descubrió el potente isotiocianato sulforafano que combate el cáncer en el brócoli (¡intenta decirlo cinco veces más rápido!). También descubrió que los brotes tiernos de brócoli son una fuente superrica de sulforafano. Según el Dr. Talalay, el brócoli y otras verduras crucíferas como el repollo, la col rizada, la coliflor y los brotes de bruselas tienen sustancias anticancerígenas: Cuando las células de la planta se descomponen durante la masticación, los glucosinolatos se liberan y se convierten en

otra sustancia protectora llamada isotiocianatos. Estos químicos inducen enzimas que ayudan a la desintoxicación y estimulan los antioxidantes, dice el Dr. Talalay. Otros vegetales coloridos con propiedades protectoras incluyen tomates, calabazas, zanahorias y hojas verdes oscuras.

Probióticos - Bacterias amigables: La salud de nuestro intestino es crucial en la curación y prevención de enfermedades; el colon contiene bacterias y radicales libres no amigables. Por lo tanto, debemos crear un buen ambiente en el intestino para una buena salud. Comer más fibra, beber mucha agua y tomar un suplemento probiótico hará que el tracto gastrointestinal sea feliz. Siempre consulte con su médico o dietista antes de tomar cualquier suplemento.

Bayas: Me encantan las bayas! Los promociono diariamente por su amplia gama de fitoquímicos, alto contenido de fibra y vitamina C. Son dulces, jugosos y un poco agrios a veces, lo que los hace perfectos para acompañar una variedad de alimentos como el yogur de vainilla, ensaladas y como condimento en platos de pollo y pescado. La variedad es abundante. Usted puede elegir entre arándanos silvestres, que tienen alrededor de 26 antioxidantes, y salmónidos, que son parte de la familia de las rosas. Son rosas, de color salmón, pero se tornan rojas a medida que maduran. No son fáciles de encontrar pero son exquisitos. Las bayas más oscuras como las moras y los arándanos están literalmente bajo el microscopio. Los científicos nos dicen que los fitoquímicos y los antioxidantes pueden ser potenciales combatientes contra el cáncer. Compro una variedad de bayas frescas y las congelo para poder disfrutarlas durante todo el año. Hago postres de bayas calientes, mermeladas naturales, condimentos e incluso aderezos para ensaladas con bayas.

Las semillas son el futuro. Llevan nuestro suministro de alimentos a la siguiente generación y contienen una concentración de nutrientes y aceites que están llenos de sabor, textura y beneficios nutricionales. Rocío, revuelvo, muelo y aplasto semillas como chía, lino, cáñamo, calabaza, sésamo, girasol y sandía.

Las semillas son ricas en minerales y grasas saludables como los ácidos grasos poliinsaturados. Crecí regando a mi mascota chía y ahora las como porque están llenas de proteínas, ácidos grasos omega-3, fibra y minerales como hierro, calcio, magnesio y manganeso. Chía es un excelente espesante sin grasa para sopas y salsas. La pasta gelatinosa es un tipo de fibra soluble que es importante para la salud del corazón.

Las semillas de lino están repletas de poderosos antioxidantes, ácidos grasos omega-3, proteínas y vitamina B, zinc, magnesio y manganeso. Es importante moler la linaza; de lo

contrario, pasa intacta por el tracto digestivo. Espolvoreo linaza dorada molida sobre mi avena, batidos de bayas, ensaladas, sopas, frijoles y panecillos de quinua.

Las semillas de cáñamo están recibiendo mucha atención por su alto contenido de proteínas y su excelente contenido de ácidos grasos omega-3 y minerales. Las espolvoreo sobre el yogur, los cereales y los platos salteados como los salteados y las sopas. Tostarlas un poco antes de comer o cocinar con ellas las hace más sabrosas.

Las hierbas y la especia de la vida

Las especias son la forma más fácil de ser creativo en la cocina; me ayudan a reducir la grasa para el sabor. Los antiguos curanderos los han utilizado en todo el mundo. Los han intercambiado como medicamentos en forma de tinturas, tés, jarabes, aceites y extractos. Los científicos de hoy en día han descubierto que pueden tener fitoquímicos que son antioxidantes, antiinflamatorios y protegen contra bacterias y virus.

Compre romero fresco, tomillo, orégano, albahaca, menta y jengibre, que son estupendos, fragantes y aromáticos cuando los cocina. La cúrcuma y el curry, nativos de Oriente, se cultivan desde hace al menos 5.000 años en la India. También se encuentran en el Caribe y son los antiinflamatorios naturales más poderosos identificados por los científicos en la actualidad. Están surgiendo estudios con noticias sobre el principal compuesto de la cúrcuma, la curcumina. Se ha encontrado que este compuesto es útil para jugar un papel contra muchas enfermedades, incluyendo la enfermedad de Alzheimer. Se ha demostrado que la curcumina puede inhibir el crecimiento de ciertos cánceres. Es la especia antiinflamatoria y antioxidante. Su color dorado y cálido anima cada guiso, sopa, chile, cazuela y ensalada en mi cocina. En la parte superior de la lista para inhibir la mayoría de los cánceres, incluyendo el de mama, se encuentran el ajo, el puerro, el cebollín y la raíz de jengibre, todos ellos poderosos antiinflamatorios y antioxidantes.

El té de jengibre alivia las náuseas por la quimioterapia y los efectos secundarios de la radiación. Me pongo creativo y combino aceite de oliva, cúrcuma, pimienta negra, ajo, puerros, bayas azules silvestres, cebollas, jengibre y vinagre balsámico para un aderezo contra el cáncer que uso en mis ensaladas y platos de verduras. Era una de las favoritas de mis colegas cuando trabajaba en un hospital. Puedes añadir yogur natural y convertirlo en una súper salsa.

Chocolate negro, vino tinto, café y amor propio

Chocolate negro

Siempre me ha apasionado el chocolate negro; sin embargo, mi verdadero amor comenzó en una pequeña isla llamada Santo Tomé y Príncipe, el segundo país más pequeño de África. Estaba allí en una misión de salud con mi esposo cuando obtuve un profundo aprecio por los granos de cacao. Aprendí que el chocolate significa agua amarga y que los aztecas hacían una bebida amarga con granos de cacao y especias. Los mayas creían que la bebida amarga sanaría sus corazones, mentes y cuerpos. Ahora la investigación científica ha revelado un tipo de antioxidantes y fitoquímicos llamados catequinas y flavonoides. Estos compuestos están recibiendo elogios por la salud del corazón. Los mayas pueden haber estado en algo dulce, mientras bebían su amarga bebida de cacao. He notado que un trozo de chocolate negro al día me hace feliz, sano y muy satisfecho.

Vino Tinto

Para muchos de nosotros, los amantes del vino, no hay mucho que hacer aquí. El vino es una persona decadente y honorable. También es digno de mención por la gran evidencia científica que relaciona el fitoquímico, el resveratrol con una multitud de beneficios para la salud, especialmente para disminuir el riesgo de enfermedad coronaria y apoplejía. El poderoso resveratrol ha demostrado tener propiedades antioxidantes, anticoagulantes, antiinflamatorias y anticancerígenas.

Alcohol

Este es otro tema que necesita ser abordado porque la investigación está diciendo ahora que las mujeres que consumen incluso unas pocas bebidas por semana tienen un mayor riesgo de cáncer de mama. La razón es que el alcohol puede elevar los niveles de estrógeno, lo que aumenta el riesgo de cáncer de mama. Según el Nurses' Health Study, el aumento del riesgo de cáncer de mama relacionado con el alcohol ocurre principalmente en mujeres que no reciben cantidades adecuadas de vitamina B y ácido fólico. Limite las bebidas alcohólicas a una al día. Sin embargo, las mujeres que han tenido cáncer de mama están en alto riesgo deben evitar el alcohol por completo. Debido a que existe evidencia de que el alcohol puede proteger contra la enfermedad cardíaca, pregunte a su médico si beber con moderación puede beneficiar o aumentar el riesgo, basándose en su predisposición genética.

Café

El aroma es cautivador, seductor y, como muchos de nosotros sabemos, adictivo. Con buenas variedades de granos de café es fácil caer y permanecer enamorado. Los granos de café tienen más de 1.000 compuestos activos, fitoquímicos y un alto perfil antioxidante. Los beneficios para la salud van desde la mejora del rendimiento mental y físico hasta las propiedades para combatir el cáncer. Un análisis de ocho estudios sobre el riesgo de cáncer endometrial y el café que involucró a 300.000 mujeres, encontró una reducción de siete por ciento en el riesgo de desarrollar cáncer endometrial. Otra buena razón para disfrutar de una taza de Jo.

H2O

Los humanos están formados principalmente por agua. La persona promedio lleva de 10 a 12 galones de ella. Es esencial en la digestión y excreción. Lubrica nuestras articulaciones y es un componente importante de los fluidos corporales. Es nuestra bebida natural, sin calorías, limpiadora y purificadora. La piel más bella y equilibrada del cuerpo la lleva en abundancia. La deshidratación causa dolores de cabeza, aumento del apetito, estreñimiento, irritabilidad y letargo. No podemos vivir sin ella y moriríamos en su ausencia en pocos días. Con la increíble carga que ponemos en nuestros riñones, de toxinas y contaminantes de nuestro medio ambiente es una pena que para la mayoría de la gente es una lucha para conseguir los vasos recomendados de 8-8 onzas por día. He descubierto que recomendar beber un par de vasos de agua por la tarde ayuda como un estímulo, como cuando se riega una planta moribunda y rápidamente vuelve a la vida.

Aunque libre de calorías, de alguna manera me da energía. También ayuda a frenar mi apetito durante esas horas de hambre de 3 p.m. a 6 p.m. hasta que la cena esté lista. Llamo a esto las horas de las brujas porque si no tuviéramos cuidado podemos comer a través de la despensa. Una combinación del estrés acumulado durante el día, el apetito y correr para terminar con nuestra rutina diaria puede crear una causa para comer en exceso, aunque probablemente hayamos consumido una dieta prístina durante todo el día. Encontré que comer un bocadillo sustancial y rico en nutrientes e hidratarse con agua era la respuesta. Durante estas horas es una

buena idea tener un bocadillo saludable a mano y emparejarlo con un buen vaso alto de infusión de H2o. Me encantan las infusiones naturales de limón o bayas en mi agua, pero no hay nada como una H2o pura, cristalina y limpiadora.

Plan de Comida de Bienestar

These meal plans were designed using a variety of foods rich in phytochemical, anti-oxidants, omega-3 fatty acids and rich in vitamins and minerals. To promote clean eating by choose a variety of super and functional foods that are farm fresh, organic, non-GMO and minimally or non-processed foods. Always check the first ingredient in your foods, that's what you are eating most of.

Garlic, leeks, onions, shallots, herbs, turmeric, curry, omega rich oils, and low-fat dairy products, are foods that you should use often.

Be sure to wash all fruits, vegetables and salads thoroughly and remove outer leaves to reduce exposure to pesticides.

Estos planes de comidas fueron diseñados usando una variedad de alimentos ricos en fitoquímicos, antioxidantes, ácidos grasos omega-3 y ricos en vitaminas y minerales. Promover el consumo limpio eligiendo una variedad de alimentos súper y funcionales que sean frescos de granja, orgánicos, no transgénicos y alimentos mínimos o no procesados. Siempre revise el primer ingrediente en sus alimentos, eso es lo que está comiendo la mayoría de las veces.

El ajo, los puerros, las cebollas, los chalotes, las hierbas, la cúrcuma, el curry, los aceites ricos en omega y los productos lácteos bajos en grasa son alimentos que usted debe usar con frecuencia. Asegúrese de lavar bien todas las frutas, verduras y ensaladas y retire las hojas exteriores para reducir la exposición a los pesticidas.

DÍA 1

Desayuno

1 taza de avena

3/4 taza de arándanos silvestres

12 almendras, en rodajas

8 oz. 0-1% leche gorda, leche de almendras o de anacardo

1 taza de té verde

Almuerzo

2 rebanadas de pan de centeno ligero

2 oz. de pechuga de pavo sin nitritos

1 oz. de queso suizo bajo en grasa

1 cucharadita de aceite de oliva mayonesa espolvorear la cúrcuma hace 1 cucharadita de mostaza

1/2 taza de zanahorias bebé

2 cucharadas de aderezo de yogur griego descremado para zanahorias

2 kiwis

. . .

Merienda

1 taza de yogur de frutas sin grasa

12 cerezas, dulces o frescas

1 cucharada de linaza

Cena

1 taza de arroz salvaje integral

1 taza de calabacín más 5 cucharadas de cebolla picada o cocida

1 taza de calabaza de verano

4-6 oz. de salmón salvaje de Alaska a la parrilla, al horno, a la parrilla o frito en una sartén 1 cucharadita de aceite de coco para cocinar el salmón

DÍA 2

Desayuno

1 barrita de proteínas

½ taza de jugo de granada

1 taza de yogur de vainilla light bajo en grasa

Almuerzo

2 tortillas de maíz entero de ocho pulgadas

7 oz. de pollo asado cortado en tiras

½ taza de salsa fresca o ya preparada (tomate picado, cebollines, cilantro en salsa de

tomate, espolvorear cúrcuma) sobre pollo asado.

1 taza de col rizada o espinacas en tortillas

1 taza de bayas frescas mezcladas: fresas, moras o frambuesas, agregue vinagre balsámico, un chorrito de agave y congele.

Merienda

7 nueces

1 taza de té blanco con jengibre fresco

Cena

8 oz. de camarones salteados en salsa marinara

Salsa marinara, use muchos tomates heredados picados.

Puerros / chalotes

3 dientes de ajo

2 cucharaditas de aceite de oliva

1 taza de tomates frescos

1 taza de salsa preparada para pasta de tomate, baja en grasa 2 tazas de linguini o pasta sin gluten

2 cucharadas de queso parmesano rallado

1 taza de brócoli, cocido al vapor

DÍA 3

Desayuno

Batido de almendra

1 taza de leche, leche de vainilla y almendras

1 1/4 taza de fresas para mezclar en la licuadora. Puede usar variación de fruta fresca o congelada. Los melocotones son una excelente fruta de hueso.

Almuerzo

1 porción de galletas de semillas

3 oz. de atún en lata

1 cucharada de mayonesa reducida en grasa para mezclar con atún, espolvorear con cúrcuma

Picar cebollines, puerros y pimienta negra

2 tomates ciruela rebanados, hojas de espinaca bebé, cebollas picadas

1/2 taza de yogur congelado

Merienda

1 manzana verde cortada en rodajas, espolvoreada con canela

1 cucharadita de mantequilla de almendra

Cena

5 oz. de hamburguesa vegetariana

1⁄4 taza de champiñones,

1⁄4 taza de cebollas,

1⁄4 taza de pimientos rojos, salteados con 1 cucharadita de aceite de oliva y especias secas de su elección.

1 taza de arroz integral con vegetales

1⁄2 taza de frijoles negros

7 espárragos frescos

1⁄2 taza de mango congelado

DÍA 4

Desayuno

1 taza de cereal alto en fibra

1 plátano pequeño

8 oz. de almendra con 1% de leche, leche de anacardo.

Almuerzo

Mini pizza

1 pan de pita integral

1⁄2 taza de salsa de tomate

1⁄2 taza de tomates picados

3 oz. de queso mozzarella claro

1⁄2 taza de verduras mixtas en la parte superior de los lotes de bró-coli picado

1 rebanada de albaricoque espolvoreada con granola baja en grasa y una cucharada de

yogur de vainilla Merienda

Pera grande fresca y un trozo de chocolate negro Cena

8 oz. de platija, horneada

1 cucharadita de aceite de oliva

Ajo fresco picado, cebollines, puerros

1 batata grande

1 taza de judías verdes

1 manzana horneada con yogur helado de vainilla bajo en grasa Saltear el aceite de oliva con el ajo fresco y verter sobre el pescado.

. . .

DÍA 5

Desayuno

3 claras de huevo (cocinadas a su elección)

1/4 taza de champiñones frescos, cortados en rodajas

1/4 taza de cebolla picada

1/4 taza de tomate picado

1/4 taza de pimientos rojos, verdes o amarillos cortados en cubitos

1 cucharada de aceite de oliva para saltear las verduras y mezclarlas con las claras de huevo

1 oz. de queso bajo en grasa

4 oz. de jugo de naranja

2 rebanadas de pan tostado integral

Almuerzo

1 batata con cebollino

4 oz. de tiras de pollo orgánico

1 ensalada de espinacas

1/2 taza de tomates uva

1 taza de sandía

Merienda

1 taza de yogur de arándano bajo en grasa o 1/2 taza de arándanos frescos Cena

5 oz. de queso parmesano con berenjenas y espinacas al ajo cocidas

7 lanzas de espárragos

1/2 taza de plátano

1/4 taza de uvas congeladas

1/4 taza de fresas

1/2 taza de yogur de vainilla bajo en grasa

DÍA 6

Desayuno

Panecillo de pan de centeno

1/2 cucharadita de mantequilla de anacardo

4 oz. de jugo de arándano

8 oz. de leche o yogur bajo en grasa

Almuerzo

4 oz. de pollo asado

1 taza de quinua

Agregue todos los ingredientes de abajo a la quinua

2 cucharaditas de almendras laminadas

2 cucharaditas de pasas doradas

1 taza de vegetales mixtos

1 cucharadita de cúrcuma con 1/2 cucharadita de pimienta negra

ajo, perla, cebolla, chalotas, puerros.

Merienda

1/4 taza de cereal alto en fibra

1/2 taza de yogur de vainilla bajo en grasa

1 cucharadita de miel, rociada sobre cereal y yogur

Cena

6 oz. de mero al horno

1 taza de brócoli al vapor con ajo y hierbas

1 batata

Lechuga romana, pimientos verdes/rojos/amarillos picados, pepinos, tomates, cebollas,

vinagreta ligera.

1 taza de té de jengibre

DÍA 7

Desayuno

1 taza de avena

1 taza de moras frescas picadas

1 cucharadita de canela

4 oz. de jugo de granada

Almuerzo

Sopa de verduras de frijol (compre una combinación de frijoles y mezcla) Agregue cebollas, ajo, hierbas frescas y condimentos a los frijoles. Galletas de grano entero / galletas de semillas de calabaza

1 taza de cerezas

Bocadillos

1 barrita de proteínas

1 taza de té verde de jazmín

Cena

2 tazas de pasta de quinua

1 cucharada de aceite de oliva.

4 oz. de camarones fritos en una sartén con pimienta negra y sal.

2 cucharadas de queso parmesano

1 taza de hojas de espinaca con 1/2 taza de fresas en una salsa de vinagreta de frambuesa, espolvorear con nueces

DÍA 8

Desayuno

1 pan integral plano

1 cucharada de mantequilla de almendra

1 huevo. Lado soleado hacia arriba

2 tiras de pavo, rebanadas finas y fritas con aceite de oliva en aerosol

4 oz. de jugo de arándano

Almuerzo

4 oz. de salmón ahumado con tomate y cebolla en un bagel

1 cucharadita de queso crema bajo en grasa

2 tazas de lechuga verde mezclada con zanahorias ralladas, remolacha y pepinos Bocadillos

1 barra de proteína/ sumergida en 1 cucharada de mantequilla de maní con miel

1 taza de té

Cena

1 taza de sopa de verduras o frijoles con una variedad de verduras mixtas picadas.

1 panecillo de trigo integral o galletas de semillas

3 onzas de pollo a la parrilla con mango picado y cebolla por encima, sobre una cama de

aguacate en rodajas finas

1 trozo de chocolate negro

DÍA 9

Desayuno

1 taza de tortilla de verduras, espinacas, brócoli, cebollas, chalotes, puerros 1 taza de leche de almendras de marañón

1/2 taza de frambuesas

Almuerzo

1 taza de ensalada de atún

2 rebanadas de pan integral / pan de avena entero

1 cucharadita de mayonesa reducida en grasa agregue cúrcuma 2 tazas de hojas verdes como col rizada o brócoli

1 cucharada de aceite de oliva con vinagre balsámico

1 taza de té verde

Merienda

1 barrita de proteínas

1 taza de té verde de mango o papaya

Cena

1 taza de carne magra de res o chile de pavo, frijoles en un tazón con lechuga, tomate, cebollas, queso cheddar rallado bajo en grasa

1 taza de vegetales mixtos al vapor

DÍA 10

Desayuno

6 oz. de jugo de uva

1 taza de fresas frescas

8 oz. de leche de almendras de marañón baja en grasa

1 cdta. de vainilla

Muffins de avena mezclar 1 taza de avena y 3/4 piso de coco, 1 1/2 bicarbonato de soda, 1/2 taza de nueces picadas

Hornee 3500 - 20-30 min, o hasta que esté firme.

Almuerzo

8 oz. de Mahi Mahi a la parrilla

2 rebanadas de pan o pan integral

1 cucharadita de salsa tártara

2 tallos de bok choy

1 taza de trozos de tomate y cebollas rebanadas

1 cucharada de aderezo para ensaladas hecho con aceite de oliva y vinagre balsámico

Merienda

3 tazas de palomitas de maíz espolvoreadas con ajo en polvo y hierbas.

Cena

3 oz. de lomo de cerdo asado

1 taza de arroz salvaje con verduras mixtas 1 taza de brócoli al vapor

1/2 taza de postre de fruta congelada

1 taza de té verde

DÍA 11

Desayuno

8 oz. de bebida verde, espinacas de col rizada, manzana verde, jengibre

1 taza de avena cocida con 2 cucharadas de pasas de uva

1 taza de arándanos frescos

1 taza de leche de soya o leche baja en grasa

Almuerzo

8 oz. de fletán horneado

1 taza de arroz salvaje con nueces trituradas, condimente con estragón y cúrcuma 1 taza de verduras mixtas.

Merienda

1 barrita de proteínas

Cena

Brócoli, sopa de cáñamo, mezclada con 1 zanahoria grande, cebolla, 1 taza de jengibre o pollo,

1 cucharada de puerros, caldo,

3 cucharadas de semillas de cáñamo

1 pieza de chocolate negro

DÍA 12

Desayuno

2 Panqueques de avena, con 1 rodaja grande de manzana horneada con canela

1/4 taza de compota de fruta real

6 oz. de licuado de fruta, hecho en una licuadora con 1/2 taza de arándanos, 6 oz. de leche de soja con vainilla y hielo.

1 cucharada de semillas de Chia

Almuerzo

1 sándwich de pollo con 2 envolturas de granos enteros, lechuga, tomate, cebolla, 1

cucharada de mayonesa baja en grasa, agregue cúrcuma.

1 pieza de chocolate negro

Merienda

½ taza de yogur griego con moras, arándanos y pequeñas rebanadas de almendras

Cena

1 taza de pasta de quinua primavera

½ taza de salsa marinara con espinaca picada y 3 onzas de camarones o vieiras 1 taza de vegetales mixtos en salsa

½ taza de uvas congeladas

1 taza de fresas, naranja, kiwi o mango cortados en cubitos

Más Recetas

Salmón mediterráneo con hojas

Ingredientes:

(1-2 porciones)

10 tazas de hojas verdes orgánicas mezcladas

8 oz. de salmón

¾ taza de queso feta desmenuzado (si lo desea)

1 pimiento rojo pequeño cortado en rodajas y cocido 4 aceitunas negras en rodajas

Sal y pimienta al gusto

2 cucharadas de vinagreta de frambuesa - espolvorear con 2 cucharadas de almendras rebanadas, si lo desea

Preparación:

Ase o cocine el salmón a la parrilla

Mezcle todos los ingredientes y disfrútelos en un recipiente frío. Adornar con hoja de perejil

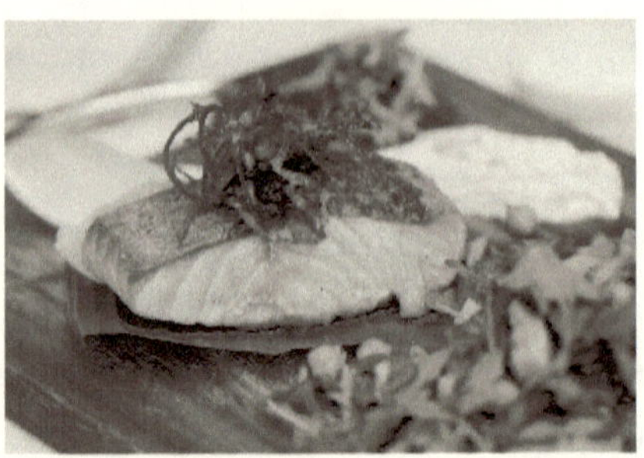

Salmón mediterráneo con hojas

El salmón frondoso mediterráneo no sólo es exquisito en sabor, sino que también se ve hermoso. Es como tener un festival de frutas en un plato. La combinación de salmón y pimientos rojos con aceitunas negras es muy especial. El salmón es rico en ácidos grasos Omega-3, lo que lo convierte en una opción saludable para el corazón. Las hojas verdes y el queso feta desmenuzado hacen que esta receta sea apropiada para el mediodía o la noche. Disfrute especialmente bajo la luz de las velas.

Sopa de calabaza: (Porciones, 1 taza cada una)

Ingredientes

    1 cebolla Vidalia grande

    2 dientes de ajo

    2 taza de calabaza, enlatada o fresca

    6 tazas de caldo de pollo y una pizca de polvo de comino y curry

1/2 cucharadita de

    pimienta de Jamaica.

    Una pizca de sal

    1 taza de leche de coco o yogur natural bajo en grasa Puerros picados

PREPARACIÓN:

Hierva todos los ingredientes excepto la leche en una olla.

Cocine a fuego lento durante 20 minutos y deje enfriar.

Haga puré de sopa en una licuadora y regrese a la olla.

Agregue la leche descremada o baja en grasa y revuelva.

Coloque una manzana de yogur natural bajo en grasa en el centro de la sopa, en cada tazón,

si lo desea.

Adorne con puerros.

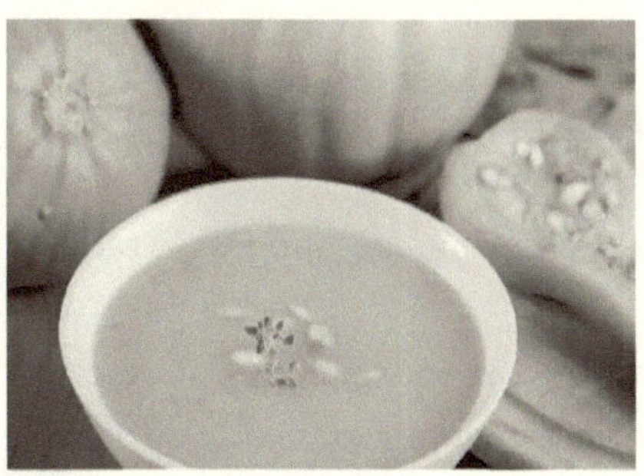

Análisis nutricional:

Por porción: 145 calorías, 2 g de grasa, 6 g de proteína, 2 g de carbohidratos, 3 mg de colesterol

La sopa de calabaza es rica en betacaroteno. Las investigaciones sugieren que sus propiedades antioxidantes pueden proteger contra algunos tipos de cáncer. El betacaroteno funciona en la inmunidad, la visión, el gusto y el olfato, la cicatrización de heridas y la integridad de la piel.

También se encuentra en zanahorias, batatas, albaricoques, melón, pomelo rosado y otras calabazas naranjas de invierno. Esta deliciosa sopa también contiene calcio, que es necesario para la estructura ósea y dental, la absorción ósea y la coagulación de la sangre. Esta sopa es fácil de preparar, tiene un aspecto estupendo y tiene un sabor increíble. ¡Disfrute!

Broccolini A La Houdini: (2 porciones, 1 taza cada una)

Ingredientes:

4 oz. de pasta multigrano o de quinua

2 tazas de brócoli fresco

4 zanahorias medianas

2 tazas de caldo de verduras

4 dientes de ajo

1 cebolla pequeña

1 cucharada de aceite de oliva

2 cucharadas de queso parmesano fresco rallado

Preparación:

Hierva la pasta como se indica en el paquete.

Ponga el brócoli, las zanahorias, el caldo de verduras, el ajo, la cebolla y el aceite de oliva

en la licuadora; píquelos y mézclelos todos juntos. Calentar en una cacerola y verter sobre la pasta. Espolvorear con queso parmesano. Adorne con hoja de albahaca.

Análisis nutricional:

Por porción: 350 calorías, 7 g de grasa, 12 g de proteína, 38 g de carbohidratos, 2 mg de colesterol

Brócoli a la Houdini

El brócoli a la Houdini es una receta increíble para aquellos que no ponen el brócoli en la parte superior de su lista de comidas favoritas. El vegetal desaparece cuando lo mezclas. Sin embargo, los beneficios permanecen.

El brócoli es conocido como uno de los alimentos más saludables utilizados por la humanidad. Los expertos están de acuerdo en que las verduras crucíferas contienen componentes que combaten el cáncer. Las verduras crucíferas también incluyen bok choy, coles de Bruselas, repollo, coliflor y más. Disfrute de esta receta mientras se beneficia del aumento de los vegetales en su dieta.

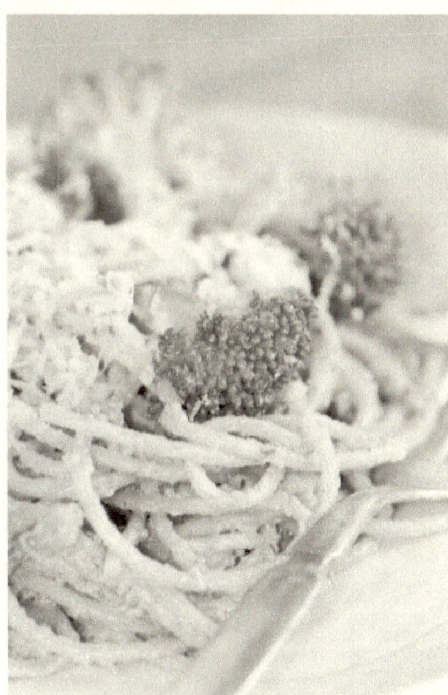

Ensalada Picante de Tres Frijoles: (2-3 porciones)

Ingredientes:

1/ 2 taza de frijoles blancos pequeños

1/ 2 taza de judías rojas

1/ 2 taza de garbanzos

3/ 4 taza de cebollas verdes rebanadas 3/ 4 taza de aceitunas negras rebanadas 3 dientes de ajo, picados

3 cucharadas de queso feta, espolvoreado

3 cucharadas de aceite de oliva

3 cucharadas de cilantro picado

1/ 2 cucharadita de salsa picante si lo desea, con 1/ 2 cucharadita de sal 1 1/ 2 tazas de lechuga romana

Preparación:

Cocine los frijoles (también puede usar frijoles enlatados). Saltee las cebollas de verdeo, el ajo, el aceite de oliva y la sal. Mezclar los frijoles en la sartén con el salteado y agregar el cilantro y la salsa picante al gusto. Adorne con rodajas de limón y hoja de perejil.

Análisis nutricional:

Por porción: 240 calorías, 3 g de grasa, 21 g de proteína, 30 g de carbohidratos, 3 mg de colesterol.

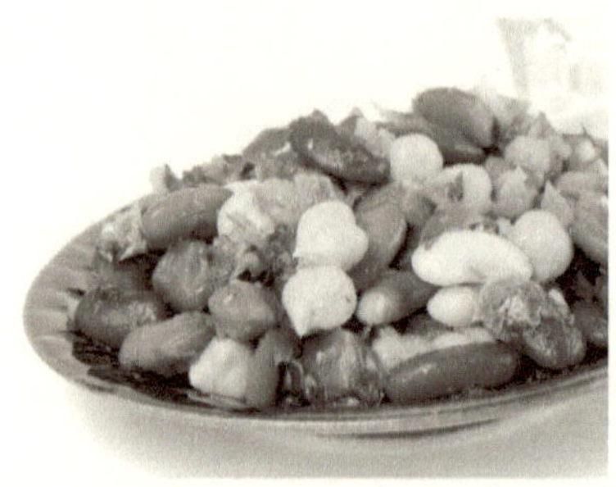

ENSALADA PICANTE DE TRES FRIJOLES

Los frijoles secos o las legumbres son la mejor fuente vegetal de proteínas que la naturaleza proporciona. Los frijoles también son una excelente fuente de fibra soluble, que ha demostrado ayudar a reducir el colesterol y controlar el azúcar en la sangre. La fibra insoluble también está presente, lo que aumenta el volumen y alivia algunos problemas digestivos. Los frijoles también son conocidos por ser una buena fuente de hierro. Esta receta es una alternativa ideal a la carne. Servir con un poco de arroz para que sea una proteína completa y disfrutar.

Batido de Bola de Cañón (Cannon Ball Smoothie): (2-3 porciones de 8 onzas)

Ingredientes:

½ taza de arándanos congelados o frescos (los arándanos silvestres tienen 26 antioxidantes) ½ taza de fresas congeladas o frescas

1/2 taza de yogur de vainilla griego

1/2 taza de jugo de granada

1 cucharada de semillas de linaza o de chía

1 cucharada de proteína en polvo, si lo desea

Preparación:

Mezclar todos los ingredientes en una licuadora y servir frío.

Análisis nutricional:

Por porción: 220 calorías, 1 g de grasa, 7 g de proteína (24 g de proteína en polvo), 45 g de carbohidratos, 0 mg de colesterol

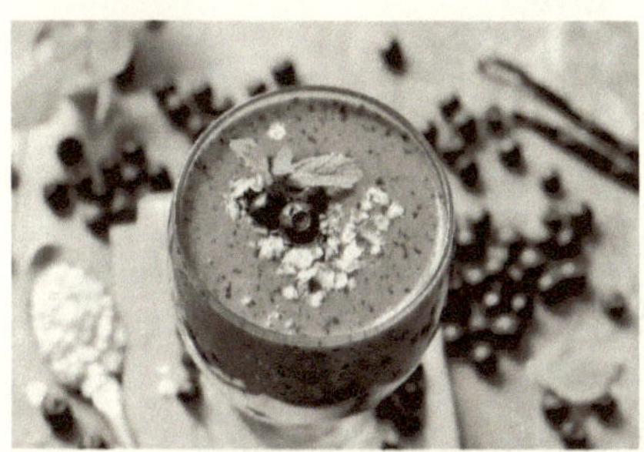

El Cannon Ball Smoothie se puede hacer con casi cualquier baya que te guste. Las bayas están llenas de vitamina C, potasio, fibra y flavonoides, lo cual, según las investigaciones, puede reforzar las defensas antioxidantes celulares. Esta receta también contiene calcio para huesos y dientes fuertes, y linaza, una fuente de ácidos grasos omega 3, y puede contribuir a mantener la salud del corazón ha demostrado la investigación.

Una excelente manera de empezar el día o incluso de disfrutarlo como merienda al mediodía.

Comida Malvada

A las comidas malvadas, manténganse en porciones bajas o sáquenlas del todo.

Los siguientes alimentos no deben ser parte de nuestra dieta diaria regular. Consumir estos

alimentos en exceso puede causar inflamación, lo que la ciencia nos dice que juega un papel clave en el desarrollo de enfermedades. Hay maneras creativas de hacer muchos de estos alimentos usando fruta fresca y edulcorantes naturales alternativos. Siempre evite:

- OGM
- Procesado
- Artificial
- Grasas Trans
- Aceites hidrogenados Frito
- A la parrilla
- Hormonas
- Azúcar Refinado
- Exceso de harina blanca, arroz, pasta, papa Dulces
- Galletas,
- Pastelitos
- Pasteles
- Pasteles
- Pastelería
- Jalea, mermelada, jarabe Sodas
- Zumos
- Bebidas con azúcar
- Exceso de alcohol
- Aceites vegetales, maíz, soja, girasol
- Huevos de gallinas enjauladas pobres
- Exceso de proteína animal

Recuerda, el exceso de azúcar mata. Exceso de azúcar y grasa, mata más rápido.

El exceso de calorías no importa de dónde provengan, se almacenan en forma de grasa y causan exceso de peso.

Tenga en cuenta la manera en que los alimentos lo hacen sentir. Vayan por súper comidas,

dejen a los malvados afuera. Use aceites aromáticos como olores para calmar las emociones en lugar de ir por el azúcar.

The Healthy Pantry

Aquí hay una lista rápida de comestibles, para asegurarse de que siempre tenga muchas opciones saludables

STARCHES

Quinoa
Sweet potato
Seed crackers
Oats
Bulgur
Multi grain bread
Flat Bread and pita

FRUITS

Wild Blueberries
Raspberries
Pomegranate Juice
Strawberries
Any stone-bearing fruit like apricots
Cherries
black berries
organic apples

VEGGIES

Broccoli
Kale
Spinach
Cauliflower
Squash
Pumpkin
Peppers all colors
Cucumbers
Tomatoes
Eggplant

FATS

Fish Oils/Omega 3
Flaxseed oil
Linseed oil
Olive Oil
Fatty Acid
Coconut oil virgin

SPICES

Basil
Chives
Cilantro
Garlic
Ginger
Mint
Pepper
Rosemary
Thyme
Turmeric
Vanilla

DAIRY

Omega 3 grass fed
Non-GMO
Organic dairy eggs

PROTEIN

Fish
Shellfish
Tuna
Sardines
Cage Free eggs
Lentil and colors beans
Tofu and tempeh
Greek Yogurt

SEEDS and NUTS

Hemp
Chia
Flax
Pumpkin
Almonds
Walnuts
Cashews

SUGARS

Agave Nectar
Stevia
Acacia Honey

EXTRA PLEASURE

Green Tea
Dark chocolate
Your favorite protein bars

Tenga en cuenta la hora de la comida. Es un tiempo sagrado de alimentación. La sobrealimentación ocurre cuando no estamos conectados a nuestro núcleo. Respira hondo y da gracias antes de comer. Comer es un ritual, un placer que, si se respeta, proporciona a nuestro cuerpo todo el alimento que necesitamos, incluso en el alma y el espíritu. Te invito a practicar el arte de comer conscientemente y a ser más consciente de tu comportamiento con la comida; saber cuando tu cuerpo ha alcanzado el punto de satisfacción y no comer más allá de ese punto. Constantemente elegimos los alimentos. Si usted come tres comidas al día, tiene 90 oportunidades al mes para tomar mejores decisiones conscientemente para mejorar nuestra nutrición.

Pasando por un Diagnóstico de Cáncer

Todos los aspectos del bienestar están asociados con una nutrición adecuada. Es importante tener en cuenta que, si ya se enfrenta a un diagnóstico de cáncer, busque una terapia nutricional médica individual por parte de un dietista/nutricionista registrado. Un nutricionista evaluará adecuadamente sus necesidades individuales y diseñará un plan de comidas para que usted lo siga. Los nutricionistas tienen entrenamiento especial para ayudarle a encontrar el camino para nutrirse apropiadamente a nivel celular.

Cuando descubrí que a mi madre le habían diagnosticado cáncer de mama, mi mundo se puso patas arriba. Perdí el apetito durante unos días y meses. Un diagnóstico de cáncer puede tener este efecto en las personas que lo padecen y en aquellos que los aman y cuidan. Haga un esfuerzo para hacer de la buena nutrición una prioridad en este momento. Es esencial para ayudarle a sentirse mejor y más fuerte.

Aprendí de la experiencia de mi madre que una nutrición adecuada ayuda a manejar los efectos secundarios del tratamiento contra el cáncer. Comer bien también reduce sus probabilidades de infección y le ayuda a recuperarse del tratamiento o de la cirugía. Mantenga los alimentos frescos y asegúrese de practicar el manejo seguro de los alimentos, ya que su respuesta inmunológica puede no ser tan óptima. Cuando los glóbulos blancos están bajos, el cuerpo tiene más dificultades para combatir las infecciones o las bacterias dañinas.

Durante el tratamiento con quimioterapia y radioterapia, es posible que tenga amigos y familiares que le ofrezcan todo tipo de consejos sobre terapias complementarias o alternativas, vitaminas, minerales, productos herbales y pociones milagrosas. Tienen buenas intenciones y es tranquilizador saber que sus seres queridos están tomando un papel proactivo en su cuidado. Sin embargo, tenga cuidado porque mientras que algunos de estos productos pueden ser seguros e inofensivos y otros no. Pueden interferir con los efectos de la radiación de la quimioterapia. Algunos pueden incluso interferir con la recuperación de la cirugía y otros pueden tener efectos secundarios perjudiciales. Asegúrese de consultar a su médico, a su dietista o a ambos sobre cualquier terapia alternativa o complementaria.

Estoy agradecida de compartir que mi querida mamá, Maribella, está muy bien. Celebramos su vida llevándola en divertidas aventuras que incluyen montar en camello. Durante su tratamiento contra el cáncer, bromeó:"Si sobrevivo a éste, montaré un camello por el desierto". Así que, mi hermana Sandy y yo la llevamos en una aventura a través de los desiertos de Egipto y un camello que ella montó.

Referencias

1. A very warm and special thank you to Claudia Miro my friend and professional Hispanic translator and language specialist from Rapid Pro, for her expertise in reviewing and editing my chapter.
2. Psychology Today - "6 Lessons We Can Learn From Eastern Chinese Medicine." https://www.psychologytoday.com/blog/the-doctor-is-listening/201301/6-lessons-we-can-learn-eastern-chinese-medicine
3. Academy of Nutrition and Dietetics - Eat Right: http://www.eatright.org/
4. American Cancer Society: http://www.cancer.org/
5. American Diabetes Association®: http://www.diabetes.org/
6. American Heart Association: http://www.heart.org/HEARTORG/
7. American Institute for Cancer Research (AICR) – "Protein

vs Carbohydrates: A Weight Loss Choice?" http://preventcancer.aicr.org/site/News2?page=NewsArticle&id=7462&news_iv_ctrl=0&abbr=pub_

8. Hopkins Medicine.org: "Cancer Protection Compound Abundant in Broccoli Sprouts." http://www.hopkinsmedicine.org/press/1997/SEPT/970903.HTM

9. Web MD.com: "Cancer-Fighting Foods: Diet to Help Prevent Cancer." http://www.webmd.com/diet/eating-good-health

10. Cancer.gov: "Eating Hints: Before, During, and After Cancer Treatment." http://www.cancer.gov/publications/patient-education/eatinghints.pdf

11. Chicago Tribune: "Environmental Nutrition: Celebrate Cruciferous Vegetables." http://www.chicagotribune.com/lifestyles/food/sns-201508311800--tms--foodstylts--v-f20150831-20150831-story.html

12. USDA.gov: "Food and Nutrition." http://www.usda.gov/wps/portal/usda/usdahome?navid=food-nutrition

13. "Food Circles: Envisioning How Eating a Variety of Foods Over Time Will Benefit Health." *The Journal of Integrative Medicine & Therapy* 1.1 (2014). Print

14. Hummingwell.com: "Tips." http://www.hummingwell.com/tips/

15. Food Insight.org: "IFIC Foundation - Your Nutrition and Food Safety Resource." http://www.foodinsight.org/

16. India Diets.com: "Health, Nutrition, Fitness, Weight Loss." http://www.indiadiets.com/

17. http://www.mindful.org

18. EPA.gov: "Organic Farming | Agriculture | US EPA."

19. http://www.epa.gov/agriculture/torg.html

20. Que Flaca, Fuerte y Feliz http://www.queflaca.com @que flaca

21. Sabrina Hernandez (@hummingwell) | Twitter.

22. Sabrina Hernandez, RD, LD/N, CDE Dietitian /

Nutritionist:

23. http://www.hummingwell.com/sabrina-hernandez-cano/

24. PBS.org: "The Dirty Dozen and Clean 15 of Produce | Need to Know | PBS."

25. http://www.pbs.org/wnet/need-to-know/health/the-dirty-dozen-and-clean-15-of-produce/616/

26. U.S. News & World Report: "Traditional Asian Diet -- What You Need to Know."

27. http://health.usnews.com/best-diet/traditional-asian-diet

28. FDA.gov: "Trans Fat - Food and Drug Administration." http://www.fda.gov/NewsEvents/Newsroom/PressAnnouncements/ucm451237.htm

29. US Environmental Protection Agency. http://www.epa.gov

30. "USDA Nutrition Research Focuses on Cancer Killing Compounds." *Rodale's All-new Encyclopedia of Organic Gardening*. 1997. Print.

31. Duyff, Roberta Larson. *American Dietetic Association Complete Food and Nutrition Guide*. Hoboken, NJ: John Wiley & Sons, 2006. Print.

32. Elk, Ronit, and Monica Morrow. *Breast Cancer for Dummies*. Hoboken, NJ: Wiley Pub., 2003. Print.

33. Friedman, Rodney M., and Sheldon Margen. *Wellness Foods A-Z an Indispensable Guide for Health-conscious Food Lovers*. New York: Rebus, 2002. Print.

34. Koch, Maryjo. *Seed Leaf Flower Fruit*. San Francisco: Collins San Francisco, 1995. Print.

35. McKay, Judith, and Tamera Schacher. *The Chemotherapy Survival Guide: Everything You Need to Know to Get through Treatment*. Oakland, CA: New Harbinger Publications, 2009. Print.

36. Papale-Hammontree, Cindy, and Sabrina Hernandez. *The Empty Cup Runneth Over: Answers about Breast Cancer from the Experts*. Pittsburgh, PA: Dorrance Pub., 2008. Print.

37. Peto, Richard. "The Causes of Cancer: Quantitative

Estimates of Avoidable Risks of Cancer in the United States Today." *The Use of Human Cells for the Evaluation of Risk from Physical and Chemical Agents* (1983): 587-93. Print.

38. Quillin, Patrick, and Noreen Quillin. *Beating Cancer with Nutrition: Combining the Best of Science and Nature for Healing in the 21st Century: Simple, Safe, and Effective Natural Methods to Improve Outcome for Cancer Patients.* Tulsa, OK: Nutrition Times, 2001. Print.

39. Rosenthal, Joshua. *Integrative Nutrition: Feed Your Hunger for Health and Happiness.* New York, NY: Integrative Nutrition Pub., 2008. Print.

40. Sawyer, Allie Fair., and Norma Suzette. Jones. *Journey: A Breast Cancer Survival Guide.* Alexander, NC: WorldComm, 1992. Print.

41. Servan-Schreiber, David. *Anti Cancer: A New Way of Life.* Melbourne, Australia: Scribe, 2008. Print.

42. Varona, Verne. *Nature's Cancer-fighting Foods: Prevent and Reverse the Most Common Forms of Cancer Using the Proven Power of Great Food and Easy Recipes.* Paramus, NJ: Reward, 2001. Print.

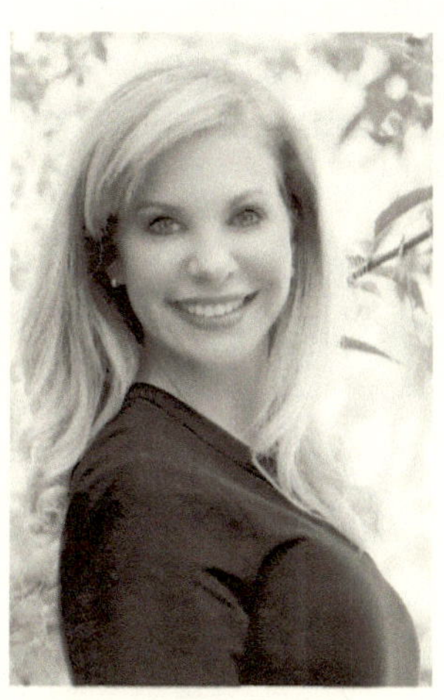

Sabrina Hernandez-Cano, dietista registrada y licenciada, consejera de nutrición y educadora de diabetes certificada, se graduó de la Universidad Internacional de Florida con un título en dietética y nutrición. Celebrando 25 años como miembro de la Academia de Nutrición y Dietética, se ha desempeñado como Presidenta de la Asociación Dietética de Miami y votó por el Premio Dietista del Gran Miami.

Sabrina recibió el Premio Caballero de Plata del Miami Herald por fundar "Heart lights", un movimiento que ayudó a alimentar y albergar a las personas sin hogar y hambrientas en Hialeah, su ciudad natal, donde nació y creció. Ha completado su trabajo misionero en África, Guatemala, Honduras y la Ciudad de México, enfocándose en aliviar la desnutrición y el hambre infantil. Su mayor pasión es ayudar a otros a descubrir la nutrición y guiarlos hacia una relación positiva con la comida.

Ha trabajado como Educadora de Nutrición Cardiovascular y conferencista internacional para el Miami Cardiac & Vascular Institute del Baptist Hospital South Florida. Es una experta en alimentación y nutrición con un historial comprobado de educación clínica y de pacientes para compañías como *Berkeley HeartLab* y *GlaxoSmith Kline/ Inventiv Health*.

Sabrina es coautora de *The Empty Cup Runneth Over*, *Miami Breast Cancer Experts* y *Experts in Pink*, y ha aparecido en ABC, NBC News, Telemundo, Univisión y WLRN-TV. Actualmente ejerce en forma privada en el departamento de Nutrición Científica, especializándose en todas las áreas de la Terapia de Nutrición Médica, incluyendo la nutrición bariátrica. Sabrina promueve un estilo de vida saludable a través de la educación y la promoción de superalimentos orgánicos bajo la marca #QueFlaca, Fuerte & Feliz.

15

OBESIDAD Y CÁNCER DE MAMA

MOISES JACOBS, M.D. Y ALEX FAGENSON, M.D.

Los resultados de la Encuesta Nacional de Examen de Salud y Nutrición 2007-2008 (NHANES) mostraron que el 68% de los adultos de los Estados Unidos de veinte años o más tienen sobrepeso y son obesos. Esta cifra ha aumentado en un 12% desde principios de los años noventa y la tendencia es similar con respecto a los niños. Esto supone una carga importante para la industria de la salud. Hemos aprendido a lo largo de los años que ser obeso pone a un individuo en mayor riesgo de padecer una multitud de enfermedades crónicas, incluyendo pero no limitado a: presión arterial alta, problemas articulares, diabetes tipo 2, enfermedades cardíacas, apoplejía, enfermedad de la vesícula biliar y algunos tipos de cáncer. En los últimos años, se ha demostrado que existe una correlación directa entre la obesidad y el cáncer de mama (1).

Las mujeres que tienen sobrepeso o son obesas después de la menopausia tienen un 30- 60% más de probabilidades de contraer cáncer de mama que sus contrapartes que son delgadas (2). Muchos estudios han demostrado que ser obeso se asocia con un mayor riesgo de cáncer de mama posmenopáusico (3). La relación entre la obesidad y el cáncer de mama puede estar influenciada por la edad a la que la mujer aumenta de peso y se vuelve obesa. Después de la menopausia los ovarios se apagan y ya no producen estrógeno, y en este punto el principal productor de estrógeno se convierte en tejido graso. Como sabemos, el exceso de estrógeno ayuda directamente al cáncer de mama en su crecimiento y, por lo tanto, cuanto más obesa sea, más estrógeno producirá. Además, las personas obesas se encuentran en un estado de inflamación continua y de bajo nivel que aumenta aún más su riesgo de desarrollar cáncer (4). La relación entre la obesidad y el cáncer de mama también puede variar según la raza; actualmente se está investigando.

Por lo tanto, se ha propuesto que la pérdida de peso puede ayudar a reducir el riesgo de cáncer de mama, especialmente una vez que la mujer ha pasado por la menopausia. Un estudio mostró que las mujeres que perdieron de cuatro a once libras después de la menopausia tenían más de un 20% menos de riesgo de cáncer de mama en comparación con las mujeres cuyo peso

no cambió (5). La pérdida de peso durante los años premenopáusicos también debe tener un impacto similar con respecto a la reducción del riesgo de contraer cáncer de mama; por lo tanto, los esfuerzos para lograr un peso corporal normal deben ser la meta para todas las mujeres. Con la obesidad como un problema, ha habido un cambio en el pensamiento para corregir el peso tan pronto como sea posible para evitar el cáncer de mama y todos los demás efectos negativos para la salud. La cirugía de pérdida de peso se convierte en la mejor opción para una mujer una vez que todos los regímenes de dieta y ejercicio han fracasado.

En la actualidad, los cirujanos ofrecen dos cirugías de pérdida de peso importantes. Conocido como el Bypass Gástrico Roux-en-Y y la Gastrectomía en Manga, ambos son mínimamente invasivos. La Roux-En-Y es la cirugía más antigua y la primera en estar disponible. Esta cirugía es un procedimiento de dos pasos, siendo el primero una fase restrictiva para crear una bolsa gástrica que reduce el tamaño de su estómago. La segunda fase se conoce como la fase malabsortiva y es aquí donde entra en juego el término bypass. El cirujano vuelve a conectar el intestino delgado a la bolsa gástrica de una manera que acorta la distancia que recorre el alimento. Al hacerlo, el alimento ya no tiene la misma distancia para viajar y, por lo tanto, la grasa y el exceso de calorías no pueden absorberse completamente. En resumen, esta cirugía crea un estómago más pequeño, por lo que el paciente no puede comer tanto, y la comida que uno come no se absorbe totalmente. Sin embargo, hay muchas complicaciones que lo acompañan - la más común es la deficiencia de vitaminas y nutrientes clave, simplemente porque el cuerpo no tiene suficiente tiempo para absorber estos factores esenciales. Esto requiere que el paciente tome muchos suplementos por el resto de su vida, aumentando el costo de la vida y poniendo al paciente en riesgo de complicaciones por la falta de niveles satisfactorios de los nutrientes esenciales. Aparte de las deficiencias, el paciente tiene un mayor riesgo de estreñimiento, diarrea, náuseas, obstrucción intestinal y fugas de cualquiera de los sitios de conexión de los cuales hay tres. Todas las complicaciones a largo plazo de esta cirugía impulsaron a los cirujanos a encontrar una solución que resultó en un procedimiento conocido como la Gastrectomía en Manga.

La Gastrectomía en Manga es un procedimiento de un solo paso que sólo consiste en la fase de restricción. El cirujano simplemente corta el estómago por la mitad, reduciendo el tamaño del estómago y la cantidad de comida que uno puede ingerir en cualquier momento dado. La cirugía es mucho más corta, sencilla y conlleva menos complicaciones a largo plazo. Debido

a que el cirujano no está reconectando el intestino delgado, existe un riesgo mucho menor de volverse deficiente en los nutrientes esenciales. Además, debido a que sólo hay una sección que se corta, hay una probabilidad significativamente menor de cualquier fuga, a diferencia del Bypass Gástrico Roux-en-Y, que potencialmente tiene tres sitios que pueden tener fugas. El tiempo en el hospital después de la cirugía se reduce con la Gastrectomía en Manga y el paciente ya no necesita gastar todo el dinero en vitaminas y nutrientes que necesitaría si tuviera el Bypass Gástrico Roux-en-Y.

En conclusión, la pérdida de peso en una mujer obesa puede reducir el riesgo de cáncer de mama. Es esencial que las mujeres mantengan un peso corporal saludable y las que no pueden deben buscar la opción de la cirugía de pérdida de peso para prevenir el cáncer y otros problemas de salud a largo plazo. De las cirugías disponibles, la Gastrectomía en Manga proporciona al paciente un procedimiento sencillo con riesgos mínimos. Esta cirugía ha sido adaptada de la antigua técnica del Bypass Gástrico Roux-en-Y que tiene muchas complicaciones médicas y una mayor carga financiera para el paciente a largo plazo.

El Dr. Moisés Jacobs desea agradecer a Alex Fagenson, M.D., quien era estudiante de medicina de cuarto año en la Universidad Internacional de Florida cuando se escribió este capítulo, por su ayuda.

Referencias

1. Nelson HD, Zakher B, Cantor A, et al. Risk factors for breast cancer for women aged 40 to 49 years: a systematic review and meta-analysis. Ann Intern Med. 156(9):635-48, 2012.

2. Huang Z, Hankinson SE, Colditz GA, et al. Dual effects of weight and weight gain on breast cancer risk. JAMA. 278: 1407-11, 1997.

3. Reeves GK, Pirie K, Beral V, Green J, Spencer E, Bull D. Cancer incidence and mortality in relation to body mass index in the Million Women Study: cohort study. BMJ. 335(7630):1134, 2007.

4. Key TJ, Appleby PN, Reeves GK, et al. for the Endogenous Hormones and Breast Cancer Collaborative Group. Circulating sex hormones and breast cancer risk factors in postmenopausal women: reanalysis of 13 studies. Br J Cancer. 105(5):709-22, 2011.

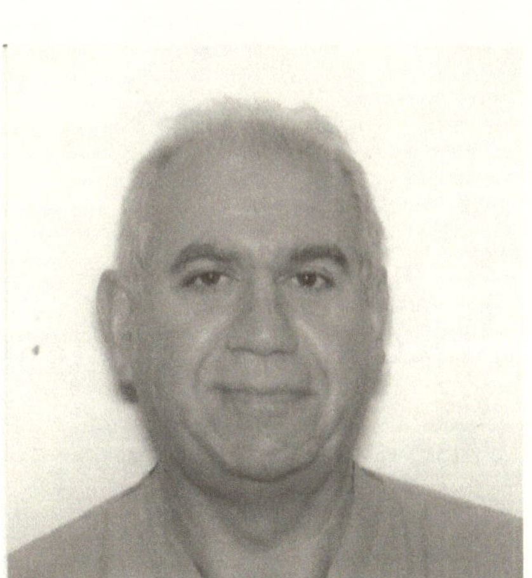

Moises Jacobs, M.D., F.A.C.S. de la Facultad de Medicina de la Universidad de Miami en 1979 y terminó su residencia en cirugía general en la Universidad de Miami/Jackson Memorial Hospital en 1984. Ha estado realizando procedimientos laparoscópicos avanzados desde 1990 y se le atribuye la realización de la primera colectomía laparoscópica en 1990. El Dr. Jacobs es reconocido mundialmente como un pionero en laparoscopia y ha enseñado y asesorado a cientos de cirujanos en todo el mundo. Además, organiza una conferencia bianual "mínimamente invasiva" en la que los expertos mundiales presentan las últimas y más innovadoras técnicas quirúrgicas en cirugía laparoscópica bariátrica. El Dr. Jacobs ha publicado varios artículos de investigación y libros de texto y ha recibido patentes de los Estados Unidos por sus innovadores instrumentos quirúrgicos.

Conozca más sobre el Dr. Jacobs en su sitio web, www.gastricsleeve-center.com.

16

¿QUÉ SABEMOS SOBRE EL EJERCICIO Y SU SALUD?

DON TOROK, PH.D., F.A.C.S.M.

DIRECTRICES GENERALES: CALIDAD DE VIDA

Hay muchos factores que influyen en la salud general de un individuo. Es importante darse cuenta de que nuestra salud no es sólo física, sino que también tiene componentes que se relacionan con nuestro bienestar mental y social. El papel crucial que el ejercicio juega en nuestro perfil general de salud se ha expandido y ha ganado mayor credibilidad a lo largo de los años. Sabemos que el ejercicio regular está asociado con muchos resultados de salud positivos. No fue hasta la década de 1990 que la inactividad física fue identificada tanto por la Asociación Americana del Corazón como un factor de riesgo para la enfermedad cardíaca y dirigida por la Sociedad Americana del Cáncer como una medida de acción preventiva.

Aunque entendemos que los individuos son genéticamente diferentes, hay algunos factores de riesgo comunes de los que todo el mundo debería ser consciente; estas son las cosas que podemos controlar en nuestra vida diaria. Aquí hay algunos hábitos saludables que puede adoptar para ayudar a reducir su riesgo de cáncer:

1. No use productos de tabaco;
2. Limite la inactividad;
3. Mantener un peso corporal normal;
4. Consuma una dieta saludable.

La Sociedad Americana del Cáncer indica que alrededor de un tercio de las muertes por cáncer están asociadas con el consumo de tabaco y otro tercio de las muertes por cáncer están relacionadas con nuestra dieta y nuestros niveles de actividad, lo que también está relacionado con nuestro peso corporal (1). Hacer un esfuerzo para tratar estas áreas no sólo reducirá su riesgo de cáncer, sino que también reducirá su riesgo de desarrollar enfermedades cardiovasculares y metabólicas.

Examinemos más de cerca cada una de estas áreas y veamos qué podemos hacer para hacer una diferencia positiva en nuestras vidas. La primera parece bastante clara: no consumir ningún

producto de tabaco. Esto incluye cigarrillos, puros, pipas, narguile, tabaco de mascar, tabaco de mascar, tabaco en polvo, cigarrillos, bidis, cigarrillos electrónicos y otros productos que contengan tabaco. Hay más de 7000 sustancias químicas en el humo del tabaco y por lo menos 70 que se sabe que causan cáncer (2).

Sea físicamente activo - es decir, realice un mínimo de 150 minutos de actividad de intensidad moderada cada semana (en combates de al menos 10 minutos) con 2 a 3 sesiones de entrenamiento de resistencia a la semana (de 8 a 10 ejercicios de 10 a 15 repeticiones por serie, con la participación de los principales grupos musculares; evite levantar objetos pesados) y algunos ejercicios de flexibilidad o de estiramiento (3 a 4). La clave aquí es evitar la inactividad. Muchas personas vuelven a la inactividad después del diagnóstico o tratamiento y esto puede resultar en la pérdida de masa muscular, disminución de los niveles de forma física y aumento de la grasa corporal y otros problemas metabólicos (diabetes tipo 2).

Mantener un peso corporal normal es en términos generales tener un IMC normal (índice de masa corporal, un índice de peso en kilogramos dividido por el cuadrado de la estatura en metros). Hay muchas calculadoras de masa corporal en línea, donde usted puede ingresar sus números y obtener su IMC calculado (5). Un IMC normal estaría entre 18,5 y 24,9. Cualquier cosa por debajo se considera bajo peso y cualquier cosa sobrepeso se considera sobrepeso. Debido a que el sobrepeso es un factor de riesgo de cáncer y un número creciente de estadounidenses califican como sobrepeso u obesos, existe una necesidad real de abordar nuestras selecciones y cantidades de alimentos, además de nuestro nivel de actividad diaria. Es importante consumir una dieta rica en frutas, verduras y granos enteros, y evitar el alcohol (limitar una bebida al día para las mujeres y no más de dos bebidas al día para los hombres) y consumir agua suficiente para mantenerse hidratado.

¿Por qué hacer ejercicio?

El ejercicio es una ayuda farmacológica gratuita disponible para todos, siempre y cuando realicemos una actividad regular y sostenida (al menos 10 minutos), preferiblemente a diario. Se ha demostrado que el ejercicio ayuda a mejorar la fatiga, la forma física, la masa muscular, la flexibilidad, el apetito y la calidad de vida, a la vez que reduce la depresión y la ansiedad (6, 7). Los estudios han demostrado que la actividad física regular puede reducir el riesgo de cáncer de mama, colon y próstata. Como se mencionó anteriormente, hay beneficios al hacer ejercicio

durante el tratamiento y hay beneficios adicionales de la actividad física regular después de que los tratamientos han sido completados. Con todo esto en mente, examinemos la mejor manera de armar nuestro programa de ejercicios.

Cómo empezar

Al igual que con cualquier programa de ejercicio, siempre es mejor hablar con su médico para asegurarse de que no hay preocupaciones especiales de las que usted necesite estar consciente al planear sus actividades. Estos son algunos de los factores que debe considerar cuando comience su programa de ejercicio y algunas consideraciones especiales para algunos tipos de cáncer.

Primero, necesitamos saber su estado actual de tratamiento (antes del tratamiento, durante el tratamiento o después del tratamiento). Cada una de estas condiciones puede requerir algunas modificaciones en la intensidad y duración de los combates diarios y se verán influenciadas por su historial de ejercicio previo. Empiece siempre por un nivel en el que pueda tener éxito y seleccione las actividades que le gusten. Para apoyo y aliento adicional, tener un compañero de ejercicio añade responsabilidad inmediata. Puede haber momentos durante el tratamiento en los que necesite reducir o darse un poco más de tiempo de recuperación. Tenga en cuenta que su programa de ejercicio puede ser sólo la liberación física necesaria para que su mente deje de pensar en el tratamiento y experimente un buen impulso psicológico. Incluso después de que sus tratamientos hayan terminado, usted puede tener algunos efectos secundarios persistentes que pueden tomar algún tiempo para disminuir. Será importante mantener su programa en marcha y analizar los aspectos específicos de su salud que continuarán ayudando a mejorar su calidad de vida.

General precautions for some groups:

Hay ciertas circunstancias en las que es necesario tener en cuenta consideraciones especiales para algunas personas (11).

Condición	Precaución
a) Anemia severa	Retrasar el ejercicio hasta que la anemia mejore
b) niveles inmunológicos comprometidos	Evite las áreas públicas y las piscinas hasta que los niveles inmunológicos hayan vuelto a ser seguros.
c) fatiga severa	Limite la actividad a 10 minutos de ejercicio ligero hasta que la fatiga haya mejorado.
d) sometiéndose a radiación	Evitar la exposición al cloro
e) catéter en la cavidad o sonda de alimentación	Evite las piscinas y otros cuerpos de agua donde la exposición puede resultar en infecciones y tenga cuidado con el entrenamiento de resistencia de los grupos musculares que contienen el catéter o la sonda de alimentación.
f) neuropatías periféricas significativas o falta de voluntarios	Considere la posibilidad de utilizar un equipo de ejercicio que proporcione mayor estabilidad (bicicleta reclinada, máquina de remo, máquina elíptica). Considere la supervisión durante la actividad.
g) comorbilidades múltiples o incontroladas	Consulte a su médico para que le aconseje

Tipos y duración del ejercicio

Uno debe comenzar con 10 a 15 minutos de actividad aeróbica (caminar, montar en

bicicleta, nadar, remar, bailar, etc.) si ha sido sedentario y acumula hasta 30 minutos o más por día. Si el equilibrio es un problema, puede usar una bicicleta estacionaria o una máquina de remo. Para aquellos individuos que han estado haciendo ejercicio, hacer ejercicio más vigoroso está bien siempre y cuando no lo haga en exceso hasta el punto de sentirse fatigado al día siguiente.

Hacer estiramientos diarios o yoga y dos o tres sesiones de entrenamiento con pesas ayudará a mantener o aumentar la masa muscular. Manténgase alejado de los pesos pesados y mantenga las repeticiones de 15 a 20 por ejercicio para los principales grupos musculares del cuerpo. Haga un esfuerzo para registrar su actividad con un simple diario o utilice una de las bandas de fitness o podómetros. Recompense sus logros y reconozca que no es una carrera para hoy, sino un viaje hacia el futuro. Son los pequeños pasos constantes que damos todos y cada uno de los días los que nos ayudarán a llegar a nuestro destino.

Aquí están algunas consideraciones específicas que se han relacionado con el ejercicio y los diferentes tipos de cáncer:

Tipo de cáncer	Lo que se sabe	Consideraciones especiales
Cáncer de mama	a) los más aptos tienen un riesgo menor del 20 al 80% (8-9). b) el índice de masa corporal (IMC) normal y la actividad física regular tienen un menor riesgo de cáncer de mama. c) 30 - 60 minutos de ejercicio diario de moderado a vigoroso tiene menor riesgo de cáncer de mama.	a) El individuo que experimenta linfedema debe considerar el uso de prendas de compresión apropiadas y consultar con su médico. b) El individuo que tuvo una disección de los ganglios linfáticos axilares debe abstenerse de realizar ejercicios de resistencia de la parte superior del cuerpo hasta que su médico le dé su aprobación. c) Ser consciente del riesgo de fracturas para las personas tratadas con terapia hormonal u osteoporosis.
Cáncer de colon	a) los más activos tienen menor riesgo de cáncer de colon. b) 30 - 60 minutos de ejercicio diario de moderado a vigoroso puede proteger contra el cáncer de colon (8-9).	a) Evite los ejercicios que crean una presión intraabdominal excesiva hasta que sane.
Cáncer del endometrio	a) las personas más activas tienen un riesgo menor de	a) Evite los ejercicios que crean una presión intraabdominal excesiva hasta que sane.
Cáncer de pulmón	a) los más activos tienen un riesgo menor de aproximadamente el 20% (8)	a) Empiece lentamente y asegúrese de que la duración y la intensidad sean tolerables para el individuo.
Cáncer de próstata	a) hay alguna evidencia de que el ejercicio vigoroso regular en los hombres mayores de (>65) puede retrasar la progresión del cáncer de próstata (10).	a) Esté consciente del riesgo de fracturas para las personas tratadas con terapia de privación de andrógenos (ADT) u osteoporosis.

A pesar de que usted puede hacer todas las "cosas correctas", siempre existe la posibilidad de que el cáncer pueda atacar. *¿Cómo vas a contraatacar y recuperar tu calidad de vida?*

Una parte crucial de establecer una perspectiva positiva es saber que no todos los días van a ser como en el pasado. ¿Cuáles son algunos de los posibles síntomas que puede experimentar durante su tratamiento contra el cáncer? No es raro que los individuos tengan que lidiar con lo siguiente:

- Depresión -Ansiedad
- Problemas con la imagen corporal
- Disminución de la autoestima y de la calidad de vida
- Dificultad para dormir
- Debilidad muscular
- Pérdida de peso
- Pérdida muscular
- Pérdida de la capacidad aeróbica
- Nausea
- Vómitos
- Fatiga
- Dolor

Se ha demostrado que el ejercicio ayuda a mejorar la fatiga, la forma física, la masa muscular, la flexibilidad y la calidad de vida mientras reduce la depresión (9, 10).

Aunque los beneficios del ejercicio regular están bien documentados, es importante recordar que habrá días en los que tendrá que ajustar su programa individual dependiendo de cómo se sienta. Tenga en cuenta que en cualquier día puede que tenga que hacer un poco menos. La base de su rutina de ejercicios debe estar orientada a un nivel de intensidad moderado e incluir tanto la flexibilidad como el entrenamiento de resistencia.

Debido a que los sitios y tratamientos para el cáncer varían, es fundamental que busque a un profesional con experiencia para que guíe su programa. Mientras que su programa de ejercicios a medida es bueno para su mente y cuerpo, sólo funciona si usted se adhiere a él de manera consistente. Si es posible, haga ejercicio con un amigo o en un grupo para ayudarlo a mantener su motivación y adherencia al programa.

Cuando usted incluye el ejercicio como parte de sus actividades diarias a lo largo de su vida, experimentará beneficios tanto mentales como físicos. Piense en el ejercicio como su propia receta especial para la mente y el cuerpo; cada paso que dé le ayudará a acercarse a su objetivo de bienestar general.

Referencias

1. Nutrition and physical activity guidelines for cancer survivors. CA Cancer J Clin, 2012; 62:242-274.
2. U.S. Department of Health & Human Services: (July 31, 2015) Smoked Tobacco Products. Retrieved from: http://betobaccofree.hhs.gov/about-tobacco/Smoked-Tobacco-Products/
3. Schmitz KH, Courneya KS, Matthews C, et al; American College of Sports Medicine. American College of Sports Medicine roundtable on exercise guidelines for cancer survivors. Med Sci Sports Exerc. 2010; 42:1409-1426.
4. US Department of Health and Human Services. Physical Activity Guidelines for Americans. Washington, DC: US Department of Health and Human Services; 2008.
5. Centers for Disease Control and Prevention: (August 3, 2015) Body Mass Index. Retrieved from: http://www.cdc.gov/healthyweight/assessing/bmi/.
6. Courneya KS, Keats MR, Turner AR. Physical exercise and quality of life in cancer patients following high dose chemotherapy and autologous bone marrow transplantation. Psychooncology 9:127-136, 2000.
7. Courneya KS, Friedenreich CM. Physical exercise and quality of life following cancer diagnosis: A literature review. Am Behav Med 21:171-179, 1999.
8. Lee I, Oguma Y. Physical activity. In: Schottenfeld D, Fraumeni JF, editors. Cancer Epidemiology and Prevention. 3rd ed. New York: Oxford University Press, 2006.
9. McTiernan A, editor. Cancer Prevention and Management

Through Exercise and Weight Control. Boca Raton: Taylor & Francis Group, LLC, 2006.

10. Giovannucci EL, Liu Y, Leitzmann MF, Stampfer MJ, Willett WC. A prospective study of physical activity and incident and fatal prostate cancer. Archives of Internal Medicine2005; 165(9):1005–1010.

11. Rock et al., Nutrition and physical activity guidelines for cancer survivors. CA Cancer J Clin, 2012; 62:242-274.

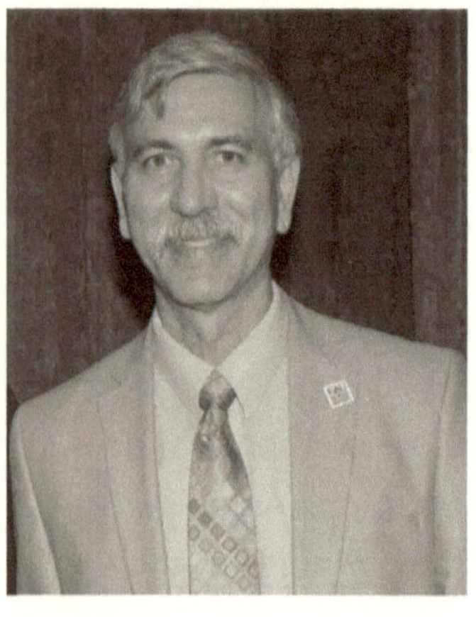

Don Torok, Ph.D., FACSM es un fisiólogo del ejercicio y miembro del American College of Sports Medicine. Completó su maestría en Ciencias del Ejercicio en Miami de Ohio y su doctorado en Fisiología del Ejercicio en la Universidad de Tennessee en Knoxville. Después de recibir su título en Knoxville, pasó casi dos años en el Centro de Ciencias de la Salud de la Universidad de Tennessee en Memphis antes de trasladarse

a Florida para aceptar un puesto en la Florida Atlantic University (FAU). Durante su estancia en la FAU, ha sido miembro del cuerpo docente, Jefe del Departamento de Ciencia del Ejercicio y Promoción de la Salud, y durante los últimos nueve años, Decano Asociado de la Facultad de Educación.

Don es actualmente Presidente del Comité de Educación Profesional del Colegio Americano de Medicina Deportiva, en el Comité Ejecutivo del Colegio Americano del Sudeste de Medicina Deportiva, Presidente del Consorcio del Asma del Sur de la Florida, y ex Presidente de la Asociación Libre de Tabaco del Condado de Broward.

17

LOS BENEFICIOS CURATIVOS DEL YOGA Y LA MEDITACIÓN

TAMERA ANDERSON HANNA, LMHC, RYT

¿Qué estamos aprendiendo sobre el yoga como apoyo a las personas con cáncer de mama y cáncer en general? Más allá de estar de moda, el yoga ofrece muchos beneficios para la salud tanto de la mente como del cuerpo. Sin embargo, también es importante considerar qué *tipo* de yoga es apropiado después de un diagnóstico de cáncer de mama. En este capítulo, compartiré mi perspectiva como Profesora de Yoga Registrada que ha sido entrenada y certificada específicamente como profesora de Yoga 4 Cáncer (Y4C), y como sobreviviente de cáncer de mama con experiencia en modificar mi propia práctica durante mi curación.

Aunque hay muchas formas y variaciones de clases de Yoga disponibles, me referiré aquí a los beneficios que se encuentran en las clases dirigidas por Profesores de Yoga Registrados, diseñadas exclusivamente para personas que se están curando del cáncer. En primer lugar, una consideración importante: después de un diagnóstico de cáncer, ciertos tipos de yoga pueden estar contraindicados para condiciones como el linfedema; es por eso que encontrar un instructor con cierta experiencia y conocimiento de cómo trabajar con varias condiciones médicas ayuda a asegurar la mejor experiencia posible - incluyendo el descubrimiento de posturas de yoga que apoyan la curación, los tratamientos y la recuperación.

Esto no le prohíbe volver o probar algún día otros tipos de Yoga, por ejemplo, una clase tradicional de Vinyasa Yoga, pero es vital para entender sus limitaciones (si es que tiene alguna) y construir clases que apoyen su salud a largo plazo. Si usted no puede localizar una clase para sobrevivientes de cáncer, es apropiado preguntarle a un instructor sobre su experiencia en el trabajo con cualquier condición que pueda requerir modificaciones para usted. Si no están califica- dos, se puede esperar que le indiquen la dirección de una clase o instructor más adecuado a sus necesidades a medida que se cura y se somete a tratamientos relacionados con el cáncer. Además, si usted usa una manga de compresión cuando está activo, consulte con su médico tantas veces como le recomienden usar la manga durante la clase.

Antes de comenzar cualquier rutina de ejercicios, tenga en cuenta tratamientos como la quimioterapia y la reconstrucción y obtenga la aprobación de un médico familiarizado con su condición médica actual. Esto se aplica al ejercicio postoperatorio y a cualquier ejer- cicio que realice mientras se somete al tratamiento. Una vez aprobado por su médico, el yoga puede ser una herramienta de apoyo no sólo para su recuperación física, sino también para su bien- estar mental. Dependiendo del tipo de Yoga, puede incluso ofrecer beneficios cardiovasculares. Como Licenciada en Salud Mental y Consejera Certificada en Adicciones y Rehabilitación, a menudo refiero a personas a Yoga y meditación en lugar de, o en coordinación con, consejería grupal o individual para condiciones tales como ansiedad, dolor, depresión, trastorno de estrés postraumático (PTSD), y manejo del dolor, entre otras.

El yoga ofrece muchos beneficios médicos que impactan:

- Claridad mental y de alimentos
- Sanación y Sensación de Calma (a través de técnicas de respiración)

- Rango de movimiento (una lucha para aquellos que se han sometido a una mastectomía y a la extirpación de ganglios linfáticos)
- Apoyo para la Pérdida Ósea (secundario a algunos tratamientos como la quimioterapia)
- Niveles de energía y estrés (que pueden ser disminuidos por cambios en la rutina y en los medicamentos)
- Peso corporal (el aumento de peso durante el tratamiento no es infrecuente)
- Linfedema
- Otros efectos secundarios como el estreñimiento (aliviado con poses específicas)

En resumen, el yoga contrarresta el impacto del cáncer y los tratamientos relacionados y ayuda a mantener el cuerpo y el sistema inmunológico saludables. Ayuda en la prevención o capacidad de lidiar con la ansiedad; temores sobre el futuro; síntomas relacionados con la depresión asociados con el diagnóstico; dolor relacionado con la pérdida de una parte del cuerpo; la *ansiedad por escáneres* que resulta de someterse a múltiples pruebas antes, durante y después del tratamiento; u otras pérdidas y temores inducidos por el cáncer. He experimentado y escrito sobre algunos de estos beneficios para recursos como la *revista Cure*.

Mientras que el yoga no hace que tus preocupaciones desaparezcan como por arte de

magia, respirar y concentrarte en vivir el momento puede ayudarte a abrazar tus días de la mejor manera posible, mientras liberas lo que no puedes controlar. Incluir el yoga en tu régimen de ejercicios te ayuda a poner tu cuerpo en movimiento y promueve la liberación de químicos que producen endorfinas naturales - nuestros químicos felices. Al aprender técnicas de respiración cómodas y de apoyo, usted puede ayudar a disminuir los sentimientos de estrés y ansiedad, eliminando su cuerpo de la respuesta de pelear o escapar.

A medida que trabajas en aprender a vivir la vida con y más allá del cáncer, el yoga puede ayudarte con opciones que pueden incluir maneras de mejorar aún más tu salud a través de la dieta y el ejercicio. Las opciones de vida positivas ayudan a controlar o reducir las posibilidades de una recurrencia. *¿Cómo y por qué lo preguntas?* El yoga te ayuda a controlar tu peso y a reducir los niveles de estrés de tu cuerpo, lo que puede ayudar a minimizar los riesgos incluso después del diagnóstico. De acuerdo con la Sociedad Americana del Cáncer, la obesidad está relacionada con un mayor riesgo de varios tipos de cáncer, incluyendo el cáncer de mama, junto con enfermedades cardíacas y diabetes (ambos en aumento). Por lo tanto, el ejercicio es beneficioso no sólo para disminuir el riesgo de recurrencia, sino también para la salud y el bienestar general.

Si usted está lidiando con el cáncer y los síntomas relacionados con el cáncer, el yoga puede ayudarle a aprender a manejar los sentimientos de angustia o pérdida; también puede proporcionarle apoyo más adelante en la vida cuando enfrente otros desafíos, junto con el mantenimiento de su salud y bienestar cotidianos. En muchos casos, el yoga proporciona un sentido de apoyo y comunidad al asistir a una clase grupal. Un tema común en el Yoga es que no hay competencia: se encuentra una pose y se practica en lo que se relaciona con *el* cuerpo. Esta sensación promueve la autoaceptación cuando usted puede estar experimentando síntomas como pérdida de cabello, aumento o pérdida de peso, e incluso la pérdida de una parte del cuerpo.

El dolor es una experiencia común con el cáncer de mama; el yoga puede ayudar con los ajustes que usted está haciendo a su cuerpo a medida que practica la atención y aprende a tolerar el momento. Esto se hace volviendo a su respiración y encontrando la gratitud que también existe concurrentemente con cualquier dolor que uno pueda experimentar. El yoga y las clases de grupo pueden proporcionar un sentimiento de confianza en sí mismo, apoyo externo y un lugar común y seguro para experimentar la aceptación y la comprensión del autocuidado, a la vez que se promueve la curación y la recuperación.

Esta sensación de seguridad también puede beneficiar a aquellos que están experimentando síntomas de PTSD porque el cuerpo no distingue entre un factor estresante actual o un factor estresante pasado de años, días o meses atrás. Lo que sí ayuda es aprender a manejar la experiencia y las sensaciones asociadas con los sentimientos del TEPT, para que el cuerpo pueda comenzar a encontrar una manera de procesar con éxito los sentimientos de trauma, no sólo mantenerlo en el cuerpo esperando la próxima experiencia. Aunque el TEPT puede no curarse, aprender a respirar eficazmente y practicar posturas puede ayudar a disminuir la intensidad de la experiencia. El yoga y la respiración de apoyo pueden enseñar a las personas a apoyar su mente y cuerpo cuando tienen una experiencia negativa. Por ejemplo, muchas personas pueden relacionarse con sentimientos de ansiedad antes de un examen; la práctica del yoga ayuda a reducir la ansiedad y los síntomas del TEPT. Despejar la mente, disminuir el estrés y mover el cuerpo proporcionan energía y ayudan a combatir la fatiga, que a menudo es un subproducto del proceso de curación. La fatiga a veces empeora debido a los medicamentos para combatir el cáncer y las afecciones secundarias asociadas con los tratamientos.

La meditación también puede ser parte de una clase de Yoga o algo de lo que te puedas beneficiar por tu cuenta. La parte del Yoga que se enfoca en el Pranayama enseña acerca de los beneficios de la respiración efectiva. Afortunadamente, debido al tronco encefálico no tenemos que recordarnos a nosotros mismos que debemos respirar....¿o sí? Cuando estamos estresados o nos sentimos ansiosos, lo más probable es que *no* estemos respirando eficazmente. Por supuesto, estamos respirando; sin embargo, si nos concentramos en la dirección a la que va nuestra respiración, es probable que contribuya a la respuesta básica de pelear o huir, lo que significa que potencialmente estamos respirando en la parte superior del pecho o respirando rápidamente, lo que no ayuda a calmar y reconfortar nuestros cuerpos.

Respirar de manera rápida, desigual o ineficaz puede enviar una señal a nuestro cerebro de que algo anda mal, haciendo que nuestro cuerpo y cerebro respondan a una amenaza percibida. Esta amenaza percibida pone a nuestro cuerpo en un estado de alerta máxima diseñado para protegernos cuando necesitamos responder a una situación peligrosa. Sin embargo, si se desencadena con la suficiente frecuencia o durante un período suficientemente largo, la respuesta de pelear o huir puede desgastar y debilitar nuestro sistema inmunológico. Cuando se siente ansioso, temeroso o enojado es más difícil pensar racionalmente y tomar buenas decisiones. Cuando aprendemos a meditar y a respirar correctamente, podemos llevar nuestro cuerpo a un estado de relajación que apoya nuestro sistema inmunológico y nuestra capacidad de pensar claramente y tomar mejores decisiones cuando se nos presenta una situación estresante. Practicar Yoga o meditación nos enseña a enfocarnos en la calidad de nuestra respiración. Sí, podemos respirar sin pensar en ello, pero elegir la respiración de apoyo y la meditación es comparable a comer alimentos nutritivos para el cuerpo, y no simplemente comer para satisfacer el hambre. Lo que estoy diciendo es que necesitamos respirar, pero podemos elegir selectivamente respirar de una manera saludable. La meditación apoya este esfuerzo.

Cuando se le diagnostica cáncer, al principio todo lo que puede hacer es respirar, pero como ya he mencionado, es importante que respire eficazmente. En particular, me gusta enseñar a los clientes antes y después de la cirugía a trabajar en su respiración. Si usted no puede respirar profundamente debido al dolor, simplemente aprender a respirar lentamente y exhalar lentamente tan cómodamente como sea posible puede ayudar a enviar una señal a su cerebro y al resto de su cuerpo para que se relaje. Respirar tranquilamente, por ejemplo, detiene la liberación de adrenalina y norepinefrina que son responsables de la sensación de lucha o huida del cuerpo. La respiración adecuada también nos ayuda a comenzar el proceso de mover el líquido linfático. Esto, a su vez, apoya nuestro sistema inmunológico a medida que permitimos un mayor flujo de sangre a nuestro cuerpo y comenzamos a liberar tensión, promoviendo así la curación y disminuyendo la sensación de dolor. A menudo comparo el reinicio de la respiración con el reinicio de un ordenador. Tanto el cuerpo como la computadora a veces necesitan un poco de ayuda para funcionar mejor; al reiniciar el sistema, todo vuelve a su lugar para funcionar sin problemas.

La meditación también es buena para mejorar la memoria, la concentración y combatir los sentimientos de fatiga mental y física, lo que, como he mencionado, puede ser un efecto secundario de ciertos tratamientos. Incluso una meditación corta de tan sólo cinco o diez minutos puede sentirse tan bien como una siesta y puede practicarse fácilmente mientras se está en un hospital, durante un tratamiento, en casa o en el consultorio, si se regresa al trabajo. Afortunadamente, ahora vemos la tendencia de practicar la meditación y el yoga en el lugar de trabajo - una excelente manera de llevar un hábito saludable cultivado durante la curación a su vida diaria más allá del cáncer.

La meditación viene en muchos estilos. Es decir, hay muchas maneras de meditar y no tiene que ser complicado. Puedes encontrar recursos de un profesor de Yoga o de meditación, o posiblemente de una aplicación en tu teléfono mientras sanas. Sin embargo, si lo encuentras útil, te animo a explorar formas de mejorar tu práctica probando diversos tipos de meditación en una sesión de grupo, siempre y cuando preguntes sobre el entorno para asegurarte de que sea de apoyo. Al principio, mientras que la respiración es forzada, puede que necesites una meditación simple, sentada o una en la que puedas recostarte si eso es todo lo que tu cuerpo puede tolerar. La buena noticia es que la investigación está comenzando a apoyar la meditación, ya que tiene beneficios para la salud de la mente y el cuerpo, debido a su eficacia para mejorar la capacidad del cuerpo para relajarse y disminuir la inflamación.

Se están llevando a cabo algunas investigaciones prometedoras en lugares como la Universidad de Calgary. Un estudio realizado allí encontró que los telómeros -que se cree que están involucrados en la enfermedad y el envejecimiento celular- se conservan en aquellos que practican la meditación. Cuando comiences una práctica de meditación, por favor, ten cuidado. No es raro experimentar mareos al principio. Practique a una hora y en un lugar donde pueda ser monitoreado o regresar a un estado de alerta lentamente sin apresurarse. Su presión arterial responde a la relajación de su cuerpo, y algunos individuos necesitan acostumbrarse a la sensación y práctica de la meditación. Mi sugerencia es que practiques lo más a menudo posible, tan a menudo como puedas tolerar. Algunos estudios e investigaciones sugieren que una práctica de tan sólo tres minutos o más al día podría ser más efectiva que practicar sólo una vez a la semana. Los beneficios de la meditación están empezando a sugerir que la reducción del estrés asociado con la práctica ayuda a apoyar la función del sistema inmunológico, reduciendo la inflamación en el cuerpo, y apoyando o ralentizando la tasa de envejecimiento celular. Usted puede encontrar muchas prácticas en persona o en línea. También he escrito una meditación sencilla para el control del dolor, que les invito a probar. Publicado en línea con la revista Cure Magazine, se titula *Aprendiendo a Meditar: Una Muestra de Meditación de Sanación.*

Si usted se ha sometido a una cirugía para el cáncer de mama, puede comenzar a practicar yoga una vez que sus incisiones sanen y su profesional médico le dé el visto bueno. Una clase de apoyo Y4C con sus posturas de Yoga afiliadas puede ayudarle a adaptarse a su nuevo cuerpo después de la cirugía, o como usted está en los primeros tratamientos antes de la cirugía. Las posturas de Yoga hechas al principio de una sesión se centran típicamente en la respiración consciente, el calentamiento del cuerpo, el estiramiento de los músculos y la ayuda para recuperar el rango de movimiento. La amplitud de movimiento, el tejido cicatricial y el linfedema son condiciones que usted desea abordar y de las que debe estar consciente, dependiendo de los procedimientos que haya experimentado. Las personas que se someten a una mastectomía son más propensas a perder el rango de movimiento. Para cualquier persona a la que se le hayan extirpado los ganglios linfáticos, tenga cuidado de recuperar la fuerza y el rango de movimiento, pero también esté alerta a cualquier síntoma de linfedema. Como precaución, y mientras se somete a la evaluación de cualquier síntoma de linfedema, es posible que se le guíe a practicar posturas que ayuden a mover el sistema linfático de una manera que le brinde más apoyo que a los que están fuera de una clase de Y4C o de una clase con mentalidad de cáncer. El movimiento y los ejercicios de Yoga ayudan a que el sistema linfático se mueva, lo que consecuentemente apoya al sistema inmunológico y ayuda en la desintoxicación. Algunas de las poses en Y4C que ayudan a restaurar el sistema linfático y la amplitud de movimiento, junto con la fuerza y la flexibilidad incluyen "Cactus Clap" y "Dirty T-Shirt" entre otras.

La pérdida ósea y el control de peso pueden verse afectados negativamente por la fatiga y los efectos de la quimioterapia o los esteroides en el cuerpo. El yoga hace que el cuerpo y el cerebro se muevan y ayuda a regular el control del peso. Respirar solo ayuda a refrescar el cerebro, pero las posturas y poses en una clase de Yoga activo diseñada para pacientes con cáncer ayuda a preservar la fuerza muscular, que apoya los huesos. El ejercicio y el movimiento también promueven el crecimiento y la densidad ósea, por lo que algunas de estas clases de yoga incluyen ejercicios de levantamiento de pesas en su plan de estudios.

El movimiento del cuerpo ayuda a acondicionar y fortalecer los músculos y a aumentar la flexibilidad. Cuando su cuerpo está hecho para trabajar, usted activa su cuerpo y sus huesos para mantener el desarrollo y apoyar el trabajo de los osteoblastos que construyen y mantienen la densidad ósea. Puedes encontrar apoyo en una clase que se centra en posturas y movimientos que ayudan con el equilibrio, junto con un Vinyasa modificado, por ejemplo. En una clase de apoyo de Yoga para el cáncer, se usan varios bloques para llevar el suelo a la persona; por lo tanto, los participantes se mueven pero evitan los extremos que se encuentran en una clase tradicional de Vinyasa que probablemente pondría demasiada tensión en el cuerpo. Esto es crucial para un paciente que se somete a tratamientos contra el cáncer o que se está recuperando de una cirugía reciente, ya que les impide poner todo su peso en sus brazos o en el centro del cuerpo. El uso de bloqueos en una práctica también apoya la neuropatía, una afección que algunos individuos desarrollan en los dedos de las manos y de los pies después del tratamiento. Es una sensación agradable poder hacer ejercicio y algunas de las posturas que se ofrecen en una clase de apoyo permiten que el peso sea quitado del pie o de la mano impactada durante al menos unos minutos.

El estreñimiento es otro efecto secundario preocupante de ciertos tratamientos, medicamentos para el dolor, cambios en la dieta y disminución de la actividad. A medida que se levanta y comienza a moverse, puede ayudar a aliviar el estreñimiento. Además, algunas de las posturas en una clase de Yoga de apoyo impactan los órganos internos y por lo tanto ayudan a aliviar la presión y la hinchazón y ayudan a mover los intestinos. Si usted piensa en hacer sonar un paño de cocina, usted hace sonar el agua. El yoga ayuda a mover y apretar los órganos internos y los músculos, lo que ayuda a devolver el agua al cuerpo. Esta es también la razón por la que se le anima a beber agua después del yoga: repone el cuerpo y ayuda en el proceso natural de desintoxicación asociado con el ejercicio. Practicar las posturas de manera segura, guiado por un maestro experto, puede dirigirse a áreas de su cuerpo que han sido impactadas por los tratamientos y las cirugías.

Muchos hospitales, consultorios médicos y comunidades de apoyo al cáncer, entre otras agencias, ahora ofrecen clases de yoga para la curación. Una vez más, le animo a que lea la descripción de la clase y pregunte acerca de las poses o la clase que son mejores para usted. Aquellos que ofrecen el mayor beneficio para la etapa de curación en la que se encuentra, al mismo tiempo que consideran cualquier efecto secundario que esté experimentando. Si estás buscando profesores certificados de Y4C, puedes buscar uno en tu ciudad natal en www.y4c.com. La lista está creciendo a medida que más personas obtienen la certificación anualmente. Algunos de ellos son sobrevivientes y profesionales médicos.

Si usted está asistiendo a su primera clase de Yoga, verifique que se le proporcione una estera y otro equipo. Para prepararse para la clase, vístase cómodamente, traiga agua, una manga de compresión si la usa, y una toalla opcional (puede usarla para cubrirse los ojos en una pose final de puesta de sol, si lo prefiere). Otra opción disponible es llevar a los miembros de la familia a una clase de Y4C que puedan beneficiarse del manejo del estrés. Particularmente si usted todavía no puede manejar, este es un excelente beneficio para usted y su(s) cuidador(es). Recuerda, no hay competencia y no necesitas experiencia previa en Yoga para disfrutar de una clase. Y4C también está abierto a los sobrevivientes que se han sometido a una cirugía para

disminuir su riesgo de desarrollar cáncer de mama o de ovario. Si es tu primera clase de Yoga, llega temprano, ya que lo más probable es que necesites firmar un formulario de autorización médica. Si bien este es un requisito anual, a medida que ocurran cambios en la salud, es posible que tenga que firmar más de un formulario de autorización por año.

Es mi más sincero deseo que este capítulo le haya abierto los ojos a los beneficios médicos de una práctica de Yoga para el cáncer. Ojalá encuentres una práctica o actividad que continúe mejorando tu proceso general de curación.

Referencias

1. Cancer.org: "Does body weight affect cancer risk?" http://www.cancer.org./cancer/caner-causes/diet-physical-activity/body-weight-and-cancer-risk/effects.html

2. Cancer.org: "Excess body weight: A major health issue in America." http://www.cancer.org/cancer/cancer-causes/diet-physical-activity/body-weight-and-cancer-risk/health-issues.html

3. Cure Today "How Yoga Can Help in the Cancer Recovery Process." http://www.curetoday.com/community/tamera-

anderson-hanna/2018/05/how-yoga-can-help-in-th-cancer-recovery-process

4. Cure Today "Learning to Meditate: A Sample Healing Meditation." http://www.curetoday.com/community/tamera-anderson-hanna/2017/12/learning-to-meditate-a-sample-healing-meditation

5. University of Calgary "Study shows clear new evidence for mind-body connection." http://www.ucalgary.ca/utoday/issue/2014-11-04/study-shows-clear-new-evidence-mind-body-connection

6. Prinster, Tari. YOGA For CANCER: A Guide to Managing Side Effects, Boosting Immunity, and Improving Recovery for Cancer Survivors. Rochester, Vermont: Healing Arts Press, 2104. Print

~

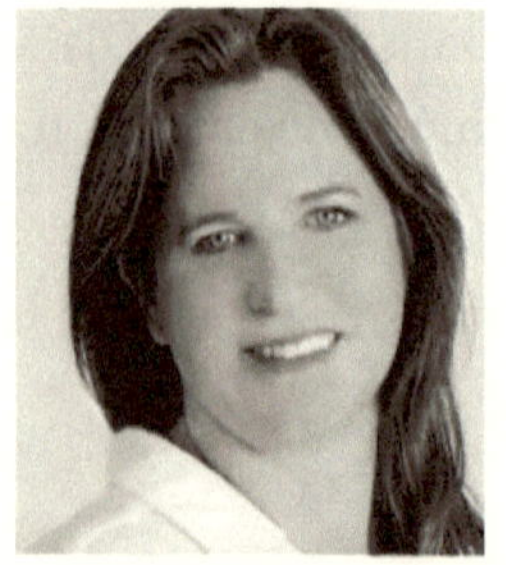

Tamera Anderson-Hanna, LMHC, RYT es Consejera de Salud Mental con Licencia, Profesional Certificado en Adicciones y Consejera Certificada en Rehabilitación. Se convirtió en Profesora de Yoga Registrada mientras se enfrentaba al cáncer de mama en 2015. La propietaria de Wellness, Therapy, & Yoga en Florida, donde ofrece servicios de bienestar personal y coaching, Tamera es también una oradora pública sobre temas relacionados con el bienestar. Usted puede conectarse con ella en www.wellnesstherapyyoga.com.

18

CÓMO LIDIAR CON EL CÁNCER DE SENO

SAMEET KUMAR, PH.D.

Un diagnóstico de cáncer de mama puede presentar un conjunto de desafíos únicos para cada paciente que recibe uno. No hay dos personas que procesen la experiencia de la misma manera emocionalmente; puede ser la bisagra sobre la cual su vida comienza a girar, o puede sentirse como un simple bache en el camino. Aunque es tentador pensar que hay una manera "correcta" de pasar por el cáncer de mama, la verdad es que hay tantas vías como personas diagnosticadas. Aunque cada camino es único, hay algunos puntos en común que este capítulo iluminará.

Qué esperar de ti mismo

Para muchas pacientes con cáncer de mama, las preguntas surgen en medio de la noche y pueden parecer demasiado difíciles para siquiera hablar en voz alta - tratando de averiguar por qué se enfermó; las estadísticas que lee en Internet; un comentario sin importancia que hizo su oncólogo - no hay fin a las incertidumbres en las que su mente puede morar. Aunque la mayoría de las mujeres con cáncer de mama viven más y mejor, las preguntas más difíciles todavía tienen que ver con la incertidumbre y los pensamientos sobre la muerte y la muerte.

Noches como estas son muy comunes en pacientes con cáncer de mama. Si te encuentras reflexionando sobre estas preguntas una y otra vez, probablemente has descubierto que no hay respuestas fáciles. He llegado a creer que estos son intentos de la mente para tratar de establecer un sentido de control en medio de las ambigüedades e incertidumbres creadas por un diagnóstico de cáncer.

La primera pregunta que la mayoría de la gente hace es "¿Por qué yo?" Incluso con el mejor conocimiento médico, esto es difícil de responder. Una tormenta perfecta de genética, factores ambientales, estilo de vida y mala suerte no ofrece una solución fácil, ni encaja en un sonido de fácil digestión. Seguramente, con todo nuestro impresionante progreso científico y conocimiento médico, debe haber una explicación simple?

Desafortunadamente, no. Parece que mientras más aprendemos sobre el cáncer de seno, más preguntas aprendemos a hacer que antes no sabíamos. En lugar de obtener respuestas elusivas, una propuesta mucho más realista es encontrar una manera de vivir y prosperar con incertidumbre. El problema de la enfermedad, el sufrimiento y la mortalidad ha sido el centro de atención de la humanidad durante milenios. Nuestros avances científicos actuales parecen haber contribuido al misterio en lugar de resolver el enigma. Las grandes tradiciones espirituales del mundo se han utilizado tradicionalmente para ayudarnos a entender los misterios de nuestra existencia. Más recientemente, muchos autores y pensadores populares de autoayuda también han intentado responder a estas preguntas.

En la cultura popular, existe la creencia general de que el cáncer puede ser causado por emociones negativas, eventos estresantes en la vida, etc., como sucede con la gripe o la enfermedad cardíaca. La investigación en esta área encuentra consistentemente que esto no es exactamente cierto para el cáncer, al menos no directamente.

Muchas personas creen que las emociones estresantes y negativas de la vida desgastan el sistema inmunológico del cuerpo, debilitando así la capacidad de combatir las células cancerosas. Por lo tanto, se considera primordial rodearse de emociones positivas, relaciones de apoyo y un estilo de vida libre de estrés. Estos son objetivos ideales para cualquier persona, con o sin cáncer. Sin embargo, como todos sabemos, la vida no es muy predecible, ni siempre es agradable.

Los malos sentimientos, las relaciones que se vuelven amargas, el estrés diario: estas son experiencias universales que tiñen todas nuestras vidas; poner la causa de la enfermedad en cosas sobre las que se tiene poco control no parece ser de mucha ayuda. Además, en mi experiencia, la creencia de que el estrés causa cáncer no facilita exactamente la relajación en la mayoría de las personas. El estrés es inevitable; nadie tiene la llave para apagar ese aspecto de la vida de una manera integral. Creo que es mucho más útil saber cómo manejar el estrés que tratar de llevar una vida poco realista sin estrés.

¿Cómo puedo sobrellevar la situación?

A través de los años, he observado que las personas que están involucradas en su tratamiento de una manera deliberada y activa están típicamente mejor preparadas psicológicamente para el viaje en la montaña rusa que es el cáncer. Sin embargo, la participación activa significa muchas cosas diferentes. Para algunos, significa aprender todo lo que hay que saber sobre el diagnóstico y tratamiento del cáncer de mama. Para otros, significa delegar este conocimiento a un cuidador o amigo que los acompaña a las citas. Para otros todavía, significa enfocarse en comportamientos saludables, o alguna combinación de todo lo anterior.

Aunque a muchas personas les resulta útil investigar su cáncer, no todos necesitan ser expertos para participar activamente. Algunas personas eligen convertirse en expertos en cáncer de mama; otras prefieren dejar que sus médicos tomen todas las decisiones, prefiriendo no conocer los detalles. En la mayoría de los casos, usted va a tener que decidir en base a su propio nivel de comodidad qué es lo que funciona mejor para usted. Lo que frecuentemente les digo a mis pacientes es que reserven unas horas para aprender lo que quieren saber. Generalmente, Internet es una fuente decente de información, pero con frecuencia es desalentadora y a veces irrelevante para su variante de la enfermedad. Al igual que un periódico local o las noticias vespertinas, he descubierto que, en general, las noticias angustiosas sobre el cáncer son mucho más frecuentes en Internet que las buenas noticias. Si se siente mejor al aprender más sobre la enfermedad, siga educándose. Si te encuentras desanimado, desmoralizado y deprimido, tal vez el enfoque basado en la información no sea para ti. Apéguese a otras áreas de autodefensa, como tomar notas durante las visitas al médico, o nombrar a un cuidador dispuesto como su persona de referencia para obtener información.

Hay un área en la que aconsejo que todos estén igualmente informados: el control del dolor. Si usted está experimentando dolor relacionado con su cáncer o tratamiento para el cáncer, es imperativo que lo discuta con su médico. El manejo adecuado y apropiado del dolor es la piedra angular del bienestar psicosocial. Si usted tiene un dolor físico significativo, será casi imposible hacer otra cosa o sentirse muy bien hasta que esté bajo control.

Cuando se trata de dolor emocional, la mayoría de los centros oncológicos utilizan un equipo psicosocial formado por psicólogos, psiquiatras y/o trabajadores sociales de oncología. Puede pedirle al consultorio de su oncólogo que le oriente sobre cómo conectarse a estos servicios. Muchas personas también eligen unirse a un grupo de apoyo. En estos entornos, las personas de orígenes y conocimientos diversos pueden compartir sentimientos y comparar notas sobre sus médicos y opciones de tratamiento. A menudo se siente mejor hablar con alguien que está pasando por lo mismo que usted, o que ya ha terminado.

Además, ahora sabemos que no todas las estrategias de afrontamiento se crean por igual. La combinación de ejercicio y nutrición saludable no sólo puede ayudarle a lidiar con el estrés del diagnóstico, el tratamiento y la incertidumbre, sino que también puede reducir el riesgo de recurrencia del cáncer de mama. Los estudios han demostrado que las mujeres cuyo cáncer de mama era positivo para las hormonas enfrentan un mayor riesgo de recurrencia basado en el consumo de alcohol (Zhang et al., 2007). Los estudios también muestran que las mujeres posmenopáusicas cuyos tumores eran negativos a las hormonas que hacen ejercicio más de cinco veces a la semana pueden reducir el riesgo de recurrencia hasta en un 13% (Peters et al. 2009).

Finalmente, si usted ha encontrado que sus creencias religiosas o espirituales le han sido útiles en el pasado, úselas ahora. Si usted no es este tipo de persona, use lo que ha funcionado antes, pero sólo si promueve la salud y el bienestar en usted y en sus relaciones. También puedes explorar las enseñanzas espirituales que trabajan para ayudarte a calmarte o dar sentido a tu sufrimiento. No dude en comunicarse con amigos cercanos o familiares, o en hablar con otros sobrevivientes. No tienes que pasar por esto solo.

¿Ser positivo o ser real?

Otra creencia predominante en la cultura popular es que ser "positivo" ayudará a la curación y que la "negatividad" en cualquier forma saboteará su tratamiento. Me parece que siempre que alguien habla de cómo las emociones negativas pueden ser físicamente tóxicas, la atmósfera en la sala es decididamente tensa, exactamente lo contrario de lo que el orador pretendía. De manera similar, cuando los pacientes de cáncer comienzan a sentir que la negatividad en sus vidas los ha enfermado, esta percepción generalmente va acompañada de sentimientos de culpa, ira y vergüenza. Estas son precisamente las emociones que se te dice que evites!

En muchos sentidos, la presión para ser un paciente con cáncer positivo puede ser una estrategia contraproducente. Jimmie Holland (2000), uno de los pioneros en el campo de la psico-oncología, llama a esto la "tiranía del pensamiento positivo". En resumen, el viaje a través del cáncer, en todas sus fases, desde el diagnóstico hasta el tratamiento, es probablemente la tarea física - y tal vez también emocional - más difícil a la que se enfrentará en su vida. ¿No es poco realista forzarte a ser el más positivo que has sido durante el viaje más agotador de tu vida? Por supuesto, siempre se siente mejor estar esperanzado, feliz y motivado. Pero sentirse presionado a sentirse feliz rara vez resulta en una alegría genuina.

El reto no es ser un paciente con cáncer positivo, sino un ser humano emocionalmente sano

que está experimentando cáncer. En mi práctica a través de los años, he encontrado que aquellos individuos que están dispuestos a enfrentar sus frustraciones, ira, vergüenza, culpa -toda su propia negatividad humana- son los que tienden a ser más felices años después. Negar estas emociones y estados mentales humanos esenciales sólo ahoga la capacidad de sentir a lo largo de nuestro continuo emocional y espiritual. La mayoría de nosotros necesitamos experimentar angustia temporal para encontrar una felicidad más duradera. La palabra clave aquí es *temporal*; así como tratar de ser feliz sólo con lo positivo puede ser sofocante, también lo es revolcarse en todas las frustraciones, incertidumbres y miserias que el cáncer puede traer.

Sorprendentemente, hasta ahora no hay investigación o evidencia creíble que corrobore la idea de que la manera en que sus emociones navegan por el cáncer de seno determinará cuánto tiempo vivirá; por el contrario, la investigación encuentra que realmente no hay un efecto general de cómo se siente en su resultado de salud a largo plazo frente al cáncer (Coyne y Tennen, 2010). Encuentro esto muy liberador para considerar; puedes experimentar una tonelada de presión para sentirte de una manera u otra, por ejemplo, para tratar de ser siempre positivo y agradecido. Aunque puede sentirse mejor ser positivo, no siempre es realista o posible, especialmente cuando se siente enfermo o experimenta algunos efectos secundarios dolorosos. Ahora podemos decir con cierta certeza que si usted no puede sentirse positivo todo el tiempo, realmente no importa demasiado en términos de su riesgo de cáncer.

En lugar de controlar los pensamientos y sentimientos, la mayoría de los psicólogos y otros profesionales de la salud mental conceden cada vez más importancia a aceptarlos como una forma de disolver el poder de las emociones negativas (véase Kabat-Zinn, 2005). Este enfoque contrasta con la atención represiva y selectiva que ofrece el enfoque de "ser positivo". En mi experiencia profesional, los sentimientos reprimidos no desaparecen, sólo aprenden a usar máscaras y a reaparecer en áreas inesperadas. Ya que no puedes apagar tus sentimientos, puedes darte permiso para sentirlos, especialmente si sabes que esto es parte de un proceso más amplio para mejorar. También tenga la seguridad de que la angustia, como cualquier otra emoción, tiende a ser temporal. Uno de nuestros dones como seres humanos es la variedad de emociones que podemos sentir; no podemos sentir lo bueno sin lo malo.

Qué esperar de los demás

Usted puede tener ciertas expectativas de cómo reaccionarán las personas a su alrededor ante su enfermedad y aprenderá rápidamente quién está realmente de su lado. O puede que ya hayas aprendido esta lección. No se sorprenda si las personas que usted ha asumido que estarían allí para ayudar parecen desaparecer, y las personas que usted ha dado por sentado se vuelven invaluables.

El diagnóstico puede amplificar aspectos de las relaciones, sacando lo mejor de algunas y las limitaciones de otras. Las sobrevivientes de cáncer de mama más felices tienden a concentrarse en las relaciones que funcionan, más que en la decepción o la ira por las que no lo hacen. Una vez más, cada persona experimenta el cáncer de mama de manera diferente. También existe una variedad de formas en que los cuidadores experimentan a las personas con cáncer de mama.

Qué esperar en el futuro

La mayoría de la gente asume que el día que le dicen que tiene cáncer es la parte emocional más difícil de la experiencia. Sin embargo, mi experiencia profesional me dice que hay tres picos de angustia que tienden a ser universales.

Por supuesto, el primero de ellos es el día del diagnóstico. Este podría ser el día en que su radiólogo le diga que su mamograma o ultrasonido fue altamente sospechoso. Podría ser cuando su médico lo llamó para decirle que tenía algunas noticias desagradables que compartir. Podría ser el día en que sintió un bulto extraño en su seno. O bien, podría ser cuando se reunió por primera vez con un oncólogo y discutió los detalles específicos de su enfermedad y las opciones de tratamiento disponibles para usted.

Cualquiera de estos ejemplos resuena con su experiencia, este es el momento en que usted comenzó a lamentar la pérdida de un futuro saludable. Esto no quiere decir que su futuro no incluirá la salud; la mayoría de nosotros lo asumimos. Pero el día que supo que tenía cáncer, también aprendió que esta suposición universal es una fantasía. Lloramos la pérdida de esa fantasía. He escrito extensamente en otras partes sobre cómo sobrellevar el dolor (Kumar, 2005).

El segundo pico de angustia es el día anterior o el día de su primer tratamiento. Esto puede significar cirugía, quimioterapia o radiación. Cualquiera que sea la modalidad de tratamiento indicada para su enfermedad, el día en que comienza a menudo está lleno de una compleja mezcla de ansiedad, miedo, impaciencia y renuencia. Además, si usted está recibiendo esteroides como dexametasona o prednisona como parte de su tratamiento de quimioterapia, es posible que

haya dormido mal o que se sienta con energía, irritable o ansioso por el medicamento, además del estrés normal del tratamiento. En muchos sentidos, el tipo de emociones que surgen en ese primer día de tratamiento es análogo al primer día de escuela: en el fondo, usted sabe que esto va a ser útil, pero se resiste a dejar atrás el mundo protegido, seguro y familiar por este nuevo salón lleno de gente que nunca antes había conocido.

No hay una manera "correcta" de sentir para estas ocasiones trascendentales. Verdaderamente, la mejor estrategia es simplemente pasar el día. Para muchos de nosotros, las emociones complejas de este primer día de tratamiento son alimentadas por otro paso hacia lo desconocido. Te preguntas cómo será, cómo se sentirá hoy y mañana, y si será como todo lo que hayas escuchado.

El tercer pico de angustia a menudo ocurre poco después de que se completa el tratamiento, o poco antes de la primera cita de seguimiento después de terminar el tratamiento. A veces, hay un pico después de terminar el tratamiento, y otro en la visita de seguimiento de tres o seis meses.

Usted podría preguntarse, *"¿Por qué estaría angustiado por terminar mi tratamiento contra el cáncer?"*

Pienso en la respuesta a esta pregunta como una tendencia de nuestra mente a querer lo que es familiar en nuestras vidas, sin importar cuál sea el contenido de esa familiaridad. Cuando usted comenzó el tratamiento para el cáncer por primera vez, es posible que se sintiera angustioso en parte porque era nuevo. Se sintió mejor con el paso del tiempo porque se volvió familiar. Cuando ya no estás en tratamiento, esa familiaridad a la que te has acostumbrado desaparece.

Además, cuando usted está recibiendo tratamiento, está participando activamente en una lucha contra el cáncer de mama. Terminar el tratamiento de muchas maneras puede abrir problemas de incertidumbre y vulnerabilidad que usted no sabía que estaban siendo manejados por el tratamiento activo. Las visitas de seguimiento sólo pueden abrir esta incertidumbre con las noticias inesperadas que puedan traer. No es raro que las personas experimenten un aumento de los síntomas generales durante la semana de seguimiento: agotamiento, dolores, ansiedad y depresión. No estoy compartiendo esto contigo para ayudarte a sentirte así. Más bien, saber que esto es normal puede aliviar un poco el nerviosismo si te encuentras luchando con algunos de estos sentimientos incómodos.

¿Qué sigue?

¿Qué es lo que más espero cuando conozco a alguien con cáncer? Que eventualmente desarrollarán una apreciación por cada uno de los momentos preciosos de la vida después de haber experimentado uno de sus giros y vueltas más difíciles. Es decir, al experimentar la enfermedad física, desarrollas la habilidad de apreciar el aquí y ahora de los momentos de la vida en lugar de pensar en los fracasos del pasado o en las incertidumbres del futuro. He descubierto que este enfoque en el momento es el único antídoto fiable contra la imprevisibilidad inherente a la existencia humana. Esta profunda incertidumbre sobre "qué pasaría si" está en el corazón del temor de que la mayoría de las personas desarrollen cáncer o cualquier enfermedad que amenace su vida.

Hay muchas maneras de traer su mente de vuelta del miedo a la realidad de hoy. Mucha gente se dedica a la meditación. He escrito un libro que puede serle útil sobre cómo la meditación y otras técnicas pueden ser usadas para ayudar a su mente y cuerpo a lidiar con la ansiedad (Kumar, 2010). Otros encuentran que las obras de arte son tranquilizadoras y reconfortantes. Otras personas dedican más tiempo de calidad a la familia y los amigos. Lo que más importa no es lo que funciona para otras personas, sino lo que funciona para ti. Lo único que hay que recordar del día en que se le diagnostica el cáncer es que, aunque no lo haya elegido, sí tiene opciones en cuanto a cómo vivir y qué hacer con la experiencia.

Referencias

1. Coyne, JC and Tennen, H. (2010). Positive psychology in

cancer care: bad science, exaggerated claims and unproven medicine. *Annals of Behavioral Medicine*, 39, 16-26.

2. Hewitt, M., Herdman, R., and Holland, J. (2004). *Meeting the psychosocial needs of women with breast cancer*. Washington, D.C.: The National Academies Press.

3. Holland, J. and Lewis, S. (2000). <u>The human side of cancer: Living with hope, coping with uncertainty</u>. New York, NY: Harper Collins Publishers, Inc.

4. Kabat-Zinn, J. (2005). *Wherever you go, there you are: Mindfulness meditation in everyday life*. New York, NY: Hyperion Books, Inc.

5. Kumar, S. (2005). *Grieving mindfully: A compassionate and spiritual guide to coping with loss*. Oakland, CA: New Harbinger Publications, Inc.

6. Kumar, S. (2010). *The mindful path through worry and rumination*. Oakland , CA: New Harbinger Publications, Inc.

7. Peters, TM, Schatzkin, A, Gierach, GL, Moore, SC, Lacey, JV, Wareham, NJ, Ekelung, U, Hollenbeck, AR, and Leitzmann, MF. (2009). Physical activity and post-menopausal breast cancer risk in the NIH-AARP diet and health study. *Cancer Epidemiology Biomarkers Prevention*, 18: 289-296.

8. Zhang, SM, Lee, I, Manson, JE, Cook, NR Willet, W., and Buring, JE. (2007). Alcohol consumption and breast cancer risk in the Women's Health Study. *American Journal of Epidemiology*, 165:667–676.

~

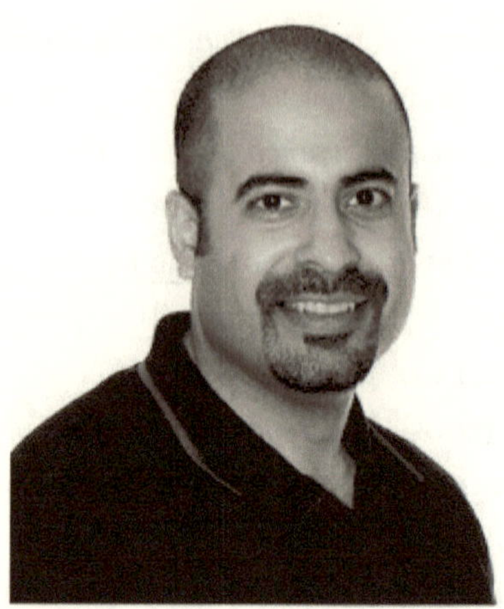

Sameet Kumar, Ph.D., es la psicólogo clínico del Memorial Cancer Institute en el condado de Broward, Florida. Se especializa en trabajar con pacientes con cáncer y sus cuidadores. Además de su formación como psicólogo utilizando terapias basadas en la atención plena, también ha estudiado con muchos de los principales maestros budistas e hindúes. Es el autor de Grieving Mindfully: A Compassionate and Spiritual Guide to Coping with Loss, The Mindful Path Through Worry and Rumination: Dejar ir los pensamientos ansiosos y depresivos y la atención por el dolor prolongado.

19

CÁNCER DE MAMA Y SU TRATAMIENTO: EFECTOS SOBRE EL SEXO Y LA SEXUALIDAD

CRISTINA POZO-KADERMAN, PH.D.

Cáncer de mama y su tratamiento: Efectos sobre el sexo y la sexualidad

El sexo y la sexualidad son aspectos de vital importancia de ser mujer, pero ambos son dinámicos y cambian, evolucionan y se redefinen a lo largo de la vida de la mujer y durante y después de su tratamiento para el cáncer de mama. Para una mujer con cáncer de mama, el enfoque inicial del equipo de atención médica se centra adecuadamente en cuestiones relacionadas con el diagnóstico, el tratamiento y el manejo de los efectos secundarios. La propia mujer puede estar asediada por la ansiedad y las preocupaciones sobre su supervivencia, su familia y muchos otros problemas. El sexo y la sexualidad se verán afectados casi inevitablemente por el cáncer de mama y sus tratamientos (Tabla 1), pero con frecuencia no se discuten al principio. Se alienta a las sobrevivientes y a las mujeres que reciben tratamiento activo a que busquen información y expresen sus inquietudes acerca de su sexualidad, independientemente de la edad, los cambios provocados por el tratamiento o su pronóstico. Las mujeres son tratadas, no sólo sus cánceres, y se debe prestar atención a la persona en su totalidad.

El sexo y la sexualidad de las mujeres son complejos y este capítulo no pretende ser un recurso exhaustivo. El objetivo es más bien proporcionar información y sugerencias basadas en las preocupaciones que a menudo expresan las mujeres con cáncer de mama.

Tabla 1. Factores que influyen en el funcionamiento sexual	
• Tratamiento del cáncer 　- Cirugía 　- Quimioterapia 　- Radioterapia • Otros medicamentos • Cansancio • Estrés	• Dolor • Cambios en la imagen corporal • Factores de relación • Factores psicológicos 　- Ansiedad 　- Depresión

Lo siguiente proporcionará un punto de partida para entender cómo el tratamiento puede afectar el aspecto sexual de la vida de la mujer (Tabla 2) y recomendaciones que pueden ser útiles para adaptarse o mejorar algunos de estos cambios.

Tabla 2. Factores que afectan el sexo y la sexualidad durante el diagnóstico, el tratamiento y la supervivencia	
Evento	**Efecto del evento**
Pre-diagnóstico/Diagnóstico	Ansiedad*, depresión
Cirugía	Auto-imagen -Pérdida o desfiguración de la mama -Cicatrices Disminución de la sensación en los senos Entumecimiento en el seno Dolor
Radioterapia	Cambios en el color de la piel Cambios en la textura de la piel

Terapia sistemática	Fatiga
	Alopecia
	Aumento de peso
	Náusea
	Cambios en la Menopausia
	  -Resequedad vaginal
	  -Cambios en el estado de ánimo
	  -Dificultades para dormir
	  -Destellos calientes

Después del tratamiento	Incertidumbre Imagen corporal Cambios en la Menopausia Cansancio Aumento de peso
*Reacciones emocionales como la ansiedad, pueden existir en diferentes grados durante y después del tratamiento, pero generalmente se resuelven.	

Definición de términos

El sexo y la sexualidad son distintos pero están estrechamente relacionados. La *sexualidad* es una *percepción de uno mismo* - una identificación de uno mismo como ser sexual y como mujer. Puede expresarse en la forma en que una mujer habla, se viste, se mueve y quién o qué considera sexualmente atractivo o excitante. El *sexo* es un *acto* que puede tener muchas funciones: Reproducción, reforzando los lazos de relación y muchos otros resultados, incluyendo simplemente el placer. El sexo puede involucrar o no a una pareja y puede expresarse a través del tacto, los besos, el sexo oral, las relaciones sexuales, la masturbación y otras actividades. Las mujeres generalmente experimentan fases del ciclo de respuesta sexual que se compone de deseo (libido), excitación, orgasmo y resolución.

El deseo se compone de pensamientos e imágenes sexuales. En la población general, 1 de cada 3 mujeres reporta bajo deseo sexual y el 40% de las mujeres que pasan por la menopausia natural reportan disminución de la libido. El deseo está parcialmente mediado por la hormona testosterona. Las mujeres producen testosterona en los ovarios y las glándulas suprarrenales. Durante la menopausia hay una reducción en la producción de testosterona que puede afectar en parte el deseo. La excitación o excitación es el resultado de pensamientos sexuales, fantasías y contacto físico y caricias. Durante la excitación, la frecuencia cardíaca, la presión arterial y la respiración de la mujer pueden aumentar y hay un aumento del flujo sanguíneo a las áreas genitales. La vagina se vuelve húmeda, flexible y abierta, y el cuerpo puede sentirse muy caliente. La excitación se ve afectada en parte por variables psicológicas, físicas, de relación y hormonales. Por ejemplo, los cambios hormonales durante la menopausia pueden provocar una disminución de los niveles de estrógeno, lo que puede causar sequedad y atrofia vaginal. Esto puede causar relaciones sexuales dolorosas. Con suficiente excitación, algunas mujeres, pero no todas, pueden alcanzar el orgasmo durante un encuentro sexual. La mayoría de las mujeres necesitan algo de experiencia para aprender a tener un orgasmo. El orgasmo produce un placer intenso en los genitales a medida que los músculos se contraen y el sistema nervioso envía ondas de placer por todo el cuerpo. Durante la resolución el cuerpo se relaja y gradualmente el corazón y la frecuencia respiratoria disminuyen. Es importante destacar que no es necesario que todas las mujeres pasen por todas las fases para disfrutar de la intimidad sexual.

Sexo y sexualidad durante el diagnóstico Tratamiento y supervivencia

Pre-Diagnóstico y Diagnóstico

Cuando se identifica una anomalía en los senos durante un autoexamen o una mamografía, se espera que la ansiedad sea normal. En el momento del diagnóstico de cáncer de mama, las mujeres a menudo informan estar emocionalmente "abrumadas". A pesar de esta confusión interna, una mujer necesitará procesar una cantidad significativa de información a menudo confusa y amenazante e incorporar citas médicas a sus ya ocupadas vidas. La ansiedad y la fatiga no son infrecuentes, ya que una mujer intenta equilibrar los nuevos factores estresantes con las exigencias de las relaciones, el trabajo y, a menudo, los hijos. Durante este período de tiempo, el sexo, la sexualidad y muchos otros aspectos básicos de la vida diaria probablemente se verán perturbados y no son necesariamente el centro de atención. La supervivencia es el centro de atención. Para las mujeres que tienen relaciones, también tendrá un impacto en sus parejas.

Tratamientos Locales-Regionales

La cirugía, ya sea una tumorectomía (extirpación parcial de la mama) o una mastectomía (extirpación completa de una o ambas mamas), es el tratamiento primario del cáncer de mama en etapa temprana. Los senos de una mujer pueden haber sido fundamentales para su sentido de sexualidad/atractivo y para muchas mujeres una fuente de placer durante el sexo. Una mujer puede experimentar dolor o molestias postoperatorias, cicatrices y cambios en su imagen corporal. Después de la extirpación completa de uno o más senos, la mujer puede tener pérdida de sensibilidad o entumecimiento en la pared torácica en el sitio de la mastectomía. Mientras que la cirugía reconstructiva puede reconstruir la forma y el tamaño del seno, el placer de acariciar el seno y el pezón es probable que sea cambiado, disminuido o ausente. Con el tiempo, las mujeres pueden experimentar un retorno de la sensibilidad en la mama reconstruida, pero es probable que no sea la misma que antes de la cirugía.

Para las mujeres que se someten a una tumorectomía, el dolor temporal, el malestar o el entumecimiento generalmente se resuelven con el tiempo y, por lo general, no se observan efectos a largo plazo sobre la sensibilidad. Para las mujeres que se someten a una tumorectomía, la radioterapia también puede incluirse como parte del tratamiento local. Como consecuencia, puede haber sensibilidad en los senos o dolor durante el tratamiento, que disminuye con el tiempo. Algunas mujeres informan de un cambio o disminución de la sensibilidad. Además, también puede haber cambios en el color y/o textura de la piel y endurecimiento de las cicatrices

quirúrgicas en el área irradiada. Aunque las mujeres que conservan sus senos pueden tener mejor imagen corporal, no tienen mejor o más relaciones sexuales. Ahora y durante todo el tratamiento, la comunicación con las parejas será importante y puede servir para reforzar aún más la relación.

Terapia sistémica

La terapia sistémica básicamente se refiere a los medicamentos que se toman por vía oral o que se reciben a través de una infusión en el consultorio del oncólogo o centro oncológico y que comprometen diferentes tipos de medicamentos (Tabla 3).

Tabla 3. Tipos de Terapia Sistemática para el Tratamiento de Cánceres.		
Tipo de terapia	Función	Marca (genérica) Ejemplos
La quimioterapia	Mata las células tumorales	Adriamicina (doxorrubicina), Cytoxan, (ciclofosfamida), Taxol (paclitaxel), Taxotere (docetaxel)
Terapia hormonal	bloquea el estrógeno receptores en el tumor células o disminuciones niveles de estrógeno.	Nolvadex (tamoxifeno), Arimidex (anastrozol), Femara (letrozol), Aromasin (exemestane), Faslodex (fulvestrant)
Biológicos	Interfiere con los procesos biológicos de las células	Ibrance (palbociclib)
Terapia dirigida	Afecta a objetivos especiales que se cree que impulsan el cáncer	Herceptin (trastuzumab), Perjeta (pertuzumab), Kadcyla (T-DM1)

Los medicamentos administrados después de la cirugía, para el cáncer de mama en estadio temprano, se conocen como terapia *adyuvante.* En el caso de la quimioterapia, esto es por tiempo limitado y puede durar algunos meses; con el tratamiento con trastuzumab anti-HER2 puede durar hasta un año; mientras que la terapia hormonal oral se puede tomar diariamente durante 5 o más años. Para las mujeres con cáncer de mama metastásico, los tratamientos farmacológicos suelen ser continuos. Cada medicamento tiene un perfil de efectos secundarios distinto, pero también tiene frecuentemente toxicidades en común con otros medicamentos. Una descripción completa de los efectos secundarios de las drogas está más allá del alcance de este capítulo, por lo que el enfoque se centrará en aquellos que afectan la apariencia de la mujer, de ahí su sentido de sexualidad, y en aquellos que pueden interferir con el funcionamiento sexual.

Cambios en la imagen del cuerpo: El tratamiento del cáncer de seno probablemente resultará en ciertos cambios visibles en el cuerpo de la mujer (Tabla 4). Para muchas mujeres, el efecto secundario más difícil de **algunas** de las quimioterapias utilizadas para tratar el cáncer de mama es la pérdida de cabello o alopecia, en la que una mujer pierde el cabello de la cabeza, las cejas, las pestañas y tal vez la zona púbica.

Tabla 4. Imagen de cuerpo común potencial Cambios asociados con la terapia sistémica

- Pérdida de cabello
- Ganancia de peso
- Cambios en el tono o textura de la piel
- Cambios en el color de las uñas

Para la mayoría de las mujeres, el cabello es una parte importante de su sexualidad y de su atractivo. Muchas mujeres con cáncer de mama afirman que es la pérdida de cabello lo que más se asocia con "parecerse a una paciente con cáncer". Para las pacientes con cáncer de mama localizado en estadio temprano, la pérdida de cabello suele ser completamente reversible después del cese de la quimioterapia adyuvante. La evidencia emergente apoya el uso de "gorros fríos" o "gorros hipotérmicos" durante la administración de quimioterapia para mejorar la pérdida de cabello en el cuero cabelludo y se recomienda a las mujeres que reciben quimioterapia que discutan esta opción con su oncólogo. Las mujeres deben ser informadas de antemano sobre los posibles efectos secundarios de la caída del cabello y la opción de usar pelucas, bufandas o sombreros.

El aumento de peso es común -un nuevo ataque a la imagen corporal- probablemente se deba a múltiples factores, incluyendo el envejecimiento normal, los cambios en la dieta y la actividad física durante el tratamiento, y los cambios hormonales causados por el tratamiento. Las mujeres que reciben tamoxifeno a menudo culpan a este tratamiento; sin embargo, no hay evidencia sólida que apoye al tamoxifeno como el único culpable y es probable que el aumento de peso se deba a una combinación de factores. Otros efectos potenciales de la quimioterapia en la imagen corporal que a menudo son reversibles después de que termina el tratamiento pueden incluir cambios en el tono y la textura de la piel o decoloración de las uñas de las manos y de los pies. Los programas de la Sociedad Americana del Cáncer como "Luzca Bien, Siéntase Mejor" proporcionan estrategias útiles para lidiar con algunos de estos cambios físicos.

Cambios en el funcionamiento sexual: El cambio más omnipresente asociado con el tratamiento del cáncer es la fatiga y su impacto en el funcionamiento sexual es fácilmente apreciable. Las mujeres a menudo están cansadas de tener que hacer malabarismos con el trabajo, la familia y las responsabilidades sociales incluso antes de que se les diagnostique el cáncer. El sexo si no se convierte en una prioridad puede pasar a un segundo plano debido al agotamiento. La fatiga durante el tratamiento del cáncer de mama tiene múltiples fuentes, incluyendo la agitación emocional asociada con una enfermedad amenazante y las demandas de vida asociadas con las citas médicas y el tratamiento. La fatiga también está asociada con muchos tratamientos sistémicos utilizados para tratar el cáncer de mama, incluyendo la quimioterapia y las terapias hormonales como el tamoxifeno, que se asocia con el desarrollo o la exacerbación de los sofocos que pueden perturbar el sueño y pueden provocar cansancio durante el día.

Varias actividades pueden ayudar a aliviar la fatiga (Tabla 5). Las mujeres a menudo tratan de continuar con sus actividades "normales" durante y después del tratamiento. Aprender a controlar el ritmo y aceptar los cambios en el nivel de energía ayuda a evitar la frustración de establecer expectativas poco realistas. Las mujeres pueden llevar un diario para llevar un registro de sus niveles de energía y tomar conciencia de los picos y valles. Por ejemplo, si el nivel de energía es más alto en la mañana, entonces programe las actividades más importantes temprano en el día. Por ejemplo, puede ser mejor tener relaciones sexuales temprano en el día que al final. Aunque pueda parecer paradójico, el ejercicio puede ayudar a aumentar el nivel de energía incluso caminando a un nivel moderado varias veces a la semana. Usar la relajación con imágenes destinadas a recargar el cuerpo, así como escuchar música alegre y bailar, puede ayudar a combatir la fatiga y aumentar los sentimientos sexuales.

Tabla 5. Actividades para reducir la fatiga

- Usa un diario para llevar un registro de los niveles de energía, Marcapasos
- Priorizar las demandas
- Enumere a otras personas para que le ayuden con las tareas diarias.
- Ejercicio
- Relajación
- Meditación/imagen Música
- Música

El efecto más directo y significativo de la terapia sistémica sobre el funcionamiento sexual se debe a los cambios en el medio hormonal que provocan la menopausia o un estado similar a la menopausia. En la menopausia, las mujeres experimentan una disminución del estrógeno, que es un cambio natural para todas las mujeres y que se produce gradualmente a lo largo de varios años, siendo la edad promedio de 52 años. La menopausia puede estar asociada con una serie de cambios (Tabla 6) que incluyen aumento de peso, bochornos, sudores nocturnos, mal humor y sequedad vaginal que pueden afectar el funcionamiento sexual. Las mujeres también experimentarán una disminución de la testosterona, la "hormona masculina", que puede estar asociada con una reducción de la libido.

Tabla 6. Síntomas de la menopausia

- -Resequedad vaginal y disminución de la elasticidad
- -Destellos calientes
- -Dificultades para dormir
- -Fatiga
- -Cambios en el estado de ánimo
- -Ganancia de peso
- -Disminución de la libido (deseo sexual)

En las mujeres más jóvenes con cáncer de mama hormonalmente sensible, los tratamientos médicos o quirúrgicos que suprimen o extirpan los ovarios provocan un cambio abrupto hacia la menopausia que puede ser más difícil que la menopausia natural. Además, el tratamiento con ciertos agentes quimioterapéuticos, en particular agentes alquilantes como la ciclofosfamida, también puede provocar una menopausia prematura. Este riesgo varía en función de la edad de la mujer en tratamiento, donde el riesgo de menopausia prematura es del 25-40% en mujeres menores de 40 años y del 76-90% en mujeres mayores de 40 años. A las mujeres posmenopáusicas que reciben reemplazo hormonal (HRT) se les pedirá que descontinúen la

HRT una vez que se les haya diagnosticado si sus cánceres de mama son "impulsados por las hormonas". Con frecuencia, esto resultará en el retorno de algunos síntomas de la menopausia. Las mujeres posmenopáusicas también suelen ser tratadas con inhibidores de la aromatasa (es decir, Arimidex, Femara), lo que reducirá aún más los niveles de estrógeno circulante.

Entre los cambios asociados con la menopausia, el predictor más importante de la insatisfacción sexual es la sequedad vaginal, que puede provocar dolor e incluso sangrado durante el coito. Varios humectantes y lubricantes vaginales no hormonales de venta libre están fácilmente disponibles y, si se usan adecuadamente, han tenido mucho éxito en contrarrestar este efecto secundario en particular (Tabla 7). El primer paso para combatir la resequedad vaginal es usar un humectante vaginal regularmente cada dos noches antes de acostarse para que el humectante pueda ser absorbido mientras usted duerme. La crema hidratante debe usarse

independientemente de la actividad sexual. Incluso si una mujer no está actualmente en una relación sexual, la salud vaginal es importante y mediante el uso de un humectante vaginal la vagina se mantiene húmeda y flexible. Hay varios humectantes disponibles como Luvena o Replens. Algunas mujeres reportan que Replens, si se usa regularmente puede ser tan efectivo como la crema de estrógeno. Cuando es sexualmente activa, antes de la penetración, la mujer necesita usar un lubricante vaginal. Los lubricantes comunes son Astroglide y K-Y Jelly. Es mejor que los lubricantes sean a base de agua y evitar aquellos con perfumes, sabores o parabenos que puedan causar irritación. El lubricante debe aplicarse no sólo dentro de la vagina sino también en la vulva. Las mujeres pueden usar la aplicación de lubricante como parte de los juegos preliminares e incluir a su pareja. Si la penetración vaginal continúa por más de unos pocos minutos, es posible que sea necesario volver a aplicar el lubricante. Los supositorios vaginales que se derretirán dentro de la vagina también son buenas opciones para algunas mujeres y se pueden aplicar antes de la actividad sexual. La vaselina, las lociones para la piel y los lubricantes a base de aceite no son buenas opciones, ya que pueden aumentar el riesgo de infecciones por hongos.

Finalmente, vale la pena señalar que además de los tratamientos sistémicos para el cáncer de mama, una serie de otros medicamentos que se toman comúnmente también pueden contribuir o exacerbar los problemas sexuales. Por ejemplo, los medicamentos para la alergia pueden ayudar a secar las membranas nasales, pero también exacerbar la resequedad vaginal. Las mujeres deben consultar con su médico para determinar si alguno de los medicamentos que están tomando actualmente tiene efectos secundarios sexuales.

Tabla 7. Intervenciones para la resequedad vaginal No hormonales y de venta libre

- **Hidratante vaginal**
- Usar cada dos noches
- Usar antes de acostarse
- Usar sin importar la actividad sexual o el estado de la relación
- Los productos de uso común incluyen Replens (policarbofilo), Luvena, ácido hialurónico.

- **Lubricante vaginal**
- Usar antes de la penetración y durante la actividad sexual
- Aplicar dentro de la vagina y en la vulva.
- Evitar perfumes, sabores y parabenos que puedan causar irritación.
- Los productos de uso común incluyen: Astroglide, K-Y Jelly o supositorios vaginales

Cómo mejorar su vida sexual durante y después del tratamiento del cáncer de mama

El aspecto más crucial de tener una vida sexual saludable es que las mujeres con cáncer de mama se comuniquen con sus parejas. La mayoría de las parejas, si se trata de una buena relación, reportarán una atracción e interés continuos por el sexo. Las parejas no pueden iniciar el contacto sexual por miedo a lastimar a la mujer o a parecer insensibles al deseo de ser sexual. Las parejas deben estar informadas sobre los posibles efectos secundarios físicos, emocionales y sexuales del tratamiento. Es posible que las mujeres quieran hablar sobre los miedos al rechazo y otras ansiedades. La mayoría de los socios tienen las mismas preocupaciones y preocupaciones. Compartir, escuchar y mantener la comunicación abierta son la clave para una buena relación.

Inicialmente, es posible que las mujeres no se sientan preparadas para la actividad sexual. A la mayoría de las mujeres les gusta que las toquen y que les den un masaje o un masaje en los pies, lo cual puede ser un primer paso. Las mujeres necesitan comunicarse si tienen dolor en cualquier parte del cuerpo y limitar el contacto. Cuando están listas para la intimidad, las mujeres necesitan tomarse un tiempo para ello y asegurarse de que no se sienten demasiado cansadas. El énfasis debe estar en el placer más que en el rendimiento. Crea un ambiente relajante, enciende velas y deja tiempo para que te pongas "de humor". Escuchar música relajante, tomarse de la mano, besarse y bailar son formas de aumentar la intimidad. Tomar un baño en la tina o ducharse juntos son formas de sentirse más cómodo al compartir los cambios corporales y al tocarse sensualmente. Si bien el tratamiento puede haber producido cambios en el lugar y la forma en que la mujer siente placer, la exploración de alternativas puede abordarse con la mentalidad de divertirse. Vea una película erótica o lea literatura erótica entre sí. Ve a comprar juguetes sexuales. Redescubra las alegrías de "acariciar" y tómese un tiempo extra para los juegos previos.

Prueba el sexo oral y la masturbación con tu pareja. Experimente con posiciones sexuales. Por ejemplo, es posible que algunas mujeres ya no encuentren cómoda la posición del misionero para tener relaciones sexuales. Al cambiar y estar en la cima, las mujeres tienen más control sobre la profundidad de la penetración sexual.

El ejercicio se asocia con un aumento del deseo sexual y un mejor funcionamiento sexual. Las mujeres también pueden beneficiarse de explorar sus cuerpos y aprender lo que las hace sentir bien. La autoestimulación, el uso de un vibrador y la práctica de los ejercicios de Kegel pueden ayudar a las mujeres a comprender mejor su sexualidad. Los ejercicios de Kegel son una manera para que las mujeres tomen conciencia de sus músculos vaginales y aprendan a relajarlos durante la actividad sexual. Los ejercicios de Kegel pueden ayudar a aliviar las relaciones sexuales dolorosas. Una vez que la mujer ha tenido relaciones sexuales dolorosas, puede ponerse tensa en situaciones sexuales y puede tensar inconscientemente los músculos que conducen a la vagina. Una vez que estos músculos se tensan, la penetración se hace más difícil y dolorosa, lo que conduce a una mayor tensión. Aprender a relajar los músculos vaginales puede facilitar la penetración. Además, tensar y relajar intencionalmente los músculos vaginales durante la relación sexual puede aumentar la sensación y el placer tanto para la mujer como para su pareja.

Aunque este capítulo se ha centrado en la sexualidad, es importante mantener el sexo en perspectiva. Aunque la vida sexual de una mujer puede cambiar después del cáncer de mama, la intimidad y la cercanía con su pareja pueden aumentar. Las parejas a menudo sienten un sentimiento de gratitud por haber sobrevivido y un renovado enfoque en tratar de disfrutar la vida al máximo.

La información anterior se aplica obviamente a las mujeres que tienen una relación con una pareja sexual. Sin embargo, en el caso de las mujeres solteras, se plantearán de antemano una serie de cuestiones con las posibles parejas, entre las que se incluyen cómo y cuándo hablar de sus antecedentes de cáncer de mama y cómo puede afectar a sus relaciones y a su vida sexual. Otros recursos disponibles, como "Sexualidad para la mujer con cáncer" de la Sociedad Americana del Cáncer, ofrecen una cobertura más completa de estos temas.

Tabla 8. Consejos para mejorar su vida sexual durante y después del tratamiento del cáncer de mama

- Sea paciente consigo mismo y con su pareja
- Comuníquese con su pareja
- Comparta lo que ha aprendido sobre cómo el cáncer puede afectar su vida sexual.
- Comparta sus sentimientos y escuche los temores y preocupaciones de su pareja.
- Discuta sus preferencias y pregúntele sobre las suyas.
- Enfatizar la intimidad y el placer por encima del rendimiento
- Bañarse juntos
- Tocar o dar masajes sensuales
- Literatura o películas eróticas
- Tiempo extra para los juegos previos
- Mantener una mente abierta a formas alternativas de experimentar placer
- Cargos sexuales
- Estimulación oral y manual
- Juguetes para adultos
- Ejercicio
- Ejercicios de Kegel

Conclusiones

El diagnóstico, el tratamiento y la supervivencia del cáncer de mama presentan numerosos retos físicos, psicológicos y sociales para la mujer. Si bien las principales preocupaciones de la supervivencia y la calidad de vida son a menudo el centro del escenario, será importante para muchas mujeres mantener o recuperar su sentido de la sexualidad y continuar una vida sexual satisfactoria durante el tratamiento y más allá. Muchos efectos secundarios sexuales son reversibles después de la finalización del tratamiento y otros pueden ser tratados de manera efectiva a través de actividades relativamente sencillas de la mujer individual, su pareja y su equipo de atención médica.

Recursos útiles

1. **Sexuality for the Woman with Cancer** https://www.cancer.org/treatment/treatments-and-side-effects/physical-side-effects/fertility-and-sexual-side-effects/sexuality-for-women-with-cancer.html
2. **Look Good...Feel Better** 1-800-395-LOOK, or visit www.lookgoodfeelbetter.org
3. **International Society for the Study of Women's Sexual Health (ISSWSH)** http://www.isswsh.org/
4. **American Association of Sexuality Educators, Counselors and Therapists (AASECT)** http://aasect.org/

~

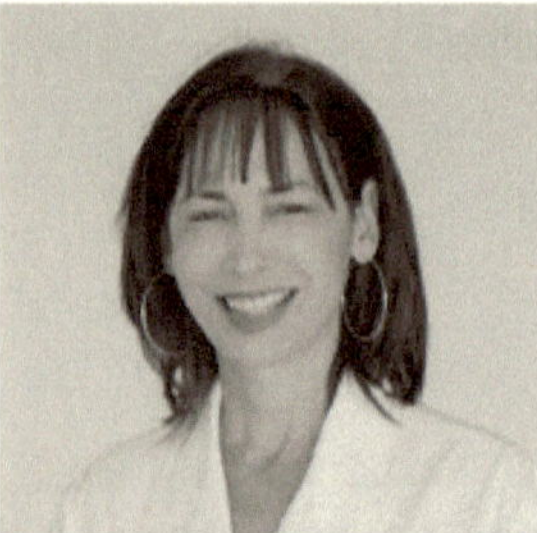

Dr. Pozo-Kaderman recibió su doctorado en psicología clínica en la Universidad de Miami. Completó su internado en el Cornell Medical College del Hospital de Nueva York y le siguió una beca en Psico-Oncología en el Departamento de Psiquiatría del Memorial Sloan Kettering Cancer Center. Comenzó y fue Directora del Programa de Oncología Psicosocial en el Mount Sinai Cancer Center durante 18 años y también fue Directora Administrativa del Psychosocial Oncology Courtelis

Center, Profesora Asistente en Psiquiatría, en la Universidad de Miami durante 2 años. Ha participado activamente en la formación de estudiantes de doctorado en oncología psicosocial. Ha publicado artículos en revistas revisadas por pares, principalmente sobre el cáncer de mama. Como terapeuta sexual certificada, ahora trabaja a tiempo parcial en el Mount Sinai Comprehensive Cancer Center y es profesora adjunta en el Departamento de Psicología de la Universidad de Miami.

20

A TRAVÉS DE LOS OJOS DE UNA ENFERMERA DE ONCOLOGÍA

JANET VILLALOBOS, A.R.N.P

Mi nombre es Janet Villalobos. Fui la primera persona de mi familia en asistir a la universidad. Hoy en día soy una Enfermera Profesional Certificada en Cuidados Agudos, trabajando en el Manejo del Dolor en el Sylvester Comprehensive Cancer Center de la Universidad de Miami. Allí, nuestra práctica se centra principalmente en el dolor del cáncer, lo que proporciona una carrera muy gratificante. No hay límite a la satisfacción que siento al ver a estos pacientes obtener el alivio del dolor que tan desesperadamente desean. Me considero muy afortunado de tener la oportunidad de formar parte de ese equipo.

Comencé mi carrera en el cuidado de la salud en Baptist Hospital, donde trabajé como voluntaria durante mis años universitarios y más tarde como técnica de la sala de emergencias. Desde entonces, he trabajado como enfermera titulada con más de 15 años de experiencia en el cuidado de la salud en diferentes áreas de especialidad, incluyendo oncología pediátrica y enfermería en la UCI, telemetría médica/quirúrgica, salud en el hogar, manejo de casos y oncología para adultos.

Además de mis amplios antecedentes clínicos, mis logros

académicos incluyen dos licenciaturas, una en biología y otra en enfermería, graduándose Magna Cum Laude de la Escuela de Enfermería de la Universidad de Barry. A lo largo de mi carrera de enfermera, he forjado un camino que me ha llevado a ayudar a los pacientes a lidiar con las enfermedades. Por esta razón, sentí que una maestría en enfermería me daría las herramientas para servir mejor a mis pacientes integrando el modelo médico y el modelo de enfermería.

También soy madre de una hermosa hija de 12 años que es la luz de mi vida y mi razón de ser. Ella ha estado conmigo en todos los momentos difíciles, incluso cuando ella no lo sabía. Es un ser humano excepcional y una niña cariñosa con todos los que interactúa. Siempre muestra buenos modales con los demás y tiene una cualidad única que admiro de todo corazón; es muy educada y discreta con los demás. Hace que su madre se sienta orgullosa todos los días.

La enfermería no fue mi primera opción. De hecho, ni siquiera era mi segunda opción, pero fue la mejor que pude haber hecho. Definitivamente ha cambiado mi vida. Cuando era joven,

quería ser profesora. Sabía que quería hacer algo que involucrara a los niños. ¿No piensan todos los niños igual? Mi hija ahora dice lo mismo.... le gustaría ser maestra o enfermera neonatal. Casi siempre se trata de trabajar con jóvenes. Cada vez que le contaba a mi madre mis sueños de ser maestra, ella me respondía que no era una buena idea porque pagaba muy poco; que no podría ganarme la vida como maestra. Lo mejor que podía estudiar, decía ella, era medicina. Después de todo, ¿cuántos médicos en los Estados Unidos ve usted conduciendo un auto destartalado y viviendo en los proyectos?

El estímulo sin orientación me llevó a inscribirme como estudiante de pregrado en la universidad para obtener una Licenciatura en Biología. Eventualmente terminé en la escuela de medicina, pero como no formaba parte de la élite y era un estudiante promedio, terminé asistiendo a una escuela de medicina extranjera. Huelga decir que esta no sería mi vocación; al final los obstáculos se volvieron demasiado abrumadores, así que dejé la escuela de medicina para empezar la escuela de enfermería. Como ya había sido aceptado en la Escuela de Enfermería de la Universidad de Barry, decidí darle una oportunidad a esa carrera. Nunca en mi vida imaginé la satisfacción personal que obtendría al entrar en un campo con una responsabilidad tan inmensa y con tan poco aprecio por lo que uno hace. Usted puede preguntar: *¿Cómo puede ella obtener gratificación de hacer algo que muy pocos aprecian?*

Créeme, a veces me hago la misma pregunta. Especialmente en las noches que volvía a casa después de un largo turno y me sentía como si hubiera dejado mi corazón y mi alma en esa unidad; no me quedaba nada dentro cuando regresaba a mi casa. A veces era una cáscara vacía. Pero luego estaban esos "otros" días. Los llamo "Los Días de la Gloria".

No me malinterpreten, me encantaba la escuela de medicina y no me fui por razones académicas. Hubiera terminado si las circunstancias hubieran sido diferentes.

La escuela de enfermería fue una brisa comparada con la escuela de medicina, debo admitirlo. Me gradué Magna Cum Laude sin ningún esfuerzo fuera del salón de clases; no podía esperar a terminar y seguir con mi vida. Cuando me gradué de la escuela de enfermería, asistí a una jornada de puertas abiertas en el Jackson Memorial Hospital con la esperanza de ingresar a la enfermería en la UCI, pero no fue más allá de la entrevista inicial. Me desanimé porque había demasiada burocracia.

Luego me enteré de que el Miami Children's Hospital contrató a enfermeras graduadas. Allí me entrevisté y me contrataron en el acto como enfermera de oncología pediátrica. Así es como empezó mi relación con la oncología. Estaba muy emocionada de poder trabajar con niños. No era profesora, pero estaba deseando interactuar con los niños y hacer un impacto en sus vidas. Trabajar con niños en el campo de la medicina es muy diferente a la enfermería para adultos. Gran parte de esta divergencia se debe a los padres, a los que nunca pensé.

Cuando usted cuida a los niños, cuida a toda la familia. Es como tratar con un gángster que está rodeado de todos sus guardaespaldas o con un político de sus asesores! No sabía en lo que me estaba metiendo en ese momento. Definitivamente conocí algunas almas hermosas allí, sin duda. Otros no eran tan hermosos y de hecho muy difíciles de tratar. Añade a los padres y tendrás una receta para el desastre. Recuerdo uno en particular a cuyo puerto intentaba acceder. Tanto los padres como los miembros de la familia estuvieron presentes durante todo el proceso. Imagine la presión de no perder mi campo estéril, especialmente tener a otras enfermeras más experimentadas criticando mi técnica frente a todos y al niño gritando y golpeando mientras estaba en el suelo.

¿Cómo se gana la confianza de ese niño después de clavarle una aguja? Si fallara y tuviera que intentarlo de nuevo, ¿cómo trataría la desaprobación vocal de sus enojados padres? Así que aquí estaba yo, una enfermera, recién salida de la escuela que aún no había aprobado mis exámenes y que ya estaba infligiendo dolor a esas pequeñas almas que quería ayudar. En particular, recuerdo un incidente en el que un niño me escupió en la cara porque tuve que volver a acceder a su puerto. Aunque no me gustó lo que hizo, me disgustó aún más su castigo. Con un movimiento rápido, su madre le dio una bofetada tan fuerte que su cara se balanceó hacia un lado y hacia atrás, lo que hizo que se golpeara la cabeza contra la barandilla lateral. No fue una experiencia bonita, pero por desgracia nunca la olvidaré.

Él y yo nunca nos conectamos, pero yo amé a ese niño y él seguirá siendo parte de mí mientras viva. No por ese incidente -aunque me ha marcado para siempre-, sino porque era "especial" como lo llamaban sus padres. No era el típico niño de nueve años que razonaba y cooperaba. Tenía la mente de un niño de cuatro años. Sí, tenía problemas mentales, pero lo más triste de su discapacidad era el hecho de que sus padres no lo habían aceptado. Amaban a su hijo pero no sabían cómo tratar con él. Diablos, tengo que dárselo a ellos, fue difícil para *cualquiera* lidiar con él.

Pero se ganó mi corazón porque era dulce cuando no tenía miedo de que le empujaran. En esos momentos, era muy cariñoso y jugaba sin parar. A veces se sentaba en su habitación y le cantaba mientras el jugaba. Eso siempre me conmovía y me llegaba al corazón, así que terminaba mis rondas y mis tareas de cada hora y antes de irme iba a su habitación para pasar tiempo con él, aunque sólo fuera para vigilarlo y rezar para que pudiéramos curarlo. Fue uno de los afortunados; sobrevivió al cáncer y fue dado de alta después de sólo dos tratamientos.

A otros no les fue muy bien. La muerte es un aspecto de la enfermería oncológica con el que nunca he llegado a aceptar. Recuerdo a un niño de nueve meses con cabello rubio y ojos azules. Parecía un ángel querubín. Sus padres eran jóvenes y él era hijo único. Fueron aproximadamente seis meses desde el momento del diagnóstico hasta la muerte. Recuerdo ese momento vívidamente. Su padre lo sostuvo en sus brazos mientras luchaba por respirar. Lo mecía con amor y le decía: "Está bien, amiguito, está bien, cariño". Desgarrador.

Escribir sobre ello ahora me hace llorar. Más del 50 por ciento de esos niños murieron de cáncer durante esos años. Conocería a un nuevo niño y a su familia y me enamoraría de ellos sólo para que esta devastadora enfermedad nos arrebatara al niño. En ese momento, no podía identificar lo que estaba pasando en mi cabeza. Temía ir a trabajar y me torturaba pensando en esos niños y sus padres cuando yo no estaba allí. Nunca identifiqué lo que me estaba pasando. Aunque era una enfermera eficaz que nunca cometió errores, demostré un comportamiento algo aberrante con mis colegas y no me llevaba muy bien con algunos padres.

Por supuesto, nunca pensé en hablar de mis sentimientos y preocupaciones con nadie; simplemente seguí día a día tratando de sobrellevar el hecho de sentirme demasiado apegada a los niños y luego tener que despedirme. Sentí que los tratamientos de oncología fueron un fracaso. *¿Cuál era el punto de poner a todos estos niños en el infierno si sólo iban a morir al final?* Recuerdo que una madre me llevó a un lado y me preguntó qué haría si tuviera que tomar la decisión de someter a mi hijo a un trasplante de médula ósea. Al principio, intenté la respuesta habitual. Me mantuve profesional, notando que darle mi opinión personal no sería lo correcto. En respuesta, perdió el control y empezó a llorar. Como nos habíamos acercado bastante durante los tratamientos, no tuve más remedio que ser una amiga.

Después de advertirle que me había pedido un consejo sincero y que yo se lo iba a dar, me dijo que consideraría cualquier cosa que le dijera. Mi respuesta fue un rotundo NO. Nunca haría que mi hijo se sometiera a un trasplante de médula ósea. Había visto lo que ese tratamiento les hacía a los niños y no había visto a ninguno sobrevivir en el año en que había sido enfermera. Le dije: "Si fuera mi hijo, lo sacaría de aquí y pasaría el tiempo que le queda haciendo las cosas que quiere hacer".

Por favor, comprenda que yo no era madre en ese momento; no tenía idea de lo protector que se vuelve uno con su propio hijo. En aquel entonces era fácil para mí decidir. Después de todo, no era mi hijo. Lamento decir que ya no estoy tan segura de cuál sería mi respuesta a esa pregunta hoy en dia. Al final, ella lo sometió al trasplante y él no sobrevivió. Pero si no hubiera intentado salvar a su hijo, ¿podría haber vivido consigo misma? Lo veo como una situación sin salida; cualquier decisión que ella tomara habría estado plagada de arrepentimiento.

Aunque no compensa su pérdida, tenia tres hijos mas; eso me reconfortó hasta cierto punto porque todavía tenía una razón para vivir. Sus otros hijos pequeños todavía la necesitaban a ella y a su padre. También tomé nota de la dinámica familiar. Mientras que muchas familias apoyan, otras son notablemente disfuncionales. Siempre que me encontraba con este tipo de familias me preguntaba, *¿por qué razón Dios permitía que estos niños se enfermaran?*

Había una niña con la que me sentí especialmente unida. Tenía leucemia y recuerdo la primera vez que vino para su primera ronda de tratamiento. En el momento del diagnóstico, sólo tenía nueve años de edad y su madre y otros tres hermanos la dirigían a la unidad. Su madre era una mujer joven que vestía tacones altos, pantalones de mezclilla y blusa que le quedaban ajustados y extensiones de cabello, con la cara cubierta de maquillaje. Estaba demasiado adornada con gruesos aretes de aro de oro y varios dientes de oro. Cada uno de sus hijos -incluido el ángel recién diagnosticado- estaba mal arreglado, vestidos con ropa varias tallas mas pequeñas, con la nariz mojada y el pelo revuelto.

Para mi consternación, este pequeño paciente fue llevado y dejado solo, sin ropa ni zapatos de repuesto. Recuerdo que era demasiado grande para las batas más pequeñas del hospital, lo que nos obligaba a darle batas de adulto. Caminaba por la unidad arrastrando la bata detrás de ella y poniéndola en sus manos delante de ella. Me esforcé por compartir buenos momentos con ella y por pedirle que fuera mi paciente siempre que estuviera allí. Temía volver a casa y dejarla sola de la noche a la mañana; una niña indefensa e inocente sin nadie que la secara las lágrimas o la sostuviera durante toda la noche para calmar sus temores. Ella no pidió esto. No había hecho nada para merecer su desgracia. ¿No la vieron otras personas?

Observaba a las otras enfermeras a mi alrededor y las encontraba tan distantes de los pacientes. Algunos me decían que eventualmente me acostumbraría a ello. Parecían como si no hubiera pasado nada en todo momento. Me pregunto si algunos de ellos habían recibido consejería donde aprendieron a lidiar con el estrés y la profunda tristeza que se deriva de perder a un paciente. Después de algunas vidas más amadas y perdidas, decidí que no podía lidiar más con ello y renuncié.

¿Has oído alguna vez la expresión "a quien no le gusta el caldo le dan tres tazas"? Bueno, ese dicho definitivamente se aplica a mí. Regresé a la enfermería oncológica en la Universidad de Miami hace unos cinco años, pero esta vez con adultos. Como mencioné anteriormente, trabajar con adultos es definitivamente diferente a trabajar con niños. Aunque mi corazón todavía está con ellos debido a su devastador diagnóstico, me consuela saber que ya han vivido y que, en su mayor parte, son plenamente capaces de cuidar de sí mismos y de comprender su diagnóstico, a veces incluso capaces de abrazarlo, aceptarlo y combatirlo conscientemente. Con el avance de la ciencia en el campo de la oncología, muchos pacientes que una vez recibieron una sentencia de muerte con este diagnóstico ahora sobreviven para vivir otro día. Dicho esto, mi perspectiva sobre los tratamientos y el diagnóstico en sí mismo se ha convertido en una de esperanza para el futuro; tal vez pueda arrojar algo de luz sobre esto para usted si está luchando contra esta dura enfermedad y necesita algunos consejos.

Obtener un diagnóstico de cáncer puede ser abrumador. La peor emoción que probablemente mantendrá a alguien despierto toda la noche es el miedo a lo desconocido. Sólo por esta razón, muchos pacientes no buscarán atención médica, incluso cuando son conscientes de que sus cuerpos han sufrido algún tipo de cambio. El mejor consejo que puedo ofrecer como profesional de enfermería es que los pacientes se informen sobre sus opciones de diagnóstico y tratamiento. Está bien obtener una segunda opinión. A menudo, esto implica buscar otro proveedor de atención médica que pueda revisar sus registros y los resultados de las pruebas, y confirmar el diagnóstico y el tratamiento iniciales o sugerir un enfoque diferente. Nuevos tratamientos innovadores son descubiertos continuamente y una segunda opinión también puede llevar a un cambio en el diagnóstico y el enfoque del tratamiento. Incluso puede salvarle la vida. Una vez que se recibe un diagnóstico de cáncer, es importante hacer una lista que identifique preguntas importantes como el tipo de cáncer, los especialistas capaces de tratar el tipo de cáncer y las opciones de tratamiento disponibles. Otra pregunta importante que se debe hacer es la de la efectividad de una modalidad de tratamiento sobre otra.

Tomemos por ejemplo, el cáncer de mama. Los tipos de cáncer de mama pueden variar bastante extensamente. Existen muchos tratamientos que podrían ser efectivos para erradicar esta enfermedad. Además de los tratamientos más comunes como la cirugía, la quimioterapia y la radiación, existen intervenciones más innovadoras como la terapia dirigida y la terapia hormonal que proporcionan un tratamiento personalizado. El cáncer de mama, como cualquier otro tipo de cáncer, tiene la mejor posibilidad de curarse si se detecta en las primeras etapas. Conocer el estadio del cáncer puede arrojar luz sobre la extensión de la expansión del cáncer en todo el cuerpo, ya sea a los ganglios linfáticos cercanos de otros órganos. Esto generalmente dictará cómo se trata.

También es importante conocer el grado del tumor. Cuanto más alto sea el grado, más probable es que crezca más rápidamente. El uso de la terapia hormonal estará determinado por si el tumor es o no receptivo al estrógeno o a la progesterona. Algunos cánceres de mama sobreproducen una sustancia llamada HER2. En estos casos, pueden ser tratados con terapia dirigida. Una vez que se determine el tipo de cáncer de mama, se recomendará un plan de tratamiento.

Así que ahora que tiene un diagnóstico de cáncer y un plan de tratamiento, ¿qué sigue? Una vez que usted y su proveedor de atención médica decidan cuál es el mejor tratamiento para usted, prepararse para lo que viene es clave. Lo más importante es que usted necesitará una

actitud positiva. He visto pacientes de ambos lados de este espectro psicológico, y ¿adivina quién lo hizo mejor? Luego, sepa qué esperar después de la cirugía. Para las mujeres que deciden someterse a una mastectomía para evitar el riesgo de recurrencia, generalmente hay dos enfoques diferentes para la reconstrucción.

Un enfoque implica el uso de un colgajo, que es tejido obtenido de otra parte del cuerpo. Otro es el uso de un expansor de tejido que expande lentamente el tejido mamario para acomodar un implante que se realiza con una segunda cirugía. Los tiempos de las cirugías pueden variar dependiendo del grado de intervención que se necesite. Puede ser un procedimiento ambulatorio o de hospitalización e incluso puede requerir que usted permanezca varios días en el hospital. Definitivamente puede esperar hinchazón, cicatrices y posiblemente un cambio en la sensibilidad de los senos. La recuperación general puede tomar hasta seis semanas.

Espere tomar analgésicos y asegúrese de preguntarle a su cirujano si realizar la cirugía en el seno natural simultáneamente con su reconstrucción sería una buena idea para que ambos se vean más simétricos. Muchas mujeres no piensan en esto y a menudo se someten a cirugías innecesarias para que sus senos se vean iguales. Recuerde la reconstrucción del pezón también! Trabajando en una unidad de pacientes hospitalizados por cáncer, además de administrar los tratamientos ordenados por los proveedores a nuestros pacientes, también me ocupé de los efectos secundarios que a menudo acosan a estos pacientes, principalmente náuseas y vómitos, fatiga, neutropenia y pérdida de cabello.

La mayoría de las pacientes con cáncer de mama reciben quimioterapia y radiación de forma ambulatoria, pero todavía puedo ofrecer algunos consejos inteligentes para estas pacientes, ya que las experimentarán en casa. Evite las náuseas y los vómitos comiendo comidas pequeñas y frecuentes que consisten en alimentos que le gustan. La mayoría de los regímenes de quimioterapia cambiarán su paladar; por lo tanto, los alimentos que comía anteriormente podrían ser ahora desagradables para usted. Beba mucho líquido en pequeños sorbos a lo largo del día en lugar de tratar de tragar un vaso entero. Para combatir la fatiga, aproveche los frecuentes períodos de descanso durante el día. No hagas demasiado a la vez.

Mantenga un horario regular para la actividad física, ya sea caminando, trotando ligeramente o incluso andando en bicicleta. Asegúrese de estar en sintonía con su ser interior con técnicas de relajación, yoga o meditación. Para los momentos en que usted es neutropénico (bajo recuento de glóbulos blancos/baja actividad del sistema inmunológico) a causa de la quimioterapia, asegúrese de practicar una buena técnica de lavado de manos, ya que se sabe que ésta es la mejor prevención de la infección. Si desarrolla fiebre, comuníquese de inmediato con su oncólogo. Usted necesitará hospitalización inmediata y terapia antibiótica. Manténgase alejado de lugares llenos de gente, niños y mascotas mientras esté neutropénico. Los niños pueden llevar muchos bichos de un lado a otro al recoger los juguetes del suelo o jugar afuera y no tengo que explicarles acerca de los perros que vagan afuera en el patio y entran a la casa sin limpiarse los pies o lavarse las manos!

Para muchas mujeres, perder el cabello además de perder un seno puede significar perder su identidad femenina. Durante el tratamiento, no utilice champús abrasivos ni dispositivos para modelar con calor, como secadores de pelo o planchas. Además, si usted sabe que su tratamiento le va a causar la pérdida completa del cabello, hágase un corte más corto o aféitese la cabeza por completo. Si decides afeitarte, puedes elegir diferentes coberturas para el cabello, desde sombreros y bufandas hasta pelucas. Usted puede incluso comprarlos antes de necesitarlos para estar preparado cuando llegue el momento. El cabello y el maquillaje son parte integral de la sensación femenina. Usted puede optimizar su apariencia aplicando maquillaje para sentirse más como usted mismo e incluso puede usar un autobronceador para combatir la palidez que más a menudo acompaña a los tratamientos contra el cáncer. Recuerde recortar, limar y colorear sus uñas para cubrir cualquier decoloración que pueda resultar de algunos tratamientos de quimioterapia. Asegúrese de hacerlo usted mismo o pida a un amigo que lo haga con sus propias herramientas para evitar contraer una infección con las herramientas compartidas.

A diferencia de los niños que son cuidados automáticamente por sus padres, abuelos y otros miembros de la familia voluntariamente y sin pedir ayuda, muchos adultos se aíslan de sus familiares y amigos cuando se enfrentan a un diagnóstico de cáncer. No quieren sobrecargar a sus seres queridos. Pero a ti te digo esto: pide ayuda a la familia y a los amigos. El hecho de que todos colaboren por igual significa que hay menos cosas que hacer para un solo cuidador, lo que proporciona un tiempo libre adecuado y un sistema de apoyo más eficaz. Los cuidadores deben turnarse para pasar la noche con usted en el hospital y en casa. Haga un inventario de lo que cada persona es buena en hacer y no tenga miedo de pedirles ayuda - desde cocinar hasta limpiar, lavar, administrar medicamentos, hacer mandados y cuidar a los niños.

No se debe dejar a ninguna persona sola para que cuide a alguien con cáncer. Puede causar algo llamado agotamiento del cuidador y no es justo para el cuidador, especialmente si hay otras

personas dispuestas a ayudar. Cuidé de un paciente cuya hija se quedaba con él durante el día y cuya esposa venía y le hacía compañía durante la noche. Durante los fines de semana, su yerno se quedaba con él mientras su hermana cocinaba sus comidas caseras favoritas. Trabajaron en sincronía, cada uno sabiendo lo que había que hacer. Un día les pregunté cómo lo hicieron. Me dijeron que se habían reunido cuando lo diagnosticaron por primera vez, hicieron una lista de responsabilidades y las dividieron. Funcionó de maravilla! Es importante que los cuidadores acepten la ayuda de los demás y se comuniquen continuamente entre sí.

Al principio de este capítulo relaté que la enfermería había sido la mejor elección de carrera que he había tomado. Bueno, si lees este capítulo en su totalidad, ahora esperemos que entiendas por qué. La enfermería oncológica es un campo difícil porque muestra nuestra mortalidad como seres humanos e implica la entrega de uno mismo como persona y como profesional, y esas líneas pueden verse borrosas a veces. Como enfermera he podido marcar una diferencia en la vida de mis pacientes preparándolos para enfrentar su tratamiento contra el cáncer, acomodándolos mientras están hospitalizados, educándolos diariamente y consolándolos en su momento más crítico. Tratar con un diagnóstico de cáncer, su tratamiento y sus secuelas puede ser desalentador incluso para el individuo mejor adaptado con el mejor sistema de apoyo. He sido bendecido al ser parte de muchos viajes de pacientes y no cambiaría esto por nada más.

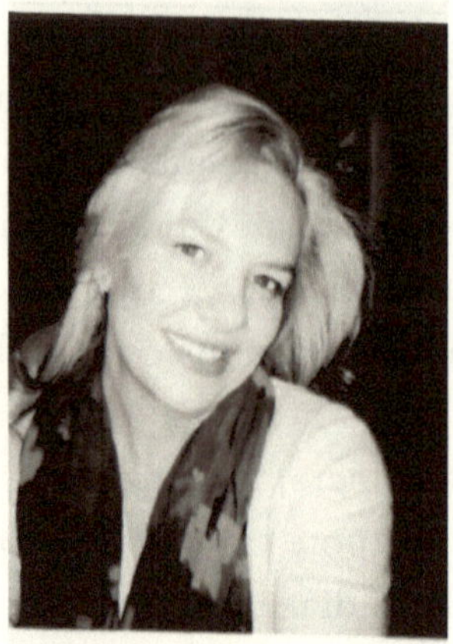

Janet Villalobos, ARNP es una enfermera profesional certificada en cuidados agudos que trabaja en el manejo del dolor en el Sylvester Comprehensive Cancer Center de la Universidad de Miami, donde se enfoca principalmente en el dolor por cáncer. Ha trabajado como enfermera registrada con más de 15 años de experiencia en atención médica en diferentes áreas de especialidad, incluyendo oncología pediátrica y enfermería en la UCI, telemetría médica/quirúrgica, salud en el hogar, manejo de casos y oncología de adultos.

21

CUIDADOS PALIATIVOS - NUNCA ES DEMASIADO PRONTO

MARIANA KHAWAND, M.D. Y KHIN M. ZAW. M.D.

"Cuidados paliativos".

Muy a menudo -e incorrectamente- estas palabras se asocian con el "abandono" en el mundo de la medicina. Cuando escuchan las palabras "cuidados paliativos", la gente siente tristeza. Se asustan e incomodan, y en muchos casos, se cierran emocionalmente, negándose a escuchar más sobre el tema.

Pero todo esto es un gran malentendido.

¿La definición y el propósito más simple de los cuidados paliativos? Mejorar la calidad de vida de las personas con enfermedades graves.

Como médicos de cuidados paliativos, normalmente dedicamos mucho tiempo a explicar su significado a los pacientes y colegas, con énfasis en cómo puede ayudar a cualquier persona a lidiar con una afección médica grave o crónica, independientemente del pronóstico y de si es curable o no.

Pero antes de hablar de lo que es el cuidado paliativo, es importante notar lo que el cuidado paliativo NO es:

- Los cuidados paliativos no son sólo para pacientes moribundos;
- Los cuidados paliativos no son el resultado inevitable cuando los médicos han determinado que "no hay esperanza" o que "han hecho todo lo posible";
- El cuidado paliativo no es lo mismo que el cuidado de hospicio;
- El cuidado paliativo no consiste sólo en administrar medicamentos fuertes para el dolor a los pacientes enfermos;
- Los cuidados paliativos no son suicidio o eutanasia asistida por un médico; -Los cuidados paliativos no son sólo para pacientes con enfermedades incurables o para quienes el tratamiento curativo ha fracasado.

¿Qué son los cuidados paliativos?

Los cuidados paliativos son el nombre que se le da al tratamiento de las molestias, los síntomas y el estrés de enfermedades graves como el cáncer, la EPOC y la insuficiencia cardíaca. El enfoque de los cuidados paliativos no sólo tiene en cuenta la enfermedad del paciente, sino también su espiritualidad, sus objetivos de vida, su dinámica familiar, su funcionalidad e incluso sus preocupaciones económicas.

Este enfoque integral de la atención al paciente permite a los equipos de cuidados paliativos comprender plenamente los valores fundamentales de una persona y lo que es más importante para ella durante su viaje por la vida con una enfermedad crónica. Los equipos de cuidados paliativos a menudo ayudan a los pacientes y a sus familias a digerir la afluencia de información médica que les llega de varias especialidades y a diseñar un plan de cuidados que sea más apropiado para sus valores y objetivos individuales.

Aunque los cuidados paliativos siguen siendo un campo en crecimiento, su papel en la atención del cáncer ha estado bien establecido durante muchos años. Tanto el cáncer como sus tratamientos a menudo conducen a síntomas indeseables, entre ellos:

- Dolor
- Fatiga
- Nausea
- Pérdida de apetito
- Insomnio

Por supuesto, podríamos añadir muchos más a esa lista.

A veces los síntomas que experimenta un paciente son tan desagradables y abrumadores que interfieren e interrumpen los planes de tratamiento. Un ejemplo común es la quimioterapia, cuando los efectos secundarios como las náuseas y la fatiga simplemente se vuelven demasiado graves para que el paciente pueda continuar. Los equipos de cuidados paliativos ayudan a los pacientes de cáncer a lidiar con los efectos secundarios del tratamiento, así como con el impacto que el cáncer y el tratamiento del cáncer tienen en sus vidas en general. Más adelante en este capítulo, discutiremos los muchos beneficios de los cuidados paliativos tempranos en enfermedades como el cáncer.

Mientras que muchos médicos de las diversas especialidades tratan los síntomas de enfermedades graves, un especialista en cuidados paliativos aporta a su consultorio una formación y experiencia especiales en el manejo del dolor y el control de los síntomas de

enfermedades crónicas. Además, los médicos de cuidados paliativos trabajan en un equipo interdisciplinario que incluye enfermeras de cuidados paliativos, psicólogos, trabajadores sociales y capellanes. Este equipo también puede incluir nutricionistas, farmacéuticos, fisioterapeutas, terapeutas recreativos y otros miembros valiosos que pueden proporcionar un enfoque holístico a los pacientes con cáncer y otras enfermedades graves.

Los equipos de cuidados paliativos ayudan a los pacientes no sólo con el manejo médico de los síntomas y los efectos secundarios, sino también con el estrés del paciente y la familia que gira en torno a la enfermedad, los temores sobre el futuro y la orientación en la elección de opciones de tratamiento alineadas con los objetivos generales de atención del paciente. Una de las muchas funciones del médico de cuidados paliativos es discutir las opciones de tratamiento y ayudar a los pacientes a navegar a través de su viaje.

Usted puede escuchar la frase "calidad de vida" empleada por muchos en el ámbito médico. El equipo de cuidados paliativos es esencialmente un grupo de trabajo dedicado a maximizar este aspecto de cuidar de USTED: la calidad de *su* vida como *usted* la define.

¿Cómo proporciona este apoyo el equipo de cuidados paliativos?

Los médicos de cuidados paliativos suelen ver a los pacientes cuando están hospitalizados. Generalmente, una "consulta" de cuidados paliativos es solicitada por su médico de cabecera en el hospital. A menudo, el propósito de esta consulta es servir el propósito de manejar síntomas difíciles y/o discutir sus "metas de cuidado" para ayudar a guiarlo a través de decisiones médicas difíciles.

Desafortunadamente, a menudo se consulta a los equipos de cuidados paliativos en las últimas etapas de la enfermedad, o cuando los síntomas son demasiado difíciles de controlar con el tratamiento estándar. Este es un subproducto lamentable de la percepción errónea común en torno al cuidado paliativo: que es exclusivamente para el fin de la vida de alguien. Pero le aseguramos que no lo es.

Los cuidados paliativos pueden ayudar a innumerables personas con muchos años de vida por delante!

En el ámbito hospitalario, uno de los síntomas más comunes que abordan los especialistas en cuidados paliativos es el dolor. El control del dolor con medicamentos fuertes llamados "opiáceos" requiere un conjunto específico de habilidades para las cuales los especialistas en cuidados paliativos reciben capacitación. Esta capacitación incluye una comprensión completa de qué tipos de dolor responderán a qué tipos de medicamentos, junto con sus posibles efectos secundarios y su uso seguro.

Los médicos de cuidados paliativos también tratan y trabajan para aliviar las náuseas, los vómitos, el estreñimiento, la diarrea, la depresión, la ansiedad, el insomnio, la fatiga, la falta de concentración, los problemas para caminar o realizar las actividades diarias y el estrés emocional y social que acompaña al diagnóstico de una enfermedad grave o crónica.

Además de recomendar medicamentos para el dolor y otros síntomas en el hospital, a los equipos de cuidados paliativos también se les pide que ayuden cuando los pacientes y sus familias enfrentan decisiones difíciles sobre cómo proceder con el tratamiento; también ayudan en las discusiones sobre las *instrucciones anticipadas* - el nombre que se le da a sus deseos en caso de que usted no pueda expresarse en el momento de tomar decisiones médicas. Esto se logra a través de una revisión cuidadosa de sus registros médicos, consultas con los múltiples especialistas involucrados en su cuidado y, lo más importante, conversaciones con *usted*.

Los miembros del equipo de cuidados paliativos, incluidos los médicos, pasarán mucho tiempo hablando con usted para comprender y determinar qué es lo más importante para usted. Los tipos de preguntas que plantean los especialistas en cuidados paliativos son:

- ¿Qué es lo que entiendes sobre tu enfermedad?
- ¿Cómo prefieres escuchar información médica? ¿Eres una persona con una visión de conjunto o prefieres conocer todos los detalles?
- ¿Qué te trae alegría en la vida?
- ¿Cómo ha afectado su enfermedad a su capacidad para disfrutar de la vida o hacer lo que necesita hacer?
- ¿Quién está más cerca de ti? ¿Quién tomaría las decisiones en su nombre si usted no pudiera hacerlo?

- ¿Cuál es su fe o sistema de creencias?
- ¿Te consideras espiritual o religioso?
- ¿En qué cosas crees que dan sentido a tu vida?
- ¿Qué tan importante es su fe o su sistema de creencias? ¿Qué influencia tiene en la forma en que te cuidas a ti mismo?
- ¿Cómo han influido sus creencias en su comportamiento durante esta enfermedad? ¿Qué papel juegan en la recuperación de la salud?
- ¿Formas parte de una comunidad espiritual o religiosa? ¿Esto es de apoyo para ti?
- ¿Cómo? ¿Hay un individuo o un grupo de personas que realmente amas, o que son de suma importancia para ti?
- Como su proveedor de atención médica, ¿cómo le gustaría que tratara estos temas en su atención médica?

A través del proceso de dedicar tiempo a conocerlo, revisar su historial médico y discutir su atención con todos sus especialistas, los médicos de cuidados paliativos y los miembros del equipo pueden ayudarlo a navegar a través de la toma de decisiones en lo que respecta a su atención médica, discutiendo las opciones y brindando una opinión médica. Después de la consulta de cuidados paliativos, los pacientes tienden a tener un sentido más profundo de lo que es más querido para ellos en el curso de su enfermedad.

En algunos hospitales, los equipos de cuidados paliativos son notificados automáticamente de cualquier paciente que ingresa al hospital y que tiene un diagnóstico pasado o presente de cáncer, enfermedad cardíaca, pulmonar o hepática avanzada u otras enfermedades crónicas. En consecuencia, alguien del equipo de cuidados paliativos se reunirá con estos pacientes. A partir de ahí, pueden ayudar a determinar si el paciente se beneficiará o no de ver a un especialista en cuidados paliativos fuera del hospital. El equipo también puede ayudar a los pacientes a definir sus objetivos y priorizarlos en el contexto de sus enfermedades. Esta "consulta de cuidados paliativos reflejos" se está volviendo cada vez más popular a medida que esta especialidad médica continúa creciendo.

Hasta ahora, sólo hemos hablado de los cuidados paliativos en el hospital.

Aunque todavía es una parte del campo en evolución y en expansión, las prácticas de cuidados paliativos ambulatorios están comenzando a surgir en todo el condado, especialmente en los grandes centros oncológicos.

Ir a un consultorio de cuidados paliativos ambulatorios significa que además de ver a su médico de atención primaria, oncólogo, radioncólogo y cualquier otro especialista, usted tendrá apoyo adicional para el control de su dolor y sus síntomas. Aunque puede parecer desalentador añadir otro especialista a su lista de médicos, la mayoría de las personas disfrutan de sus visitas a los consultorios de cuidados paliativos, debido al enfoque en el bienestar y a las consideraciones de tipo general.

Estas visitas al consultorio a menudo consisten en el manejo del dolor crónico, la discusión y el manejo de otros síntomas angustiantes, y conversaciones sobre la planificación anticipada de la atención y los objetivos de la atención. Durante cada visita, su profesional de cuidados paliativos trabajará en estrecha colaboración con usted para asegurarse de que sigue teniendo una buena calidad de vida mientras recibe tratamiento para su cáncer, o incluso años después, con el fin de tratar los efectos secundarios residuales o los síntomas del tratamiento del cáncer.

Las prácticas de cuidados paliativos ambulatorios a menudo se conectan en red con los servicios de cuidados de apoyo. Estos incluyen psicólogos ambulatorios, psiquiatras, especialistas en medicina integral y especialistas en dolor de intervención. Los especialistas en medicina integral son médicos que se centran en el estilo de vida y la nutrición. Por lo tanto, pueden ofrecer algunas opciones alternativas para los pacientes, incluyendo la acupuntura y la medicina herbal y vegetal.

Los especialistas en dolor intervencionista tratan el dolor con procedimientos intrincados que incluyen la colocación de una bomba para el control del dolor, inyecciones llamadas "bloqueos nerviosos" y otros procedimientos múltiples para aliviar el dolor que no está bien controlado por los medicamentos. Su especialista en cuidados paliativos involucrará a estas otras especialidades para darle un enfoque integral de una buena calidad de vida. Su médico de cuidados paliativos también se mantendrá en contacto con su médico de atención primaria, así como con cualquier otro especialista que participe en su atención, desde oncólogos que brindan tratamiento médico para el cáncer hasta cirujanos y radiooncólogos que se especializan en el uso de radiación para el tratamiento del cáncer.

Además de centrarse en la calidad de vida a través del control de los síntomas, los especialistas en cuidados paliativos se ocupan de quién es usted como persona, no sólo de su historial médico. Muchas de las visitas iniciales duran más de una hora, tanto en el hospital como en el consultorio.

Por qué?

Los médicos de cuidados paliativos quieren saber quién es usted, qué es importante para usted y cómo enfrenta la adversidad. Combinada con el conocimiento médico, esta información permite a los médicos de cuidados paliativos guiarle a través de decisiones médicas complicadas.

Finalmente, su equipo de cuidados paliativos ambulatorios le ayudará con la "planificación anticipada". Esto implica una discusión sobre sus preferencias en cuanto a su atención médica,

en caso de que usted no pueda comunicarse. Este proceso funciona de manera más eficiente cuando incluye a las personas más cercanas a usted, por lo que son plenamente conscientes de sus deseos. Los médicos de cuidados paliativos y otros proveedores pueden ayudarle a poner por escrito estos deseos. A medida que su estado de salud cambie, su médico de cuidados paliativos revisará el tema y actualizará sus documentos según sea necesario.

Un ejemplo de cuidados paliativos en acción

Para tener una idea más completa de lo que es recibir ayuda de un equipo de cuidados paliativos, permítanos contarle la historia de Jane, una paciente ficticia que usaremos para ilustrar lo que hace un equipo de cuidados paliativos.

Jane Smith es una mujer de 45 años con cáncer de mama que actualmente se encuentra en el Saint Elsewhere Cancer Center recibiendo una infusión de quimioterapia. Mientras está en quimioterapia, experimenta náuseas y vómitos, y luego se desmaya. Luego es trasladada al hospital para rehidratación y observación. Durante su hospitalización, Jane sigue teniendo náuseas y vómitos muy graves. Ella informa a sus médicos que también tiene mucho dolor y hormigueo en ambos pies, y que los analgésicos que toma en casa ya no funcionan para ella.

El equipo de cuidados paliativos necesita ayuda para controlar las náuseas y los vómitos de Jane, así como su dolor.

La Dra. Kay, un médico de cuidados paliativos, se reúne con Jane para discutir estos síntomas y efectos secundarios indeseables. A través de esta conversación, la Dra. Kay también descubre que Jane ha estado muy infeliz últimamente porque el dolor en el pie le ha impedido participar en su actividad favorita: bailar. Jane también le confía a la Dra. Kay que está preocupada por sus hijos, que dependen de ella para que les ayude con la tarea. También admite que desde su diagnóstico de cáncer, ha estado luchando contra el insomnio, la falta de apetito y una falta general de motivación.

En respuesta, la Dra. Kay administra medicamentos más fuertes para las náuseas, los vómitos y el dolor. Mientras Jane está en el hospital, la Dra. Kay y su equipo la visitan todos los días. En tres días, Jane mejora y está lista para volver a casa.

Sin embargo, antes de salir del hospital, la Dra. Kay y el equipo de cuidados paliativos trabajan juntos para asegurar que los problemas de Jane sean tratados. Juntos, la Dra. Kay y Jane crean una lista de las metas más importantes de Jane:

- Quiere que su dolor esté bajo control para que pueda reanudar sus clases de baile.
- Quiere estar despierta y lo suficientemente alerta para ayudar a sus hijos con sus tareas.
- Quiere mantener su fuerza
- Quiere continuar con la quimioterapia y vivir el mayor tiempo posible para que pueda estar cerca de sus hijos.
- Quiere sentirse más feliz
- Quiere dejar de perder peso

La Dra. Kay, con la ayuda de los farmacéuticos de cuidados paliativos, recomienda un conjunto más fuerte de medicamentos para Jane. El equipo también sugiere un medicamento para ayudar con la concentración y la energía en los días en que se siente cansada o que requiere más de los medicamentos para el dolor que le dan sueño.

La trabajadora social y la enfermera se reúnen con Jane para asegurarse de que pueda obtener sus nuevas recetas y que su seguro las cubra.

El nutricionista del equipo habla con Jane sobre los alimentos que son más apetitosos para ella, ofreciéndole recomendaciones sobre cuáles le ayudarán a mantener su peso y reducir las náuseas.

El psicólogo habla con Jane sobre sus problemas de mal humor y le recomienda un terapeuta ambulatorio que puede seguir guiándola durante este período tan difícil de su vida. En este momento, Jane no está interesada en tomar medicamentos para la depresión o la ansiedad.

El primer día que se conocieron, la Dra. Kay le preguntó a Jane sobre su espiritualidad. Jane compartió que había sido criada como católica y que anteriormente su fe había sido una fuente de consuelo. Sin embargo, ahora no está tan segura de si su religión puede ayudarla. Había accedido a reunirse con el capellán del equipo, quien la ayudó a buscar la meditación silenciosa y a crear un espacio para reconectarse con su espiritualidad.

Finalmente, el equipo se comunicó con el oncólogo y el médico de cabecera de Jane para informarles sobre el plan en marcha, incluyendo sus nuevos medicamentos. La Dra. Kay le aconseja a Jane que haga un seguimiento mensual en su consultorio de cuidados paliativos para controlar su control del dolor y otros síntomas.

Durante su seguimiento de un mes, Jane informa que se siente mejor y que tolera mucho mejor la quimioterapia, gracias a sus nuevos medicamentos para las náuseas. Aunque todavía

tiene dolor en los pies, ha mejorado un poco. Aunque todavía no es posible que tolere las clases de baile, siente que se está acercando a esa meta.

Ella continúa viendo a la Dra. Kay en la oficina para ayudarla con sus síntomas. En un momento dado, la Dra. Kay remite a Jane al médico de medicina integral, quien le ayuda con sus hábitos de sueño y le ofrece acupuntura para su ansiedad.

Durante el transcurso de sus visitas, Jane habla con la Dra. Kay acerca de sus deseos en caso de que se enferme demasiado para tomar decisiones médicas por su cuenta. Ella designa a su esposo como su "sustituto en la toma de decisiones" y completa el papeleo de las directrices anticipadas, de modo que si se enferma en el futuro, su familia tendrá alguna orientación sobre cómo proceder.

Al principio, estas conversaciones incomodaban a Jane y a su marido, pero ahora están agradecidos por haber completado este paso en la planificación de su futuro. Hacerlo le ha dado a Jane una sensación de control sobre su cáncer. Además, esto será de gran ayuda para guiar al esposo y a la familia de Jane en caso de que se enferme gravemente. Ahora tienen una comprensión más profunda de sus preferencias, de modo que en lugar de sentirse obligados a tomar decisiones difíciles sin ninguna orientación, tendrán un sentido más claro de lo que deben hacer.

El cáncer de Jane responde muy bien a la quimioterapia y continúa el seguimiento con el Dr. Kay para controlar el dolor en el pie.

La historia de Jane es sólo un ejemplo simplificado de cómo un equipo de cuidados paliativos puede ayudar a un paciente a superar muchos de los desafíos de la enfermedad, incluso en situaciones que no ponen en peligro la vida. Gracias al tiempo que Jane pasó con la Dra. Kay y su equipo en el hospital y en el consultorio, ahora tiene una mejor calidad de vida y una comprensión más profunda de su salud.

¿Cuándo debo preguntar sobre los cuidados paliativos?

La verdad es que nunca es demasiado pronto para involucrar a un equipo de cuidados paliativos una vez que el paciente ha sido diagnosticado con una enfermedad grave. La condición médica *no* tiene que ser incurable o limitante de la vida.

Los servicios de cuidados paliativos son a menudo subutilizados porque muchos pacientes - e incluso los médicos - desafortunadamente equiparan los "cuidados paliativos" con los

"cuidados al final de la vida". A menudo oímos a nuestros colegas bien intencionados en el campo de la medicina decir, "no hay nada más que podamos hacer; simplemente cambiemos a cuidados paliativos".

Instamos a nuestros colegas y pacientes a que lo vean de otra manera. Los cuidados paliativos deben proporcionarse AL margen de cualquier otro tipo de cuidados, no como una alternativa o como último recurso. El equipo médico no tiene que "cambiar" a cuidados paliativos; puede añadir cuidados paliativos al cuidado total de un paciente para mejorar su calidad de vida.

Por lo tanto, si se le diagnostica cáncer o cualquier otra enfermedad crónica o grave, y tiene dolor u otros síntomas, los cuidados paliativos pueden ser útiles. Si se enfrenta a una decisión médica difícil y necesita orientación, el tratamiento paliativo puede ayudarle. Si tiene dificultades para hacer frente al impacto de una enfermedad grave, los cuidados paliativos están a su disposición.

Seguramente no todos necesitan todos los aspectos de los cuidados paliativos, pero todos pueden beneficiarse de reflexionar sobre lo que es importante para ellos como persona, no sólo como paciente. Las conversaciones con los equipos de cuidados paliativos casi siempre están garantizadas para ayudar a los pacientes, ya sea logrando una mejor comprensión de su enfermedad, reflexionando más profundamente sobre los objetivos de los cuidados o aliviando los síntomas angustiantes.

Lo más importante que hay que recordar es que el propósito principal de los cuidados paliativos como especialidad es mejorar la calidad de vida en el entorno de la enfermedad. Hacemos esto a través de la gestión del dolor y los síntomas, dirigiéndonos a usted como una persona completa, obteniendo una comprensión más completa de sus valores y objetivos fundamentales, y guiándole en su viaje por la vida con una enfermedad grave. Este enfoque holístico de la atención al paciente constituye la base misma de los cuidados paliativos.

Una Breve Descripción del Cuidado de Hospicio - Cuidados Paliativos al Final de la Vida

A menudo, el cuidado paliativo se confunde con el cuidado de hospicio - el nombre para el cuidado paliativo dado al final de la vida. El cuidado de hospicio siempre incluye el cuidado paliativo, pero el cuidado paliativo no siempre incluye el cuidado de hospicio.

El hospicio es un conjunto de servicios y beneficios que se ofrecen a los pacientes al final de su vida. Puede ser entregado en el hogar, en un hogar de ancianos o en un centro de vida asistida, o en una unidad de cuidados paliativos para pacientes hospitalizados en un hospital u otro centro. La atención de hospicio en el hospital generalmente se reserva para pacientes que necesitan atención especializada, como medicamentos intravenosos (IV), o para pacientes que tienen síntomas difíciles de manejar en el hogar.

Una vez inscrito en un hospicio, una organización de hospicio proporciona muchos servicios para maximizar la calidad de vida de los pacientes. El beneficio de hospicio proporciona tanques de oxígeno para el hogar, una cama de hospital para el hogar y otros equipos médicos. Los pacientes reciben visitas diarias de los asistentes del hogar para ayudarles a bañarse (si es necesario) y otras necesidades diarias. Una enfermera viene a visitar al paciente a su casa por lo menos una vez a la semana - a veces con más frecuencia - para revisar los signos vitales, organizar medicamentos y realizar otras tareas médicas como el cuidado de heridas. Un médico de hospicio vendrá y visitará una vez al mes o con más frecuencia según sea necesario, para atender las recetas y examinar al paciente.

Cuando los pacientes se enferman o tienen síntomas incontrolables, la enfermera del hospicio notificará a la organización del hospicio y que el paciente puede ser puesto en "cuidado continuo". Esto significa que habrá asistentes de salud en la casa las 24 horas del día, una enfermera los visitará diariamente y los médicos los visitarán hasta una vez al día si es necesario. Es básicamente como tener cuidado y supervisión a nivel de hospital sin que el paciente tenga que salir de la comodidad de su hogar.

El hospicio en el hogar permite a los pacientes evitar el ingreso al hospital y maximizar la comodidad hacia el final de su vida. Muchas personas que se inscriben en un hospicio en realidad viven más de lo esperado! Hay muchas explicaciones para esto, incluyendo el hecho de que estar en casa y experimentar tal cuidado enfocado previene más reveses y regresa al hospital.

Sin embargo, si el paciente requiere medicamentos intravenosos, procedimientos especiales o cualquier servicio o intervención que no pueda ser entregado en casa, puede ir a una unidad de cuidados paliativos para pacientes hospitalizados. Estas unidades pueden estar ubicadas dentro de un hospital o en un edificio separado. Las unidades de cuidados paliativos para pacientes hospitalizados están equipadas con enfermeras y personal capacitado para atender a los pacientes de cuidados paliativos. Un médico de cuidados paliativos/de hospicio verá al paciente diariamente mientras está en la unidad de cuidados paliativos de pacientes hospitalizados recibiendo tratamientos.

Cuando los pacientes llegan al final de su vida, muchos prefieren morir en casa, mientras que otros prefieren estar bajo el cuidado de médicos y enfermeras en una unidad de cuidados paliativos. Los equipos de hospicio honran los deseos de los pacientes y brindan apoyo a los pacientes y sus familias durante estos tiempos difíciles. Los servicios de duelo, más comúnmente conocidos como servicios de asesoramiento de duelo, a menudo se incluyen en el beneficio de hospicio después de que un ser querido ha fallecido.

Además, los equipos de hospicio cuentan con trabajadores sociales, psicólogos, capellanes y otros especialistas capacitados que ayudan a los pacientes y sus familias a sobrellevar el proceso de la muerte. Estos miembros del equipo están disponibles tanto en el entorno de hospicio en el hogar (incluyendo hogares de ancianos e instalaciones de vivienda asistida) como en las unidades de hospicio para pacientes hospitalizados.

El enfoque en el hospicio es la comodidad del paciente. Generalmente, en esta etapa de la enfermedad de un paciente no hay intentos de curar la enfermedad porque no existen opciones curativas; porque el paciente no puede tolerar los tratamientos curativos; o porque el paciente y su familia rechazan los tratamientos curativos, debido a sus deseos personales y con el fin de mantener la calidad de vida.

Es importante darse cuenta, sin embargo, que hospicio no significa "no tratar". Rutinariamente, los pacientes bajo el beneficio de hospicio todavía reciben antibióticos para infecciones, transfusiones de sangre para síntomas de recuentos sanguíneos bajos y otros tratamientos para otras enfermedades que surgen. Los pacientes en hospicio continúan con sus medicamentos de rutina para sus otras condiciones médicas. Por ejemplo, en el caso de alguien que recibe el beneficio de hospicio debido a un cáncer de pulmón metastásico, esa persona continúa con su rutina de medicamentos para la diabetes, la presión arterial y el colesterol.

Otra idea errónea importante sobre el hospicio que debe ser abordada es la creencia de que los médicos de hospicio "sólo le dan medicamentos para ayudarle a morir más rápido". Esto no podría estar más lejos de la verdad!

Los equipos de hospicio se centran en la comodidad, y en los últimos días de la vida la morfina es una gran herramienta empleada para tratar el dolor y la falta de aliento. Las dosis de morfina utilizadas son seguras y efectivas para tratar los síntomas, pero no lo suficientemente altas como para causar la muerte.

Cualquier médico o equipo de cuidados paliativos puede hablar de hospicio y si es apropiado o no para usted o para alguien que usted ama.

El enfoque de hospicio para los pacientes es 100% de cuidado paliativo - centrado en el paciente, cuidado orientado a la comodidad que toma en consideración los aspectos físicos, emocionales, sociales y espirituales de la vida de una persona.

Mientras que el cuidado de hospicio sólo es apropiado en situaciones específicas, el cuidado paliativo es apropiado para cualquier edad, para cualquier diagnóstico, en cualquier etapa de una enfermedad grave. Se proporciona junto con tratamientos curativos y de prolongación de la vida.

RECURSOS PARA CUIDADOS PALIATIVOS Y DE HOSPICIO

1. Information on advance directives: www.caringinfo.org
2. National Hospice and Palliative Care Organization: www.nhpco.org
3. Palliative Care Provider Resource: www.getpalliativecare.org
4. National Institutes of Health Resources for Patients and Providers on Symptom Management and Other Issues in Palliative Care: www.nlm.nih.gov/medlineplus/palliativecare.html

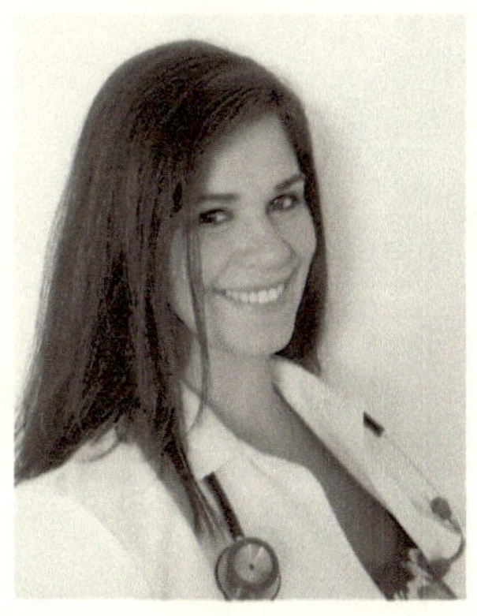

Dr. Mariana Khawand-Azoulai nació en Beirut, Líbano. Poco después, sus padres se mudaron a Miami, Florida, donde pasó toda su juventud. Se graduó en matemáticas y obtuvo una licenciatura en Microbiología e Inmunología, y una licenciatura en Química de la Universidad de Miami. La Dra. Khawand-Azoulai también tiene una Maestría en Fisiología de la Universidad de Georgetown, a la que siguió cuatro años de estudios de medicina en la Universidad de Florida en Gainesville. Después de completar su residencia en Medicina Familiar en el Columbia/New York Presbyterian Hospital, ahora se está entrenando en una beca de un año en Hospicio y Medicina Paliativa en el sistema de salud de la Universidad de Miami/Jackson Hospital. Actualmente reside en Miami con su esposo Yoni, Médico de Emergencia del Hospital de la Universidad de Miami, y sus dos hijas.

Contacte a la Dra. Mariana Khawand-Azoulai en Dr.Khawand@gmail.com.

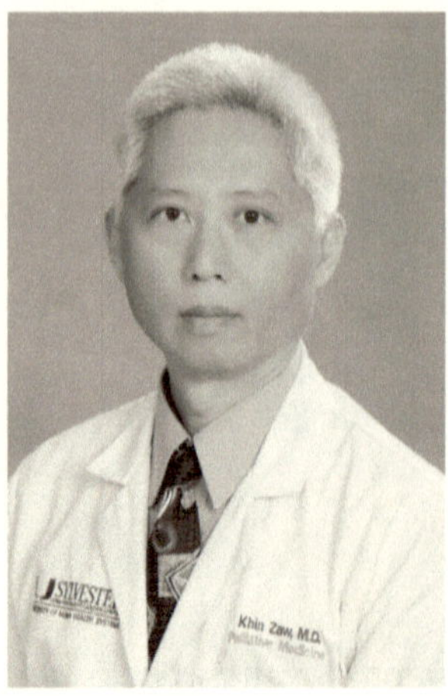

Dr. Khin Maung Zaw nació en Moulmein, Birmania (Myanmar). Recibió su título de médico del Instituto de Medicina (2) de Rangún, Birmania, y ejerció la medicina general en entornos rurales y urbanos antes de emigrar a los Estados Unidos en 1992. Completó su residencia en medicina interna en el Hospital St. Barnabas en el Bronx, Nueva York, antes de comenzar una exitosa carrera de VA incluyendo Fargo VA y Buffalo VA. Completó su Beca de Cuidados Paliativos Interprofesionales en Palo Alto VAMC en 2004 y la Beca de Medicina Geriátrica en Montefiore Medical Center, Bronx, Nueva York en 2005. Está internado en Medicina Interna, Medicina Geriátrica, y Medicina de Hospicio y Paliativa. Durante su carrera como médico de cuidados paliativos en la VA de Miami de 2005 a 2012, fundó un programa integral de cuidados paliativos con una beca de la Oficina Central de VA. Como miembro del cuerpo docente de tiempo completo de la Universidad de Miami, el Dr. Zaw es responsable del crecimiento del programa de cuidados paliativos, incluyendo el establecimiento de la clínica de cuidados paliativos para pacientes externos en el Centro Integral de Cáncer Sylvester. Es el director fundador del programa Hospice and Palliative Medicine Fellowship; ACGME acreditado en 2014. Actualmente reside en Miami, Florida con su familia.

Contacte al Dr. Khin Maung Zaw en kzaw@med.miami.edu.

22

CÓMO CONVERTIRSE EN UN CUIDADOR INTRÉPIDO

GARY BARG

Cómo convertirse en un cuidador intrépido

Cuando el teléfono sonó en su casa del sur de la Florida una tarde de verano, Mónica sabía muy bien acerca de los cambios en la vida que algunas llamadas telefónicas pueden traer. Unos años antes, poco después de que su esposo Bob se jubilara, recibieron una llamada del médico de familia, aconsejándole que se presentara inmediatamente en el hospital local, sólo unos días después de un examen físico de rutina. Bob había sido diagnosticado con mieloma múltiple y falleció al cabo de un año. Esta vez la llamada fue del médico del padre de Mónica, el diagnóstico estaba hecho y Joe, su padre, vivía con la enfermedad de Alzheimer. El largo camino del cuidado familiar comenzó de nuevo.

En el caso de su padre, Mónica, como tantos otros cuidadores de la tercera edad hace tan pocos años, se enfrentó a los desafíos del cuidado sin el beneficio de ningún seguro de cuidado a largo plazo. En los siguientes cinco años, todos los ahorros de Joe, acumulados durante sesenta años de una vida laboral productiva, se agotaron y la carga financiera para Mónica y su familia se estaba volviendo asombrosa, ya que no sólo cuidaban de Joe sino también de su esposa, Helen. Entre ellos, Joe y Helen estaban lidiando con el cáncer, los derrames cerebrales de Alzheimer y la diabetes. ¿Cómo sé tanto sobre esta familia? Porque Mónica es mi madre.

Antes de que pienses que la situación de mi familia es tan única, considera el hecho de que, en la actualidad, hay más de 65 millones de cuidadores familiares en los Estados Unidos. Estos cuidadores son responsables de la vida y el bienestar de sus seres queridos que necesitan atención. También se les conoce comúnmente como la "generación de los sándwiches", ya que se encuentran entre las responsabilidades para con los padres, los hijos, los nietos y los cónyuges. Recientemente, el reconocimiento del cuidado multigeneracional se ha extendido para incluir la frase "Club Sandwich Generation", que se refiere al hecho de que en algunas familias, el cuidado puede incluir a miembros de más de tres generaciones.

Cuando regresé a mi casa en el sur de la Florida durante el verano de 1994 para ayudar a mi mamá mientras ella cuidaba de Joe y Helen, pensé que el viaje de regreso a casa duraría dos semanas, como mucho. Planeaba estar allí el tiempo suficiente para ayudar a mamá a tomar algunas decisiones con respecto a mis abuelos, revisar algunos documentos, ofrecer apoyo y regresar a Atlanta, donde vivía y trabajaba como productora de video, preparándome para producir trabajo para las próximas Olimpiadas de 1996. Sin embargo, antes de desempacar mi maleta el primer día de mi visita a casa, las cosas ya estaban en pleno apogeo. Recibimos una llamada de la instalación donde vivía el abuelo. Había estado viviendo en un centro de vivienda asistida desde los diagnósticos de Alzheimer mencionados anteriormente y, recientemente, su comportamiento había cambiado hasta el punto de que se necesitaba más supervisión, y el centro insistió en que lo trasladáramos de inmediato. Mi abuela había sufrido una caída, que combinada con su intensa depresión y derrames cerebrales, hizo que las múltiples visitas al médico necesarias para su cuidado fueran un desafío físico para mamá.

La tercera noche que regresé a la ciudad, acompañé a mamá en un viaje de compras al supermercado para mi abuela y su ayudante de cuidados en el hogar, quien le había dado a mamá una lista de compras a seguir. Mamá me dijo que acababa de ir a la tienda hace poco y que no entendía cómo podían haber comido tanto. Me sentí abrumada por el número de grapas que estas dos mujeres parecían necesitar. Una bolsa de cinco libras de azúcar, una gran bolsa de arroz, diez libras de carne de res, etc, todos los artículos que mamá había comprado no hace dos semanas. Sugerí que pasáramos por el apartamento sin avisar esa misma noche en lugar de esperar hasta la mañana siguiente, como había sugerido el ayudante. Al principio, cuando entramos en el apartamento, pensé que me había equivocado de puerta. Había por lo menos cinco adultos y una docena de niños corriendo por ahí, todos los quemadores estaban cocinando comida y mi abuela se quedó sola en su habitación. Saqué a la ayudante y a su familia extendida del apartamento y nos quedamos con mi abuela hasta que se encontró un reemplazo adecuado. Nuestro primer error como cuidadores noveles fue no hacer una revisión completa de los antecedentes del asistente, al haberla contratado por sugerencia de un amigo de un amigo de la familia. Aunque me he convertido en un defensor del uso de servicios profesionales como una agencia o un registro, se puede encontrar un buen apoyo de proveedores de servicios independientes, si usted aprende a hacer su tarea sin importar la opción que utilice para encontrar apoyo.

El segundo error fue apegarse a un horario de visitas sugerido por el asistente de cuidado en el hogar. No importa cuán cómodo se sienta con el proveedor de servicios en el hogar, usted debe visitarlo en un horario irregular o si eso no es posible debido al cuidado a larga distancia,

pídale a un amigo o pariente local que vigile a su ser querido o que utilice los servicios de un administrador de cuidados local.

Al final de mi visita de dos semanas, mientras mamá y yo estábamos sentadas en el sofá de su casa, agotadas por los constantes desafíos que presentaba el cuidado de los miembros de nuestra familia, me dirigí a ella y le dije: "Sabes, me alegro de haber podido visitarte durante estas dos semanas en particular debido a todo lo que pasó". Me miró con la mirada perdida y me preguntó:"¿De qué estás hablando?" Me di cuenta de que, si bien estas dos semanas representaban una montaña rusa inusual de retos sanitarios, financieros y mentales, para mamá eran sólo unas pocas semanas más en su vida como cuidadora. Regresé a Atlanta el tiempo suficiente para recoger mis pertenencias y regresar a casa por el resto del tiempo. Me había convertido en lo que me gusta llamar el cuidador de un cuidador. Iba a hacer lo que fuera necesario para apoyar a mamá mientras ella ayudaba a hacer que nuestras vidas de parientes fueran lo más cómodas y seguras posible. Unos meses después, después de visitar a mi abuela durante una de sus muchas estancias en el hospital, almorcé en un restaurante de Miami Beach. Delante de mí, en la mesa del restaurante, se esparcieron las montañas de papeleo que tuve que hacer como cuidador. Éstos incluían volantes de la Asociación de Alzheimer, folletos de una variedad de Centros de Vida Asistida y una enorme pila de papeles de seguro. Se me ocurrió que debe haber una mejor manera de organizar esta información para los cuidadores y que ellos merecían toda la ayuda que se pudiera encontrar. Aunque mi experiencia fue en video y cine, parecía que una revista era un mejor medio para crear y distribuir más rápidamente a los cuidadores necesitados. Pero primero, tendría que hacer alguna investigación; era absolutamente imposible que no hubiera ya una publicación de este tipo en el mercado, los banqueros tenían revistas, los fabricantes de pisos tenían revistas; ciertamente ya debía haber una revista disponible para los cuidadores familiares. Durante las siguientes semanas, busqué en todas las bibliotecas y librerías de la zona (esto fue antes de los buscadores de Internet) y no pude encontrar nada.

Por lo tanto, decidimos que si tal publicación era realmente necesaria, tendríamos que crearla nosotros mismos. Fui al centro comercial local y compré una computadora, una impresora, papel y tinta y mantuve los dedos cruzados para poder juntarlo todo. Nunca olvidaré la mirada en la cara de mi mamá mientras llevaba todo este equipo a un dormitorio disponible en su casa, donde íbamos a instalar nuestra primera oficina para la revista Today's Caregiver.

La madre inmediatamente se puso al frente y desde el primer número de la revista, escribió artículos perspicaces, honestos y de apoyo sobre temas que ella sabía que serían de importancia para sus compañeros cuidadores. Francamente, estaría escribiendo sobre temas que ella misma estaba tratando. Incluían temas tales como los desafíos que enfrentaba para conseguir ayuda de otros miembros de la familia, la muerte de su hermano, sus ataques de depresión y el trato con los profesionales médicos. Los siguientes 23 años pasaron volando rápidamente. Durante este tiempo, en mis conversaciones con muchos miles de cuidadores familiares, una cosa se ha vuelto muy clara: los cuidadores familiares no deben permanecer como el chaperón silencioso sentado en la esquina de la sala de examen mientras nuestro ser querido es atendido por su médico. Tenemos una voz que puede ser escuchada y respetada por los miembros del equipo de cuidado de nuestro ser querido. De hecho, debemos aprender a convertirnos en miembros líderes del equipo. Así como los otros miembros tienen trabajo que hacer, también lo tienes tú. El suyo es ponerle un rostro humano a su ser querido; muchas veces, estos profesionales de la salud no están viendo a su ser querido como usted sabe que es. Usted necesita ayudar a recordarles quién es, fue y ha sido su ser querido.

Sobre cómo convertirse en un cuidador intrépido

Observé por el rabillo del ojo mientras un asistente de un cuidador familiar caminaba por el gran salón de banquetes en una de nuestras conferencias de cuidadores intrépidos. Estaba en una misión decidida para llegar a su destino y no se le disuadiría. Y temía que ese destino fuera yo. Este evento se llevó a cabo en nuestra ciudad natal de Fort Lauderdale, donde el primer evento también se llevó a cabo en 1998. Para mí, el eje de los eventos es siempre la sesión de preguntas y respuestas, que suele tener lugar al principio de la agenda del día. Este es el momento en que los miembros de la audiencia pueden hacer cualquier pregunta que deseen a un panel de expertos en atención local y nacional. Estos paneles suelen incluir un trabajador social, un experto en recursos para cuidadores locales, una enfermera y, en ocasiones, un médico y un abogado. Lo más probable es que los panelistas sean capaces de responder a cualquier pregunta que se les plantee. Corría alrededor de la audiencia con un micrófono inalámbrico haciendo todo lo posible para obtener las preguntas de los cuidadores de la audiencia. Francamente, me resulta más divertido durante estas sesiones cuando surge una pregunta que el panel de expertos no puede responder. Me gusta llamarlo el momento de "atascar el panel". No de ninguna manera

para avergonzar a nuestros expertos, sino porque sé de hecho que el otro grupo de expertos en cuidados en la sala estará a la altura de la tarea y responderá con muchas respuestas apropiadas e innovadoras. Los expertos a los que me refiero, por supuesto, son siempre nuestra habitación llena de cuidadores familiares. Y esa es la razón principal del ejercicio de responder a las preguntas de la audiencia en primer lugar, para ilustrar a los cuidadores que el conocimiento no era una calle de una sola dirección, ellos (u otros cuidadores como ellos) ya tenían más respuestas de las que podrían haber imaginado antes de que las preguntas empezaran a fluir en la sesión. Después de que la cuidadora que cruzaba la habitación finalmente me alcanzó, me susurró al oído mientras apunté con el micrófono a otra cuidadora que estaba a punto de hacer una pregunta a nuestro panel de cuidadores. Lo que ella susurró fue esto: "Tengo una pregunta que me parece demasiado estúpida para hacerla en público, así que me gustaría que la hicieras por mí". Vaya, gracias. Rápidamente apunté el micrófono en su dirección y anuncié a la asamblea: "Esta señora tiene una pregunta que hacernos". Había una razón para mi respuesta y no tenía nada que ver con la crueldad.

De hecho, otra cosa que sí sé es que cualquier pregunta que este cuidador que está frente a mí haga, sería conmovedora, apropiada y lo más lejos posible de ser estúpida. Desafortunadamente, la pregunta específica se pierde en la neblina del tiempo, pero siempre recordaré lo que sucedió después. El abogado que estaba sirviendo en el panel de expertos de Preguntas y Respuestas, al escuchar la pregunta, golpeó la mesa y dijo: "He estado esperando toda la mañana a que alguien hiciera esa misma pregunta". La cuidadora se deslizó de vuelta a su asiento sobre un cojín de aire. Mi confianza en mis acciones fue fácil de explicar; en los muchos años que hemos sido anfitriones de las conferencias de Cuidadores Intrépidos y en los miles de correos electrónicos que he recibido de los cuidadores familiares desde el lanzamiento de la revista Today's Caregiver y caregiver.com, nunca he recibido una pregunta tonta o inapropiada de un cuidador familiar. Nunca. Esto nos lleva a la primera regla del Cuidado Intrépido: Cualquier pregunta que tenga como cuidador familiar es importante y merece una respuesta rápida, concisa y con el respeto que merece como miembro del equipo de cuidados de su ser querido.

La verdad es que el papel que desempeñamos los cuidadores en el cuidado de nuestros seres queridos no puede ser exagerado fácilmente. En promedio, un cuidador será responsable de los gastos directos de más de $40,000 al año para cuidar a su ser querido (que sean $47,000 para el cuidado de Alzheimer), y de su propio bolsillo - casi el diez por ciento de su salario anual - perderá más de $600,000 en oportunidades y ascensos durante la vida de su carrera y más del 63% de los cuidadores considerarán que la depresión es la emoción que más comúnmente sienten. Y según un estudio reciente de la Universidad de Stanford, casi el 30% de nosotros morirá antes que nuestros seres queridos.

¿Entonces por qué lo hacemos? La respuesta es simple... no podemos no hacerlo. Es porque nuestros seres queridos nos necesitan. Porque nunca nos preguntamos si había otra manera. Porque es lo que somos. Entonces, ¿ahora qué? ¿Cómo pasamos de ser pareja y cónyuge o hija o hijo dedicado a ser dietista, terapeuta, especialista en seguros, experto médico inmediato, chofer, psicólogo, farmacéutico y especialista en incontinencia? Y mantener nuestra relación con nuestros seres queridos, familias, amigos y vecinos. Sin mencionar nuestros trabajos, que un tercio de nosotros terminamos perdiendo.

Creo firmemente que la manera en que logramos nuestros objetivos como cuidadores es asumiendo un nuevo papel en el trabajo. Eso es lo que yo llamo ser un Cuidador Intrépido. Un cuidador intrépido es un cuidador que entiende que tiene un trabajo que hacer como miembro de pleno derecho del equipo de cuidados de su ser querido. Todos ustedes tienen trabajos que hacer y el suyo es aprender todo lo que puedan sobre la situación de su ser querido y actuar como su defensor.

Usted está ahí no sólo para representar a su ser querido, sino también para ponerle un rostro humano. Este es un papel crucial, no importa cuánto se preocupen, su médico ve por lo menos 25 pacientes al día, su administrador de casos y su terapeuta tienen una carga de casos más grande que nunca, y otros miembros de un hospital o centro de atención probablemente nunca han puesto los ojos en su ser querido. Un cuidador familiar puede ser escuchado en el sistema de salud actual y nosotros podemos ser escuchados. A lo largo de los años, hemos encontrado tres rasgos comunes significativos entre los cuidadores que están siendo escuchados. La primera es que deben creer que pueden marcar la diferencia. En segundo lugar, consideran que su papel en el cuidado de su ser querido es tan importante como el de cualquiera de los cuidadores profesionales. Y tercero, hacen preguntas. Hacen muchas preguntas. Investigan y no aceptan fácilmente un "no" como respuesta. Se convierten en Cuidadores Intrépidos.

Un cuidador intrépido es aquel que hace preguntas a su médico y no descansa hasta que recibe respuestas claras y concisas. Un cuidador intrépido conoce sus derechos sobre el plan de

seguro de su ser querido y puede ejercerlos. Un cuidador intrépido es aquel que sabe cómo encontrar las últimas opciones de tratamiento y presentar una investigación calificada a los miembros del equipo de cuidados de su ser querido. Un cuidador intrépido ES un miembro del equipo de cuidado de su ser querido.

Sin embargo, ¿sabe cuál es el primer paso para tal cuidado? - es cuidarte a ti mismo. Puedo oírte decir mientras lees estas palabras "¿quién tiene tiempo para cuidar de mí, yo paso todo mi tiempo cuidando de él (o ella)? Mi respuesta a eso es, quién cuidará de ti Y de tu ser querido cuando te enfermes debido al agotamiento o simplemente no te cuides a ti mismo. Mira, Job One para cualquier cuidador es asegurarse de que también nos cuiden a nosotros.

Recientemente, en otra conferencia de Cuidadores Intrépidos, ese hecho cobró vida para mí y para todos los cuidadores que asistieron. El evento se llevó a cabo en el condado de Palm Beach, Florida, y el clima estuvo tan cerca de una tormenta tropical como podría estarlo sin que las estaciones de noticias entraran en modo de interrupción de telenovelas. Había roto tres de mis reglas cardinales sobre la organización de estos eventos y son: permanecer al norte en los meses cálidos, al sur en los meses fríos, y evitar la Florida durante la temporada de huracanes. Afortunadamente, hubo una pausa en el clima durante el tiempo en que la gente normalmente llega a los eventos y tuvimos una casa llena de cientos de cuidadores. Justo después de que los aplausos se acabaron después de la sesión del orador del almuerzo, subí al escenario y antes de que pudiera pronunciar una palabra, oí a alguien llorar de la audiencia:"¿Hay un médico en la casa?". No es algo que quieras escuchar en cualquier evento, mucho menos uno que estés organizando. Detuve el procedimiento y me dirigí al centro de la habitación para encontrar a una señora de pelo gris bien vestida que se había desplomado en su silla. No había médicos en la casa pero sí muchas enfermeras y cuando llegué a la mesa, dos enfermeras ya estaban evaluando la situación. La señora mencionó que sentía que se iba a desmayar. Llamamos al 911 y estuvieron allí en cuestión de minutos. Ella estaba en el evento estaba con su esposo, un caballero sentado tranquilamente a su lado que vivía con la enfermedad de Alzheimer, y ella estaba, por supuesto, más preocupada por su cuidado.

Los paramédicos le sugirieron que fuera al hospital con ellos y ella se negó, pero ellos insistieron, diciendo que probablemente sólo recaería una vez que llegara a casa. Les costó mucho conseguir información de ella y finalmente les dijo que tenía un hijo que vivía en la ciudad. Se puso en contacto con él y le aconsejaron que se reuniera con sus padres en el hospital.

Cuando se fue, le dijo a uno de mis asociados que se quedaba despierta preocupada por su esposo toda la noche y que nunca se cuidaba a sí misma.

Algunas de sus amigas la convencieron para que asistiera al evento sabiendo que necesitaba ayuda; pero no estaba dispuesta a aceptar ninguna y esperaba que pudiera aprender algo sobre la importancia de cuidar de sí misma como cuidadora mientras estaba en la conferencia. Creo que todos lo hicimos.

La serie de conferencias Fearless Caregiver comenzó en 1998 cuando quisimos reunir a un grupo de cuidadores familiares y profesionales, así como a defensores locales y nacionales para el día. El difunto actor de televisión Robert Urich fue el orador principal de ese primer evento, habiendo compartido recientemente su diagnóstico de cáncer y su remisión en la televisión nacional. Dos cosas fueron evidentes a lo largo del día, la primera fue que a los cuidadores les encantaba compartir el uno con el otro, y el consejo que tenían que compartir era tan efectivo y apropiado como lo hubiera podido encontrar cualquier profesional con título universitario. Y muchas veces, mucho más. La razón es simple: el cuidador familiar es la persona que cuida a su ser querido las 24 horas del día e intuitivamente crea soluciones para los desafíos que enfrentan diariamente. La otra cosa que era evidente era que los cuidadores con seres queridos con diagnósticos y situaciones de cuidado diferentes podían aprender de las experiencias de los demás.

A modo de ilustración, recuerdo una mesa de almuerzo durante esa primera conferencia con cuatro cuidadores sentados a su alrededor. Su principal preocupación de atención fue (respectivamente) el cáncer de mama, el Parkinson y la enfermedad de Alzheimer. Mientras los escuchaba, se deleitaban con el hecho de que cada uno de ellos traía experiencias diferentes pero poderosas a la mesa. El cuidador cuya preocupación principal era el cáncer de mama habló sobre el manejo del régimen de medicación de su ser querido, el cuidador de Alzheimer compartía sus retos con el centro de cuidados a largo plazo en el que acababa de colocar a su ser querido y el cuidador de Parkinson hablaba sobre las soluciones que había encontrado con respecto a sus seres queridos que aumentaban la movilidad limitada. Las áreas de interés y las habilidades que estos cuidadores trajeron a la mesa del almuerzo fueron únicas y de valor específico para sus compañeros de almuerzo.

Ese grupo de almuerzo trajo a la vida nuestras preocupaciones sobre el desafío que enfrentamos al aislar o "silenciar" a los cuidadores en base a sus principales problemas de salud.

Durante mucho tiempo, los cuidadores fueron segmentados por los tipos de enfermedades o dolencias con las que sus seres queridos estaban lidiando. Conferencias, publicaciones e incluso grupos de apoyo fueron definidos por la enfermedad y no por el individuo. Este hecho había cobrado vida para mí, ya que me pidieron que hablara en una gran variedad de conferencias sobre la atención médica: Cáncer, médula espinal, Alzheimer, Parkinson o incluso esclerodermia. Ciertamente, los problemas médicos eran exclusivos de los diagnósticos, pero después de un tiempo las preocupaciones y las historias de los cuidadores que había conocido en estos diversos eventos no podrían haber sido más similares. Estaban preocupados por la mejor atención para sus seres queridos, tenían preocupaciones financieras, demasiado estrés y muy poca información procesable y apropiada. Pronto, me convertí en una especie de "Johnny Appleseed" de la salud que difundió las ideas y consejos que recibí de estos diversos grupos con los siguientes grupos que conocí, sin importar la enfermedad o dolencia con la que sus seres queridos estaban lidiando. Para otro evento, estuvimos en el Union League Center en el centro de Filadelfia y nuestro orador principal fue el notable Della Reese.

Al final del día, una cuidadora que había estado sentada en silencio la mayor parte del día levantó la mano para hablar. Nos dijo que su madre estaba en el hospital preparándose para la cirugía, pero que sabía que estar con nosotros era demasiado importante para que su bienestar no se lo perdiera. Ella continuó diciendo que era la única cuidadora informal de seis de sus vecinos mayores y que había tenido dos ataques cardíacos en los últimos dos años, así como presión arterial fuera de control. Mientras le pedía que se pusiera de pie y la abrazaba, el público se turnó para aconsejarle que se cuidara a sí misma hasta que un cuidador del otro lado de la sala se levantó y dijo: "Vivo en tu vecindario y, a partir de ahora, no estás sola". Las lágrimas fluían de cada ojo de la habitación. En el evento del año siguiente, estos dos cuidadores y amigos rápidos estaban sentados uno al lado del otro y le contaron a la sala encantada de sus logros en sus respectivos vecindarios durante los últimos doce meses.

Por ejemplo, los cuidadores de las historias anteriores demuestran que nosotros, los cuidadores, debemos aprender todo lo que podamos acerca de la enfermedad o dolencia que nuestros seres queridos están combatiendo, en este caso, el conocimiento realmente es poder, pero también debemos aprender todo lo que podamos acerca de nuestro papel como cuidadores - Un cuidador sin miedo.

El primer acto de cualquier cuidador intrépido es evaluar sus recursos. ¿Hay alguna

hermana, hermano, vecino o servicio profesional que pueda reemplazarlo unas horas a la semana o tal vez un fin de semana cada pocos meses? ¿Sabe qué servicios comunitarios están disponibles para cualquier persona en su situación? ¿Sabes por dónde empezar a buscar? Como dijo uno de los miembros de nuestro grupo de apoyo en internet en caregiver.com, "El cementerio está lleno de gente irremplazable". ¿Quién se hace cargo cuando el cuidador irremplazable se ha ido? Si usted no cree que tiene el derecho de cuidar de sus propias necesidades, es posible que necesite un cuidador usted mismo.

Desafortunadamente, demasiados cuidadores mueren por una combinación de estrés, depresión y mala salud. O bien, nos volvemos incapaces de cuidarnos a nosotros mismos, y mucho menos a nuestro ser querido, dejando sin respuesta una pregunta más amplia sobre el sistema de salud: "¿Quién cuidará tanto del cuidador como del ser querido, cuando el cuidador se enferme?

La buena noticia es que hay un camino para asegurar que su ser querido reciba el mejor cuidado posible sin sacrificar su propia salud. Y eso es adherirse valiente y amorosamente al principio de que cuidarse a sí mismo es la primera tarea.

~

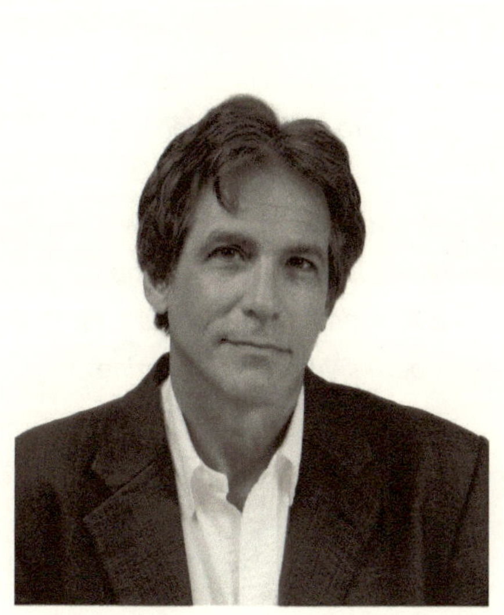

Gary Edward Barg es un destacado orador, escritor y editor en temas de cuidado desde 1995, Gary Barg es fundador y editor jefe de *Today's Caregiver*, la primera revista nacional para cuidadores, y la comunidad original de cuidadores en línea, www.caregiver.com. La revista *Today's Caregiver* y www.caregiver.com combinan información, consejos e historias de lectores con entrevistas a cuidadores famosos como Leeza Gibbons, Rob Lowe, Dana Reeve, Barbara Eden y Debbie Reynolds, entre otros. Gary creó *The Fearless Caregiver Conferences*, con sede en todo el país, que reúne a los cuidadores para compartir sus conocimientos, experiencia y sabiduría. Su libro, *The Fearless Caregiver*, está lleno de consejos prácticos, poesía e historias inspiradoras. Su nuevo libro, *Care-*

giving Ties that Bind (Lazos que unen a los cuidadores) incluye muchas de las más de 150 entrevistas que ha realizado desde 1995.

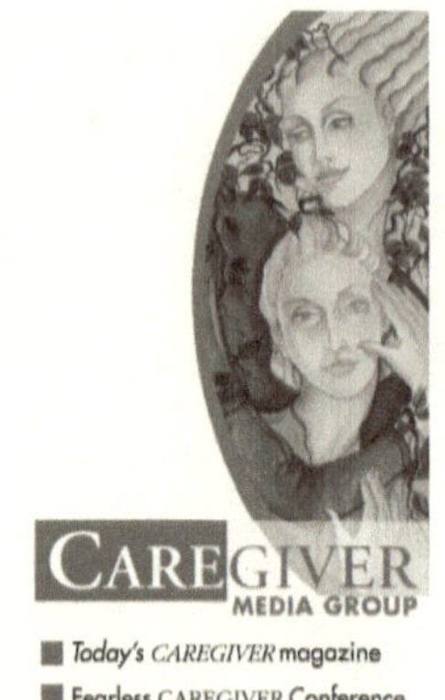

Sus premios incluyen el *Mature Media Award* por escrito, el *Golden Reel Award de la International Television Association* y el *Southern Gerontological Society Media Award*.

Gary es miembro de la Junta de Fideicomisarios de la *Asociación Nacional de Servicios Diurnos para Adultos* y miembro de la Junta de la *Asociación Americana para la Educación de Cuidadores*.

Sus entrevistas incluyen: *The Today Show, Bloomberg Radio Network, Time Magazine, The Wall Street Journal, USA Today, Miami Herald, NPR Diane Rehm Show, Los Angeles Business Journal* y *Parade Magazine*.

23

CÁNCER DE MAMA MASCULINO

SAM RIVERA

Mi nombre es Samuel Rivera, Sam para abreviar, o Sammy como me llama mi familia. Nací el 10 de enero de 1954 en Santurce, Puerto Rico, el menor de cinco hijos y el único hijo. Mi padre siempre le dijo a mi madre que no dejaría de intentarlo hasta que mi madre le diera un hijo. Era una cosa de hombres, mi padre quería que un niño llevara el apellido de la familia, Rivera. Nací una bebé sano de nueve libras; sin embargo, mi madre tuvo que ser hospitalizada porque desarrolló tuberculosis. Debido a la enfermedad de mi madre, y mientras se recuperaba, mi padre nos envió a mis hermanos y a mí a vivir con diferentes miembros de la familia. Sin embargo, cada domingo, se aseguraba de que pasáramos tiempo en familia juntos. La familia era una parte importante de nuestras vidas.

A la edad de cinco años, mi hermana menor, Aury, desarrolló problemas cardíacos. A mis padres se les aconsejó que se mudaran a Nueva York, para que pudiera ser atendida por un especialista. Cuando ella tenía seis años, vinimos a los Estados Unidos y nos establecimos en el Bronx, en la ciudad de Nueva York. Éramos muy pobres, y mis padres lucharon para asegurarse de que tuviéramos un lugar para vivir y comida en la mesa. Mi padre trabajaba como maquinista y mi madre como costurera. El año que nos mudamos a Nueva York, estaba haciendo el payaso en la cocina, caminando con las manos, y accidentalmente golpeé una olla de agua hirviendo, que se derramó sobre mi espalda. Me tuvieron que llevar al hospital de Fordham. Ese mismo mes, mi hermana fue llevada al mismo hospital por una enfermedad cardíaca. Era sordomuda, pero nos comunicábamos con ella a través del lenguaje de signos. Trágicamente, no lo logró. Su muerte fue un momento triste para todos nosotros. Como probablemente ya pueden ver, la vida no era fácil para nuestra familia, pero había una cosa en la que creíamos: Dios no nos dio más de lo que podíamos manejar.

Crecer en el Bronx fue duro. Tuve que aprender a hablar inglés y adaptarme a una nueva forma de vida, que era difícil y desafiante. En los años 70 fue aún más difícil, gracias a la presencia de bandas. Sólo ir a la escuela daba miedo. Después de graduarme de la escuela secundaria, decidí unirme a una de las pandillas más grandes del mundo: El ejército de los Estados Unidos. Me alisté con un amigo de Brooklyn llamado Frankie Silos. Hicimos el entrenamiento básico y el AIT (Advanced Individual Training) para convertirnos en soldados de infantería. Queríamos ir a Vietnam y luchar por nuestro país. Después del entrenamiento básico en Fort Benning, Georgia, con la Brigada de Infantería 197, recibí órdenes de ir al extranjero.

En un examen de rutina, el médico notó una secreción con sangre del pezón izquierdo. Traté de explicar que era porque estaba haciendo ejercicio y desarrollando masa muscular. Después de más pruebas, en septiembre de 1971, me sorprendió saber que tenía cáncer de mama. En negación y avergonzada de tener lo que yo consideraba una "enfermedad de la mujer", discutí con el médico. Pensé que era imposible desarrollar algo que sólo las mujeres podían conseguir. Sólo tenía 18 años. Así que, inventé una elaborada historia sobre ser apuñalado para compartir con la gente, incluyendo a mis amigos. Por supuesto, me negué a hablar de mi necesidad de cirugía con nadie.

Aún negándolo, me dije a mí mismo que era un soldado y un hombre, y que los hombres no deberían estar lidiando con esta enfermedad. Debido a mi diagnóstico de cáncer de mama, califiqué para una baja médica del Ejército. Pero me negué. Quería ser un soldado y servir a mi país lo mejor que pudiera. El 12 de noviembre de 1973, fui dado de baja honorablemente de las fuerzas armadas. Como era demasiado embarazoso, nunca le conté a nadie lo que me había pasado. Cada vez que iba a la playa o en cualquier lugar donde tuviera que quitarme la camiseta, encontraba una manera de cubrir la cicatriz. Hasta el día de hoy, todavía lo cubro.

Varios miembros de mi familia también han tenido cáncer de mama, entre ellos mi abuelo, que murió a los 110 años, una tía y una sobrina. Aprendí que el cáncer de mama no discrimina. Mi primera esposa, ya fallecida, había hecho metástasis en el cáncer de mama en estadio IV, que se propagó a su cerebro. Me enseñó a no tener miedo de hablar de mi lucha contra el cáncer de mama y a ayudar a otros hombres a identificarse con su enfermedad. Siempre la recordaré diciéndome que la belleza viene del interior, no del exterior. Otro miembro de mi familia que fue tocado por el cáncer fue mi hija, Jasmine, que tenía sólo 14 años en ese momento. Su cáncer cervical fue tratado con un procedimiento de congelación para matar las células cancerosas, en lugar de una histerectomía. Gracias a Dios este procedimiento funcionó, haciendo posible que ella tuviera hijos. Siempre doy gracias a Dios por ayudarme en mis luchas.

Ahora estoy jubilado del Memorial Regional Hospital, donde trabajé como Supervisor de Servicios Ambientales y luego como Técnico Superior de Administración de Instalaciones.

Recibí el Premio al Servicio Presidencial por mi trabajo con el Equipo de Respuesta a Emergencias del Cuerpo de Bomberos de Hollywood. Ahora felizmente casado con Carmen, también soy el padre de cuatro hijos adultos: Brenda, Jasmine, Sammy y Samantha, y el orgulloso abuelo de 11 nietos. Me gusta remodelar casas, ayudar a otros y jugar con mis perros y gatos. Con la bendición de Dios, tengo la intención de vivir la vida al máximo, poniéndolo siempre en primer lugar.

Como sobreviviente de cáncer de mama, aconsejo a los hombres que sean proactivos en su propio cuidado. Si sospechan que algo anda mal o que algo no está bien, vayan a ver a un médico. Además, ser positivo y nunca darse por vencido ayuda a lidiar con cualquier resultado adverso. El médico que fue instrumental en el cuidado de mi difunta esposa fue la Dra. Carmen Calfa, una oncóloga. Ella me dio esperanza, cuando yo no tenía esperanza, y me enseñó a lidiar con la situación de haber tenido cáncer de mama, algo poco común entre los hombres. A través de la Dra. Calfa y su personal, aprendí mucho sobre los servicios que están disponibles para aquellos que han tenido cáncer en el pasado o que actualmente están lidiando con él, y con quién hablar sobre ellos.

Este año, me convertí en defensora de una mayor conciencia sobre el cáncer de mama entre los hombres, y participé en el Día del Cuidado del Instituto del Cáncer de Mama. Yo era un modelo masculino, junto con algunas mujeres hermosas y el tema era "Los ángeles de Charlie". Como habrás adivinado, yo era "Charlie" y las damas eran mis "ángeles". También encontré un grupo en Kansas City, llamado *Coalición contra el Cáncer de Mama Masculino*, formado por un joven llamado Bret Miller. Al igual que yo, Bret descubrió que tenía cáncer de mama a la edad de 17 años, pero como era un hombre, fue pasado por alto durante varios años. Afortunadamente, le está yendo bien.

El grupo de Bret me está ayudando a mí y a otros hombres como yo a descubrir más información sobre la enfermedad, incluyendo cómo evitar sentirse avergonzado de contarle a otros su historia sobre el cáncer de mama. También soy miembro del grupo *Cancer Grad Community Quad*. Para promover mis esfuerzos de concientización sobre el cáncer de mama, participo en la caminata *Strive for Breast Cancer* en Fort Lauderdale. Este año planeo organizarlo e invitar a los pacientes y sobrevivientes masculinos de cáncer de mama a caminar junto a mí y a sus familiares y amigos. He encontrado mucho apoyo en los dos grupos a los que me he unido y participar en diferentes iniciativas de concienciación sobre el cáncer de mama masculino también me ha ayudado a comprender cómo los hombres son susceptibles a contraer la enfermedad, tanto como las mujeres. Recomiendo encarecidamente que otros hombres que han tenido o tienen cáncer de mama se unan también a grupos de apoyo de esta naturaleza; es tranquilizador saber que los hombres no están solos en su lucha contra el cáncer de mama.

~

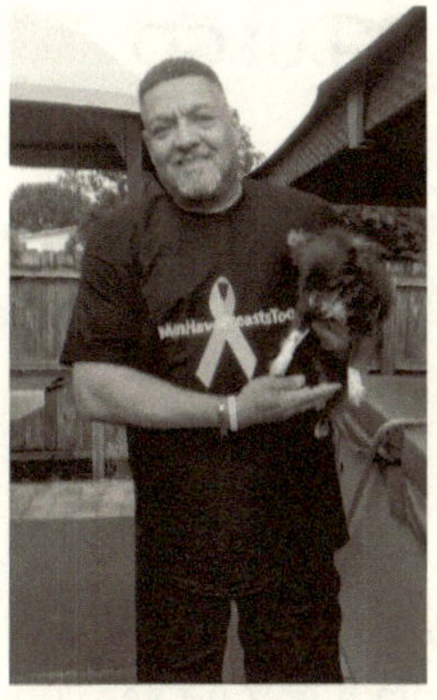

Sam Rivera se retiró del Memorial Regional Hospital, donde recibió el Premio Presidencial al Servicio por su trabajo con el Equipo de Respuesta a Emergencias del Cuerpo de Bomberos de Hollywood. Ahora casado con Carmen, es padre de cuatro hijos adultos: Brenda, Jasmine, Sammy y Samantha. Le gusta remodelar casas, ayudar a otros y jugar con sus perros y gatos. Sam tiene la intención de vivir la vida al máximo, siempre poniendo a Dios primero.

24

LAS HEROÍNAS ARMONIZAN PARA CURAR: ENCONTRÉ MI BULTO Y LUEGO MI VOZ

MARILYN VAN HOUTIN R.N., M.S., C.C.M.

Encontré el bulto mientras me duchaba.

Estaba en lo alto de la pared torácica, firme y atravesando la piel de una manera inconfundible. Pensé que esto tenía algo que ver con las flexiones que había hecho en la piscina esa semana. Mi proceso de pensamiento consciente no me permitiría "ir allí" con pensamientos de que este bulto podría ser canceroso. Técnicamente no estaba en mi pecho, así que eso me guió en mi proceso de pensamiento positivo de que no tenía nada que ver con el cáncer de mama y que simplemente "desaparecería". A los pocos días, pareció crecer. Ahora me estaba preocupando y llamé a mi PCP para una cita la semana siguiente.

Mi médico ordenó una mamografía y anotó el diagnóstico como "masa mamaria". Ahora estaba asustado. Ocho meses antes, me hice una mamografía, que era normal. El informe decía que estaba "fuera del campo", lo que significa que la mamografía no fue lo suficientemente alta. En las mamografías anteriores no se hizo ningún ultrasonido. Hoy en día, un ultrasonido se da gracias a la actriz Joan Lunden (una compañera sobreviviente de cáncer de mama) que habló sobre el tejido mamario denso y la importancia del ultrasonido en conjunto con las mamografías.

Después de ver a mi médico de atención primaria, me hicieron una biopsia. La música *Onward Christian Soldiers* estaba sonando en el centro ambulatorio durante la biopsia, sorprendiéndome y tranquilizándome: Recordé cada palabra de esa canción de la iglesia!

Ahora la situación a la que me enfrentaba estaba entrando en foco y yo estaba oficialmente en la montaña rusa del cáncer de mama. Después de esperar una semana, llamé al consultorio de mi PCP y le rogué que no tuviera que esperar un segundo fin de semana. Estaba ocupado en el trabajo durante la semana y no pensaba mucho en ello, pero durante los fines de semana, cuando no tenía tantas actividades, me preocupaba mucho por los resultados. Le rogué a la secretaria del doctor que hiciera que el doctor me llamara y luego le enviara los resultados por fax.

La llamada nunca llegó, pero el fax sí. Recibí mi diagnóstico por FAX MACHINE! El informe decía: "Carcinoma ductal invasivo, alto grado, triple negativo, necrosis por comedón, negativo para estrógeno, negativo para progesterona, negativo para HER2". Leí los resultados en voz alta a mi asistente de oficina. Cuando me preguntó qué significaba todo esto, admití a regañadientes: "Tengo cáncer de mama". Leyendo el informe una y otra vez, no tenía idea de lo que significaba "triple negativo". Recuerdo que pensaba que el término "negativo" era algo positivo, como suele serlo en medicina. Mis mecanismos de defensa personal me habían impedido creer que posiblemente podría ser cáncer de mama. Nadie en mi familia (que yo sepa en ese momento) lo había tenido nunca, ni tampoco nadie que yo conociera.

Estaba totalmente sorprendido. Me había abstenido de investigar mucho durante esas dos semanas de espera, pero todo eso cambió en cuanto leí el informe de la biopsia en el fax. Me quedé investigando en Internet hasta las 2 a.m. de esa noche, y muchas más noches por venir. Al principio, por miedo, hice exactamente lo que el médico me dijo que hiciera, sin hacer preguntas. Durante mi primera cita con el oncólogo en el Monte Sinaí, lo recuerdo diciendo, "me diste un lugar muy difícil para operar."

El tiempo pasó rápidamente después de mi cuadrantectomía (mastectomía parcial o segmentaria) - la extirpación de aproximadamente un cuarto del tejido mamario, una amplia extirpación de la piel que recubre la piel y del tejido conectivo subyacente. Parecía haber una urgencia por comenzar la quimioterapia de dosis densa, así que inmediatamente me convertí en una especie de experta en cáncer de mama triple negativo (CMNT). Era un fenotipo completamente nuevo; NO es impulsado por las hormonas estrógeno o progesterona ni por la sobreexpresión de la proteína HER2. A diferencia de todos los demás tipos de cáncer de mama, que pueden ser tratados con medicamentos para disminuir las probabilidades de recurrencia, no existen terapias dirigidas para los CMTN.

De hecho, algunos de los médicos sabían muy poco acerca de las características del TNBC. Es extremadamente agresivo, tiende a reaparecer rápidamente, hace metástasis con frecuencia, a menudo está localmente avanzado (generalmente en los ganglios linfáticos cuando se diagnostica) y, en muchos casos, se trata eficazmente con quimioterapia. Como Enfermera Registrada (RN) siempre sentí que "el conocimiento es poder", así que decidí convertirme en una guerrera conocedora. Busqué en Google todos los artículos escritos en TNBC y compartí la información con mis proveedores. A través de PubMed en línea, me inscribí en cada nuevo artículo sobre el tema. Escribí a los médicos y a los autores de la investigación para hacer preguntas específicas. Un médico cogió el teléfono y me llamó al trabajo para preguntarme:

"¿Dónde has visto mi artículo?" No sabía que se había publicado en Internet.

Ahora que tenía el control, transferí mi cuidado a un conocido cirujano de senos de Baptist

Health Systems, mucho más cerca de mi casa. Leí las notas del cirujano de Mount Sinai sugiriendo un "re-corte", pero en su lugar mi nuevo cirujano me aconsejó que considerara una "Disección Total del Nódulo Axilar" (TAND) - la extirpación de todos los nódulos linfáticos - ya que mi nódulo linfático centinela había sido positivo. Este método aseguró que ningún nódulo perdido albergaba células cancerosas, pero también vino con algunos efectos secundarios como 1 en 3 posibilidades de linfedema (hinchazón dolorosa del brazo). Después de que mi médico me dio la opción, opté por el TAND porque quería el enfoque más agresivo. También me reuní con un oncólogo astuto y profesional, quien estuvo de acuerdo conmigo y ordenó un tratamiento agresivo,

régimen de quimioterapia de dosis densa (es decir, cada dos semanas, en lugar de la norma tres). Dado que las células triplemente negativas eran de grado 3 (de rápido crecimiento), yo quería la mejor terapia comprobada y efectiva.

Una semana después de mi primer tratamiento de quimioterapia experimenté un ligero dolor de cabeza en el trabajo. Mi clase de quimio nos enseñó a tomarnos siempre la temperatura con cualquier dolor de cabeza y me sorprendió cuando el termómetro leyó 101.3. Terminé en el consultorio del oncólogo después de horas de trabajo y me llevaron rápidamente a la sala de emergencias cuando mi recuento absoluto de neutrófilos (ANC) y mi recuento de glóbulos blancos tocaron fondo. Después de que mi fiebre subió aún más y se tomaron cultivos de sangre, me diagnosticaron fiebre neutropénica y me internaron en el South Miami Hospital (el único con camas disponibles), donde empecé a temblar incontrolablemente con fiebre alta y a sentirme generalmente miserable.

El momento era muy inoportuno. Al día siguiente, una nueva depresión tropical se intensificó en la tormenta tropical Katrina y se dirigió hacia el oeste, hacia Florida, convirtiéndose en un huracán sólo dos horas antes de llegar a tierra. Las ventanas al otro lado del pasillo de mi habitación en el South Miami Hospital se rompieron y se cortó la electricidad. Mi cama de hospital estaba atascada en la posición vertical y mis antibióticos intravenosos dejaron de gotear.

Cuando llegué a casa, todavía estábamos sin electricidad, pero me di cuenta de lo afortunados que éramos cuando vi lo que el Katrina estaba haciendo en el área de Nueva Orleans. Pensé en otros pacientes de cáncer que podrían estar recibiendo tratamiento y por lo que estaban pasando.

Finalmente, treinta y seis visitas de radioterapia disminuyeron mi sistema inmunológico aún más. Ahí fue cuando supe que tenía que hacer algo.

LLEGÓ ALICE

Siete años después del tratamiento contra el cáncer de mama, mi sistema inmunológico aún no estaba cerca de lo normal. El oncólogo hizo una biopsia de médula ósea, que no mostró ninguna anomalía. Cuando empecé a investigar el sistema inmunológico después de la quimioterapia y la radiación para el cáncer de mama, me atrajeron los artículos que leí sobre el fortalecimiento de su sistema inmunológico para ayudar a mantener el cáncer en la NED (No Evidencia de Enfermedad).

Al mismo tiempo, una interesante y enérgica mujer llamada Alice Billman visitó el grupo de apoyo de Bosom Buddies para hablar sobre el Coro de las Heroínas. Ella describió la misión positiva del coro de mejorar la salud al sanar la mente, el cuerpo y el espíritu a través del aprendizaje del arte del canto coral y la interpretación. Alice nos informó que el canto ayuda a fortalecer el sistema inmunológico y causa nuevas actividades sinápticas del cerebro al aprender a leer y cantar música, mientras memoriza las letras de las canciones. El canto también ejercita los pulmones, tonifica los músculos abdominales y el diafragma, estimula la circulación y nos hace respirar más profundamente. Funciona como muchas formas de ejercicio, forzándonos a tomar más oxígeno, mejorando la capacidad aeróbica y experimentando también una liberación de tensión muscular.

Hace seis años, asistí a la primera práctica de THC (The Heroines Choir). Estaba buscando algo más allá de un grupo de apoyo y quería tratar de fortalecer mi sistema inmunológico para que el cáncer no volviera a aparecer en mi vida. Tuve asma toda mi vida y también esperaba mejorar mi asma y mi respiración, además de las sensibilidades químicas provocadas por la quimioterapia.

Como aprendí más tarde, también hubo un beneficio para nuestra audiencia; pudimos mostrar a las pacientes recién diagnosticadas con cáncer de mama que había "vida después del cáncer". Me impresionó la energía y el entusiasmo del profesor de voz profesional y del fundador y director artístico. Alice fundó el coro después de perder a un querido amigo por esta cruel enfermedad.

La música es quizás la más antigua terapia mente-cuerpo, practicada mucho antes del Yoga, Tai Chi o Qigong. Mirando hacia atrás en la historia, antes de hacer esos ejercicios, la gente cantaba. Inmediatamente sentí una sensación de familiaridad y consuelo en el coro, trayendo de vuelta los cálidos recuerdos de mi infancia de cantar en la escuela y en la iglesia con mi familia musical. Después de la primera práctica, supe que ésta era mi nueva pasión y misión: ayudar a sanarme y ayudar a las sobrevivientes de cáncer de mama a convertirse en *personas que se sienten atrayentes con el* cáncer de mama.

Todos los coros deben hacer calentamiento vocal, pero como Alice es dueña de "Kung Fu Connection", integró apropiadamente el Qigong, el arte chino de respirar, en nuestra rutina. Son movimientos profundos pero suaves que entrenan el cuerpo, la mente y el espíritu. Calman el estado de ánimo en la sala, para que podamos concentrarnos realmente en nuestro tiempo de práctica.

Sólo siete meses después, The Heroines Choir se presentó ante una gran multitud de seguidores y sobrevivientes en Race for the Cure, en el centro de Miami. Cada vez que actuábamos, sentía la enorme emoción endorfínica de estar en el escenario, pero también la emoción y el placer del público, disfrutando tanto de las canciones como de la música.

como nosotros. Vi algo en sus ojos más allá de la emoción; les mostrábamos que no sólo pueden sobrevivir al cáncer de mama, sino también aprender nuevas actividades, prosperar y divertirse de nuevo.

Si usted ha experimentado cáncer y/o quimioterapia, probablemente se esté preguntando cómo memorizamos las letras, melodías y coreografías. El "quimiocerebro" es un efecto secundario real de algunos de los fármacos quimioterapéuticos fuertes utilizados para el cáncer de mama, especialmente el TNBR. La investigación revela que el canto emplea todas las partes del cerebro y ayuda con los problemas de memoria.

De mi propia investigación me enteré de que comenzar una nueva empresa a los 65 años, como cantar en un coro, no era demasiado viejo. Greg Cohen, de la Universidad George Washington, siguió el rastro de un coro de cantantes de alto nivel en Arlington, Virginia, y señaló: "La edad promedio de los cantantes de coro era de 80 años, siendo el más joven de ellos de 65 y el mayor de 96 años. Los datos preliminares muestran que los cantantes sufren menos depresión, hacen menos visitas al médico al año, toman menos medicamentos y han aumentado sus otras actividades".

Ahora me sentía como una jovencita, ¡comenzando esta aventura a mediados de mis 60 años! Y es cierto que aumenté mis otras actividades, como los aeróbicos acuáticos tres veces por semana, sólo porque me sentía mejor y experimentaba menos fatiga.

Observé cómo mi sistema inmunológico volvía gradualmente a la normalidad y esperaba ansiosamente cada CBC (Análisis de Sangre Completo) en el consultorio del oncólogo. Durante mis años con el coro, continué investigando artículos sobre sus beneficios psicológicos, incluyendo la respuesta inmunológica para pacientes con cáncer. Un artículo de 2016 de la Facultad de Medicina del Imperial College de Londres demostró que cantar en

un coro no sólo puede reducir la depresión y la ansiedad, sino también los niveles de hormonas del estrés y mejorar la función inmunológica. En el sur de Gales, se estudiaron cinco coros analizando muestras de saliva y sangre. En los cinco, el canto se asoció con reducciones en el efecto negativo y aumentos en el efecto positivo, junto con aumentos significativos en las citoquinas y todos los productos químicos de "sentirse bien".

Mirando hacia mi séptima década y más allá, empecé a pensar en retirarme. La participación en The Heroines Choir me dio no sólo una nueva confianza para seguir trabajando, sino también una mayor capacidad para "leer" música, emparejar una nota y aprender nuevas letras. Cada nueva experiencia de aprendizaje incluía una variedad de lugares donde cantábamos frente a un público de tamaño pequeño a grande, desde eventos al aire libre contra el cáncer hasta un partido de la NBA Heat, donde tuvimos el honor de cantar el Himno Nacional.

Muchas de nuestras audiencias incluyeron sobrevivientes en varias etapas. Hemos recibido retroalimentación de que no sólo disfrutaron del coro, sino que ahora sintieron que si nosotros podíamos subir al escenario y cantar y bailar durante o después de nuestras experiencias con el cáncer, ellos también podían hacerlo.

Nuestro público encuentra inspirador a The Heroines Choir. No pretendemos ser cantantes profesionales, sólo mujeres comunes y corrientes que han invertido su tiempo en aprender a cantar. Hemos trabajado con mujeres que han tenido cada etapa del cáncer, incluyendo el enojo inicial, la negación y la incertidumbre de qué camino de tratamiento seguir.

Hemos diagnosticado recientemente y las mujeres con cáncer en estadio IV (metastásico). Cuando cantamos en la Comunidad de Apoyo al Cáncer en Miami, una mujer se me acercó después y me expresó su interés en unirse a nosotros. Tuve la fuerte sensación de que estaba cerca del final de su viaje, aunque nunca lo compartió. Su entusiasmo era evidente: nos ayudó a

escribir una canción cuando nuestra directora se iba, tocó con nosotros y tocó la guitarra. Desafortunadamente, falleció poco después. Nos afligimos juntos como grupo y aunque su familia no tenía un servicio, le dedicamos una actuación en uno de nuestros grandes eventos. Siento que el THC hizo una pequeña pero significativa diferencia en sus últimos meses.

Según Patty Mills, Relaciones Públicas del Yankee Maid Chorus en "Music Notes" (Notas Musicales), los beneficios del canto afirman la vida:

- Aumentar el equilibrio, la autoestima y las habilidades de presentación
- Concentración y memoria reforzadas
- Desarrollo de los pulmones
- Promoción de la postura superior
- Comunicación Expresiva Ampliada
- Habla enriquecida con una calidad más agradable
- Cuerpo, mente y espíritu animados
- Capacidad del intérprete para profundizar en la caracterización/actuación
- Estimulación de la comprensión de la prosa y la poesía e interés particular en el significado interior de las palabras
- Mayor capacidad para apreciar el arte de los grandes cantantes
- Efectos Terapéuticos Emocionales y Físicos

Aunque el coro es un grupo de apoyo, nunca discutimos realmente nuestras dolencias y tratamientos; en cambio, usamos el tiempo de ensayo para desafiar a nuestros cerebros quimioterapéuticos con nuevas experiencias de aprendizaje que nos mantienen alerta. Algunos miembros aprenden rápidamente y cantan muy bien, mientras que el resto de nosotros aumentamos nuestros conocimientos con cada práctica, incluso en la ducha y en el coche. Si no nos sentimos preparados para un evento, hacemos "prácticas extra" en mi oficina después del trabajo.

También hemos formado un grupo de "Broadway Buddies" que tiene entradas de temporada para el Arsht Center for Performing Arts para las matinés de los sábados. Hacemos una excursión de todo el día disfrutando de un buen almuerzo juntos. Ya sea para practicar con el coro o para actividades sociales, siempre nos divertimos y reímos mucho. Se nos ofrecen boletos para todos los eventos de la Escuela de Música Frost de la Universidad de Miami y asistimos a muchas funciones universitarias como grupo, ampliando nuestro conocimiento de la música y nuestra amistad.

No hay excusas en el coro. No tenemos audición. Todos los que quieran unirse a nosotros son bienvenidos. Cada uno de nosotros ha tenido su propio camino: hacemos lo mejor que podemos mientras aprendemos una nueva habilidad de cantar juntos en armonía en un mundo inarmónico. Como enfermera titulada, me asombra que cuando cantamos, nuestros corazones empiezan a latir al unísono, sincronizados a través de nuestra respiración y nuestra armonía.

El 15 de mayo de 2018 marcó mis 13 años de CANCERTHRIVER-SARY! Esa es mi propia palabra para expresar lo que siento. No estoy celebrando el cáncer; me estoy regocijando de ser un Sobreviviente/Triver!

He enfrentado mi mortalidad y he encontrado una nueva forma de vida, impulsada por una nueva habilidad, y una nueva apreciación de la vida, con una camaradería como nunca he visto en mis 71 años!

La misión del coro es mejorar la salud y la calidad de vida de los participantes y sus seguidores, a la vez que inspira al público a través del arte del canto coral. En seis cortos años hemos cumplido esa misión y más allá.

La música crea un vínculo especial que va más allá de las palabras y las letras. Las mujeres del coro se convierten en una familia cercana, creando una comunidad de sanación y de esperanza. Nos reunimos los domingos por la tarde en un espacio luminoso y espacioso con una vista maravillosa de las fuentes y jardines del nuevo Instituto de Cáncer de Miami. Próximamente, nos trasladaremos a una "Sala de Música" especialmente diseñada para grupos como nosotros.

El uniforme de The Heroines Choir es llamativo: capas rosas brillantes sobre camisetas negras con el llamativo logotipo de Heroines, que transmiten *poder* y *confianza*. Las capas han sido un gran marcador de tendencias para otros grupos, especialmente como un visual en Miami, donde la brisa sopla con frecuencia.

Como dijo Linda Burrowes, fundadora de *Your Bosom Buddies,* "las mujeres del coro son verdaderamente heroínas y es tan inspirador cómo prosperan después de unirse a The Heroines Choir. La camaradería con otros sobrevivientes y el efecto curativo de la música que cantan es realmente notable".

Los poderes curativos mágicos de la música y el canto han impactado nuestras vidas

profesionales y personales de maneras que ninguno de nosotros se hubiera imaginado. Continuamos aprendiendo, creciendo, actuando y experimentando el poder del canto para sanar, mientras ganamos fuerza, mejoramos la salud y la alegría sin fin.

"La música da alma al universo, alas a la mente, vuelo a la imaginación y vida a todo."

— PLATÓN

Referencias

1. Fancourt, Daisy, Williamson, Aaron, and Carvalho, Livian *Singing modulates mood, stress, cortisol, cytokine and neuropeptide activity in cancer patients* London UK, Tenovous Cancer Care, Gleider House

2. Moss, Hilary, Lynch, Julie and O'Donahue, Jessica *Exploring the perceived health benefits of singing in a choir; an international cross-sectional mixed-methods study,* Perspectives in Public Health, May 2018 Vol 138 No 3

3. Nagarsheth, Nimesh *Music and Cancer, A Prescription for Healing,* Jones and Bartlett 2010

4. Wikipedia, Hurricane Katrina 2005

5. CURE magazine: "Fuel to the Fire" Breast Cancer Special Issue, 2017
6. Kang J, Scholp A and Jiang J, Voice magazine, *A Review of the Physiological Effects and Mechanisms of Singing.*
7. Mills, Patty, *Vocalizing Promotes Well Being* "Music Notes" Fairfield/New Haven January 2000

≈

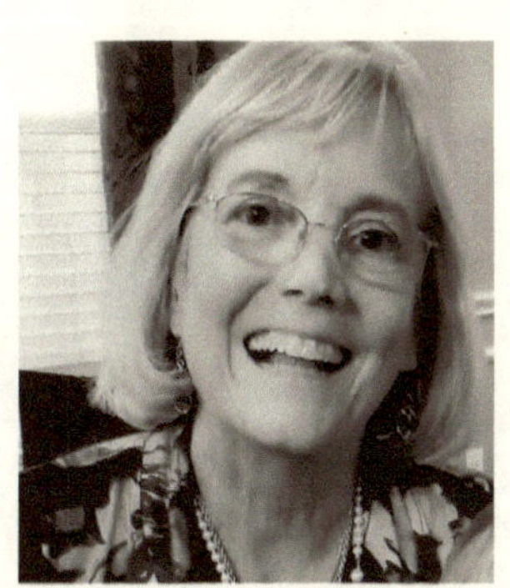

Marilyn Van Houten R.N., M.S., C.C.M. es una enfermera registrada con 50 años de extensa experiencia en enfermería, rehabilitación, defensa y manejo de casos, y una sobreviviente de 13 años de cáncer de mama triple negativo. Ella fundó su compañía de manejo de casos, Rehab Case Management, donde ha ayudado con éxito a rehabilitar a los trabajadores y a los pacientes con lesiones catastróficas durante los últimos 28 años.

Diagnosticada con el tipo más agresivo de cáncer de mama en 2005, se encontró en la senda de investigar no sólo el fenotipo TNBC reciente-mente descubierto, sino que también se convirtió en la Directora Asis-tente del Coro de Heroínas, un grupo de sobrevivientes de cáncer y amigos. Le apasiona mejorar la salud y curar la mente, el cuerpo y el espíritu a través del arte del canto coral.

Recibió el *Premio al Administrador de Casos del Año de la* sección local de CMSA por su defensa de las pacientes con cáncer de mama. Actualmente es miembro de la PFAC (Patient Family Advisory Council) del

Miami Cancer Institute (MCI) y ha formado parte del comité para diseñar el edificio, además de presidir el Comité de Supervivencia.

Como R.N. con certificación nacional de Manejo de Casos y como "thriver/survivor", ella está muy consciente de la importancia de abogar, asesorar y guiar a las pacientes que han enfrentado el cáncer de mama.

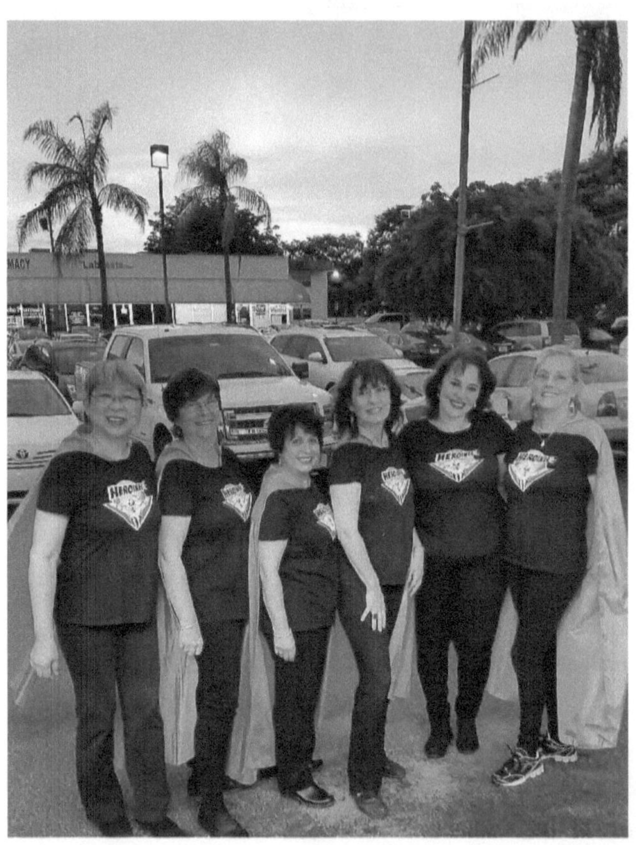

El Coro de las Heroínas.

25

TRANQUILIDAD EN LA PLANIFICACIÓN DE LA MENTE: EL LADO LEGAL DE LAS COSAS

JONATHAN DAVID, ESQUIRE

¿Por qué la necesidad de planificar? (a/k/a "Si no se lo dices, no lo sabrán".)

Sabías que ibas a verlo, así que aquí está... ¡el descargo de responsabilidad legal! A pesar de la gran información y orientación en este capítulo, el autor recomienda encarecidamente que busque el asesoramiento de un abogado competente especializado en planificación patrimonial para redactar los documentos legales a los que se hace referencia en este capítulo, y para comprender sus necesidades. Para más información al respecto, ver las secciones tituladas "Cuentos de advertencia"[o "Historias de guerra" - no se ha decidido - JD].

Su planificación para una eventualidad futura se basa en *hablar ahora*, anticipando un momento en el futuro en el que no podrá hablar por sí mismo. Sin querer sonar demasiado como el autor de una novela de ciencia ficción, piense en sus documentos de planificación como cartas a la gente del futuro, para ser leídas en el momento en que sea necesario.

¿Con quién se está comunicando en el futuro? ¡Cualquiera! Médicos, jueces, familiares, amigos... ¿Y qué les estás diciendo? ¡Cualquier cosa! (casi).

Decirle a la gente a tu alrededor lo que quieres que hagan (o conozcan) incluye:

- Aconsejar a los médicos qué hacer y qué no hacer con usted mientras está en tratamiento;
- Nombrar a una persona de confianza para que administre sus asuntos en caso de que usted no pueda;
- Decirle a un juez a quién quiere que esté a cargo de su *patrimonio*;
- Asesorar a su familia / albacea de la propiedad si desea donar órganos, el tipo de funeral o servicio conmemorativo que le gustaría tener (incluyendo la disposición de sus restos);
- Decirle al juez a quién quiere que cuide de sus hijos menores de edad (si el co- padre no está cumpliendo esa función) y a quién quiere que tenga sus posesiones;
- Pasar la batuta en obligaciones, mantenimiento de su casa y/o negocio, y otros proyectos, para una continuación lo más suave posible: ¿Qué necesitan saber sus sucesores? ¿Ha planeado continuar con el pago de la hipoteca de su casa? ¿Tienes un negocio?

Resumen

Puede haber mucho más de lo que te imaginas (mucho más desorden del que crees, que necesita ser limpiado después de ti). La creación de documentos de planificación adecuados minimizará los problemas y la incertidumbre para quienes manejan sus asuntos cuando usted no pueda hacerlo. Ya sea que los objetos de sus documentos de planificación sean miembros de la familia, amigos, socios comerciales, médicos o un juez testamentario, dejar un registro claro de lo que desea que se haga le ahorrará muchas preguntas, conjeturas, discusiones y problemas.

Más adelante en este capítulo, explicaré lo que es el proceso de *sucesión*, y definiré las palabras "sucesión", "tutela", etc., pero primero, permítanme enumerar y describir algunos documentos de planificación comunes:

Documentos de planificación

Es útil familiarizarse con los vehículos de planificación básicos. Aquí están los documentos más utilizados, con una breve explicación de cada uno de ellos:

Poder notarial: Este es un documento en el que usted (el "principal", en la nomenclatura legal) designa a una persona que puede actuar en su lugar para hacer varias cosas, mientras usted está vivo. La persona a la que usted le designa la autoridad para actuar en su nombre se conoce como su "apoderado legal". Esta persona no tiene que ser abogado. La palabra "abogado" en esta frase simplemente significa alguien autorizado para hablar y actuar en su nombre.

Ejemplos comunes de posibles usos de un poder notarial podrían ser:

- Mi madre firma un poder notarial que me da poder para retirar dinero de su cuenta bancaria. En caso de que quede incapacitada y las cuentas de su casa necesiten ser pagadas, puedo hacerlo por ella;
- Sé que estaré viajando fuera del país el día del cierre de la venta de una casa que poseo, así que firmo un poder notarial que le da específicamente a un amigo mío la autoridad para vender mi casa - para firmar cualquier escritura, factura de venta, declaración de cierre/liquidación, etc., y depositar el dinero en mi cuenta.

Por lo tanto, si hay cosas que usted piensa que puede necesitar hacer (sin intervención de la corte), y usted sabe de un pariente o amigo de confianza que podría encargarse de esas cosas, un poder notarial es un vehículo que puede lograr eso.

Un poder notarial *duradero* se refiere a un poder notarial que específicamente tiene una cláusula que declara que debe permanecer en vigor incluso si la persona que lo firmó queda incapacitada - algo así: "LA EFICACIA DE] ESTE PODER NOTARIAL DURADERO NO SE VERÁ AFECTADA POR LA INCAPACIDAD SUBSIGUIENTE DEL MANDANTE, EXCEPTO EN LOS CASOS PREVISTOS POR LA LEY APLICABLE". Esta cláusula asegura que quien se apoya en el Poder sepa que éste sigue siendo efectivo incluso si la persona que lo otorgó está bajo tratamiento en el hospital, inconsciente o incapaz de actuar por alguna otra razón (aparte de la muerte).

PRECAUCIÓN: ¡Un poder pierde su poder al fallecer la persona que lo otorga! Por esa razón, no puede ser un sustituto de un Testamento de Ley. Ni siquiera permitirá que el apoderado designado retire dinero de una cuenta bancaria después de la muerte del principal.

PRECAUCIÓN #2: Un poder notarial puede ser abusado por la persona a quien se le otorga. Por supuesto, es ilegal que el "apoderado legal" designado utilice el poder notarial para su propio beneficio y/o en detrimento del mandante, pero, lamentablemente, no es infrecuente. Asegúrese de que la persona que usted designe sea de confianza. Algunas personas guardan el poder notarial en un lugar "seguro" en su casa, y le dicen al apoderado dónde se puede encontrar en caso de incapacidad del principal. Siempre y cuando el apoderado tenga acceso a la casa del director cuando llegue el momento, este es un método seguro y efectivo.

Testamento en vida

El "Testamento en vida" es el nombre común para una Directiva Avanzada del Cuidado de la Salud. Es un documento que instruye a los médicos y a los proveedores de atención médica sobre lo que usted hace y lo que no quiere que le hagan en caso de que quede incapacitado y no pueda dar las instrucciones directamente. Ejemplos comunes son: solicitar (o solicitar que los médicos retengan) medidas de mantenimiento de la vida tales como tubos de alimentación y tubos de respiración.

La forma del documento puede variar. A veces un poder incluye la designación de un "sustituto para el cuidado de la salud" - una persona elegida para tomar decisiones médicas en el acto. Si usted sabe dónde es más probable que reciba tratamiento (por ejemplo, en el hospital más cercano o en su(s) médico(s) habitual(es)), lo mejor es que tenga un formulario que reconozca ese hospital en particular. Los departamentos legales de algunos hospitales son quisquillosos con el lenguaje exacto que requieren (posiblemente basado en la reciente ley local que ha evolucionado), aunque cualquier institución debe honrar un poder notarial válidamente ejecutado.

Última Voluntad y Testamento:

Este es un documento, *ejecutado con las formalidades que prescribe la ley de su estado* (el número apropiado de testigos, etc.), para decirle al juez qué hacer con su propiedad, y a quien usted quiere que se encargue de administrar el cobro, mantenimiento y distribución de sus bienes. También puede contener algunas instrucciones o declaraciones de deseo con respecto a asuntos que no son de propiedad, tales como designar quién debe cuidar a sus hijos menores en una situación en la que el co-padre no puede hacerlo. Se pretende que sea un documento formalmente procesado ("legalizado") por el sistema judicial. En ausencia de una *última voluntad y testamento,* cada estado tiene leyes que dictan qué miembros de la familia obtienen qué porción de sus bienes (llamadas "leyes de intestato"). Tal ley podría decir, "el cónyuge recibe la mitad y los hijos comparten la otra mitad", o "si una persona muere sin tener cónyuge ni hijos, entonces el patrimonio es compartido por los hermanos del difunto".

Por qué necesita un testamento:

- **por seguridad:** Cada vez que una persona muere sin un testamento, un paso preliminar es *asegurarse de que **no haya** un testamento*. Es decir, si un juez testamentario pregunta: "¿Estás seguro de que esta persona no tenía testamento? la única manera de estar 100% seguro es revisar todos los efectos personales -libros temblorosos, mirar debajo de los colchones - ese tipo de cosas - hasta que puedas decir con seguridad que "después de una búsqueda diligente, no se puede encontrar ninguna voluntad conocida". Cuando hay un documento firmado, sellado entregado con "Última Voluntad y Testamento" en su cara, el tribunal tiene un claro punto de partida para comenzar sus procedimientos;

- **Designar a la persona o personas que usted desea que manejen sus asuntos** y actúen como su albacea. Los miembros de la familia podrían pelearse sobre quién debería estar a cargo de sus asuntos de sucesión o sucesión;

- **Porque la ley cambia de** vez en cuando, y si usted confía en lo que usted *cree que* es la ley que rige el intestado, puede que no sea la misma en el momento de su muerte. Pero es mejor no dejarlo en manos de una ley que podría cambiar con cada sesión de la legislatura de su estado.

- **Designación de un tutor para su(s) hijo(s) menor(es):** Asegurarse de que la decisión de quién debe criar a su(s) hijo(s) no se deja en manos de una audiencia judicial en la que dos partes de la familia (¡los suegros!) arrojan lodo para convencer a un juez de que son los mejores padres sustitutos que esas personas insoportables del otro lado de la sala del tribunal;

- **Para comunicar cualquier deseo especial:** para sus mascotas, para su funeral, etc. En tales casos, es posible que sus declaraciones de deseo no sean prácticamente ejecutables legalmente, pero usted puede hacer que se conozcan. Por ejemplo, usted puede comunicar cómo desea que se lleve a cabo su funeral, pero para el momento en que el asunto llegue a la corte, es probable que su funeral ya se haya llevado a cabo. En la medida en que las mascotas se consideran "posesiones" ("bienes muebles" en jerga legal), usted puede inventarlos (o legarlos o transmitirlos) en su testamento, pero no necesariamente puede asegurarse de que la persona que los hereda los cuide.

EL PROCESO SUCESORIO

¿Qué es la *legalización de un testamento* y cómo se maneja?

Todos hemos visto la escena clásica en una película: la familia se reúne en la oficina del abogado de la familia y escucha mientras el abogado lee en voz alta el testamento del ser querido. En la vida real esto sucede muy raramente. Por lo general, cuando llega el momento, el testamento del difunto se presenta silenciosamente ante el tribunal y se inicia un procedimiento (conocido como "testamento"). La palabra "testamento" proviene del latín *probatum*, que significa "una cosa probada" (refiriéndose al testamento en sí mismo, que se prueba en la corte Los pasos incluyen:

1. Presentar los documentos al tribunal;
2. Establecer quién tiene derecho a recibir notificaciones de actos judiciales;
3. Nombramiento de la persona más apropiada para actuar como albacea (también llamado a veces el "representante personal") para manejar el caso de la sucesión. Este albacea tiene que informar al tribunal con un inventario de los bienes del difunto, y se encargará de cobrar o pagar las deudas, reunir ("ordenar") los bienes del difunto, vender la propiedad, etc.
4. Determinar a quién se le paga qué;

5. Distribuir realmente los activos a las personas
   adecuadas.

A pesar de que puede ser notariado y parecer tan oficial como un documento puede llegar a ser, un beneficiario no puede simplemente ir a una ᵗᵉʳᶜᵉʳᵃ persona y presentar el testamento para recibir su herencia. Pregúntele a cualquier funcionario del banco si alguna vez una persona (heredero) entró al banco con el testamento y el último testamento de un pariente, preséntelo al funcionario del banco y pídale el dinero al que tiene derecho bajo el testamento. El banco tiene que rechazar al heredero, declarando: "No podemos reconocer esta voluntad como dispositiva (la última palabra). Necesitamos una orden judicial para que le demos el dinero".

Excepciones: No todo necesita la participación de un juez para transferir la propiedad

Dicho todo esto, hay muchos bienes que pasan "fuera de la finca", sin necesidad de un testamento.

Algunas cosas no se consideran bienes patrimoniales: algunos bienes pasan directamente, ya sea por operación de ley o por contrato privado, a otras personas, al ocurrir ciertas contingencias. Algunos ejemplos son:

- cuentas bancarias que designen específicamente a un beneficiario de "pago en caso de fallecimiento" o cuentas que se mantengan conjuntamente con otra persona con derechos de supervivencia;
- Pólizas de seguro de vida que nombran a un beneficiario específico, a
- quien, por contrato, se le paga el beneficio directamente (no a través de la corte);
- bienes raíces (casa o tierra) propiedad de los cónyuges (a veces, ya sea que la escritura lo diga o no), o bienes raíces

con título (escritura) que designe a un propietario
sobreviviente;

- La "propiedad familiar" (por lo general la vivienda
principal de una persona) y otras propiedades con leyes
locales muy específicas acerca de quién la hereda
automáticamente, e incluso puede impedir que una
persona se deshaga de ella a través de un testamento.

Si una póliza de seguro de vida no nombra a nadie como beneficiario (o designa sólo a la persona cuya vida está asegurada como
beneficiario), el asunto debe pasar por un proceso testamentario.
Dado que el beneficiario del beneficiario (la misma persona cuya
vida estaba asegurada) ya no está, ¿cómo puede la compañía de
seguros enviarle un cheque por los ingresos del seguro de vida? En
este caso, el beneficio del seguro de vida se deposita en una cuenta de
patrimonio especial y se trata como parte de los activos totales del
difunto. El tribunal sigue las instrucciones del testamento o de las
leyes locales de intestato para determinar quién debe obtener el
dinero del seguro de vida.

¿Qué es todo este alboroto acerca de la CONFIANZA?

Es cierto que el proceso testamentario (pasar por todos los procedimientos de la corte) puede tomar mucho tiempo, incluso años en
muchos casos. También puede ser costoso en términos de honorarios
de abogados. Por esta razón, la gente trata de idear maneras de evitar
el proceso de legalización de un testamento y el sistema judicial en
conjunto. Uno de esos métodos es un fideicomiso.

Un fideicomiso es un dispositivo (generalmente un acuerdo
escrito) a través del cual una persona posee bienes para el beneficio
de otra persona, con un conjunto de instrucciones sobre qué hacer
con esos bienes. Por ejemplo, el título de su casa podría ser trans-
ferido (firmado o "escriturado") a un *fideicomisario*. Aunque el nombre
del fideicomisario está ahora en la escritura de su casa, se entiende y

se acuerda, en este caso, que el fideicomisario sólo tiene la propiedad para usted. Las instrucciones para el fiduciario pueden ser del tipo: "Si algo me pasa, vende la casa y distribuye las ganancias equitativamente entre mis sobrinos y sobrinas." Dado

que el titular de la propiedad (el fideicomisario) está vivo y autorizado para vender la casa, se puede hacer sin demora que un procedimiento judicial puede ocasionar.

Wow. Eso suena genial. ¿Por qué no todos hacen un fideicomiso?

Sí, un fideicomiso puede prevenir ciertas demoras planteadas por el proceso judicial. Pero esta es la realidad: todo es un arma de doble filo. Por la flexibilidad que uno gana al no pasar por el proceso de sucesión, uno pierde la supervisión de la corte y la transparencia que un procedimiento de la corte da. Además, puede haber inconvenientes, si no se tiene cuidado. Si el acuerdo de fideicomiso (el documento en sí mismo) se pierde, entonces la familia podría terminar con una situación en la que un fideicomisario tiene la propiedad pero no sabe lo que se supone que debe hacer con ella. Y el fideicomiso tiene que ser *financiado* - es decir, el título de los activos tiene que ser cambiado para nombrar al fideicomisario/fideicomisario como el nuevo propietario. A menudo, la gente paga a un abogado para redactar un fideicomiso, pero luego la persona que crea el fideicomiso se olvida de transferir los activos a él. Y por último, pero no por ello menos importante: si su fideicomisario resulta ser poco confiable, usted puede terminar en los tribunales después de todo, cuando ya es demasiado tarde para evitar alguna pérdida.

GUARDIANZA: Las formalidades de la ley para cuidar de aquellos que no pueden cuidar de sí mismos.

Si usted se encontrara incapaz de manejar sus asuntos y no tuviera un apoderado designado (a través de un poder notarial, descrito anteriormente), ni un sustituto para el cuidado de la salud que tome decisiones por usted, podría encontrarse en una situación en la que el tribunal deba designar a un *tutor* para que maneje sus asuntos personales (físicos) y sus finanzas. Su tutor actúa como un padre, asegurándose de que usted tenga lo que necesita, y de alguna manera se pone en su lugar, ya que su tutor (con la aprobación del tribunal) puede hacer negocios y tomar decisiones que usted haría si pudiera.

El proceso legal para lograr el nombramiento de un tutor es, en términos muy generales, la presentación de los documentos apropiados ante el tribunal y una audiencia en el tribunal (después de las notificaciones a todas las personas interesadas) en la que se determina si el posible *pupilo* (la persona a la que se debe proteger o cuidar) necesita o no un tutor. Si se determina que se necesita un tutor, el tribunal tratará de elegir a la persona o compañía de cuidados profesionales más apropiada para desempeñar esa función. Una tutela puede tener un

alcance muy limitado, o el tribunal puede declarar que una persona está completamente necesitada de atención (carece de la capacidad para actuar por sí misma en cualquier grado), en las áreas de cuidado físico personal y/o manejo de asuntos financieros. En los casos en que se nombra un tutor, el tribunal exige que éste presente informes periódicos para asegurarse de que el pupilo está siendo atendido y de que no se está abusando de las facultades que se le han otorgado (incluidas las de gestión financiera).

Algunas jurisdicciones tienen un procedimiento establecido para declarar un "tutor prenecesario". Esto se logra a través de un documento escrito que aclara su preferencia por un tutor para manejar sus asuntos en caso de que usted quede incapacitado (solíamos decir "incompetente", pero esa palabra está mal vista ahora). Es una declaración formal (¡observe todas las formalidades legales requeridas!) y se presenta ante el secretario del tribunal de su condado de residencia. Usted puede tener un poco de paz mental sabiendo que si se incapacita, alguien que usted conoce y en quien confía se encargará de usted.

HACER UN INVENTARIO

En esta sección, enumero algunas de las cosas principales que usted puede considerar, sólo como un punto de partida para la planificación formal, y tal vez para que su abogado lo utilice para ayudar a redactar cualquier documento. La idea es evaluar lo que posee y preguntarse qué piensa hacer con ello. Una vez que haya completado esta tarea de crear una lista, ¡es importante que se la haga saber a alguien de confianza! Su familia y amigos podrían pasar por alto algo si no son conscientes de su existencia.

Activos: Todas las cosas físicas (propiedad personal e inmobiliaria) e intangibles (acciones, cuentas, seguros) que posee.

- Bienes raíces: Asegurarse de que no lo pierda por no haber hecho los pagos de la hipoteca, y decidir qué quiere hacer con él.
- Seguro de vida: Asegurarse de que no caduque; Designación de los
- beneficiarios más adecuados.
- Intereses Comerciales: Haciendo un plan para la operación en su ausencia o sucesión.
- Joyería
- Propiedad Intelectual?

Qué hacer con cada elemento:

- ¿Vender ?
- Regalar en vida (transferencia inter vivos?
- ¿Diseñar ? (es decir, prever en el testamento?)
- ¿Donar órganos?

Deudas

Transferir la responsabilidad de hacer los pagos de la hipoteca (o hacer que un miembro de la familia re-financie). Es una pena cuando una casa entra en una ejecución hipotecaria porque nadie da un paso adelante para ocuparse de eso.

Impuestos

No pierda su casa por falta de pago de impuestos sobre bienes raíces.

¿IRS? Información que sería necesaria para una declaración de impuestos final.

Planes de funeral/entierro:

¿La funeraria preferida?

¿Método de disposición preferido?

¿Quién paga? ¿Cuándo?

Notificación: ¿A quién se le debe notificar sobre su muerte (muchas veces, la familia del ser querido no sabe los nombres de viejos amigos)?

¿Donaciones benéficas en lugar de flores?

¿Qué información debe incluirse en el obituario?

Historias de guerra de un profesional:

En mis años de ejercer la abogacía, me he topado con algunas cosas raras - historias que guardo en mis archivos mentales y que vuelvo a contar para hacer puntos válidos. Aquí están algunas de las narrativas generales para darle un sentido de algunas trampas potenciales:

Pérdida de documentos patrimoniales

Si nadie a su alrededor puede encontrar sus documentos de planificación patrimonial, ¡entonces no sirven de nada! Hay casos en los que la familia encuentra un testamento en un escondite en un momento en el que ya es demasiado tarde - cuando el caso de la legalización de un testamento ya ha terminado hace mucho tiempo. También hay casos, como se mencionó brevemente anteriormente, en los que algunos bienes/activos se ponen a nombre de un fideicomiso, pero luego nadie puede encontrar el Contrato de Fideicomiso que establece lo que se debe hacer con los bienes del fideicomiso.

Algunas personas asumen que el abogado que redacta los documentos de la sucesión conservará un original o una copia de los documentos - de alguna manera comprometiéndose a actuar como depositario - pero este no es necesariamente el caso. Y todo puede pasar incluso con los papeles de un abogado: destrucción en un incendio, enmohecimiento de archivos en una instalación de almacenamiento, etc. Por lo tanto, usted querrá encontrar un lugar seguro para sus documentos, o hacer/guardar múltiples originales para compartirlos con miembros de su familia de confianza.

Si usted tiene una caja de seguridad, ese es un buen lugar para sus documentos importantes, pero no se olvide de *decirle a alguien* cercano a usted que la caja de seguridad existe, y en qué sucursal bancaria. En uno de mis casos de legalización de un testamento, mucho después de que se determinó que no se podía encontrar el último testamento, llegó un correo de un banco, una factura por la renovación anual de una caja de seguridad de la que los parientes más cercanos no sabían nada. Una orden judicial que autorizaba la apertura de la caja de seguridad frente a los testigos (para hacer un inventario del contenido) permitió descubrir que había, de hecho, un testamento en la caja. Afortunadamente no era demasiado tarde en ese caso.

Hágalo usted mismo Última voluntad y testamento

Uno de mis favoritos es la llamada ocasional de alguien que dice: "Acabo de escribir y firmar un testamento. ¿Puedes mirarlo y decirme si está bien?" ¿Necesito decirle que *después de* firmar no es el momento de obtener la opinión de un abogado sobre un documento que tiene efecto legal? Aunque no hay nada necesariamente inválido en un testamento que usted haya redactado por su cuenta, hay suficientes abogados a su alrededor, y es bastante fácil evitar un resultado lamentable.

Los menores de edad consiguen grandes cantidades de dinero a una edad temprana

En mi práctica, he estado involucrado en casos de tutela en los que el menor recibe una suma sustancial, ya sea a través de un seguro de vida de uno de los padres, un acuerdo de una demanda por lesiones personales o una herencia. En tales casos, el tribunal supervisa y protege el dinero del menor, manteniéndolo en una cuenta restringida por el tribunal y exigiendo que se informe anualmente al tribunal de que el dinero sigue ahí, sano y salvo. *Pero estos casos de tutela terminan cuando el menor cumple 18 años*, y el tribunal, por ley, tiene que entregar el dinero al joven menor de edad convertido en adulto, quien puede hacer con él lo que quiera.

En demasiados de estos casos, un joven de 18 años recibe una cantidad de dinero que realmente no sabe cómo manejar. El joven a menudo sopla a través del dinero frívolamente en poco tiempo - en carros caros (a veces más tarde los destroza, sin seguro en su lugar), préstamos a amigos, malas inversiones, o vivir un estilo de vida insostenible...

Para evitar que algo así ocurra, por ejemplo, con el beneficio del seguro de vida que se puede pagar a su beneficiario o beneficiarios menores de edad, un *fideicomiso* es una herramienta útil. En lugar de nombrar a un beneficiario menor de edad en su póliza de seguro de vida, usted nombra **al fideicomiso** como beneficiario. Usted puede entonces tener un acuerdo de fideicomiso que instruye a su fideicomisario a hacer pagos a sus beneficiarios a través del tiempo, con cualquier cronograma que usted pueda prever y establecer, como por ejemplo:

El Fideicomisario pagará al Beneficiario:

- 3.000 por mes mientras el beneficiario está en la universidad
- 10.000 dólares al graduarse de la universidad
- 35.000 dólares al cumplir 23 años de edad
- 50.000 dólares al alcanzar la edad del beneficiario
- El saldo de cualquier fondo remanente al alcanzar el Beneficiario una cierta edad.

El fideicomiso también podría tener términos discrecionales (cosas dejadas a criterio del fiduciario) y podría prever pagos a terceros por la salud y educación del beneficiario.

Historia de Guerra: Confiar en un miembro de la familia para que distribuya los fondos

A veces un cliente me dice que tiene la intención de dejarle una póliza de seguro de vida a un niño, y *que ese* niño la compartirá (dividirá y distribuirá) entre sus hermanos. Esto funciona bien si el niño realmente lo *hace* (dejando de lado cualquier posible consecuencia fiscal para el niño que recibe los fondos). Pero, ¿cómo puede saber si realmente se hará? He tenido casos en los que los miembros de la familia han acudido a mí alegando que el hermano que se suponía debía compartir lo que se le había dado no lo está haciendo. En tales casos, es una batalla cuesta arriba demandar al hermano recalcitrante por negarse a compartir.

CONCLUSIÓN: Mirando hacia el futuro

¿No sería genial si todos tuviéramos una bola de cristal? Uno que pueda predecir con precisión el futuro y nos diga en términos específicos exactamente lo que va a suceder, de lo que tenemos que preocuparnos y lo que se resolverá por sí solo.

Desafortunadamente, ninguno de nosotros tiene una bola de cristal que lo sabe todo; por lo tanto, debemos planear con anticipación. Independientemente de la aparente urgencia de la situación, la creación de un plan ahora es la manera de asegurar que la mayor parte de sus asuntos y deseos se lleven a cabo, y que las complicaciones y la incertidumbre se minimicen.

~

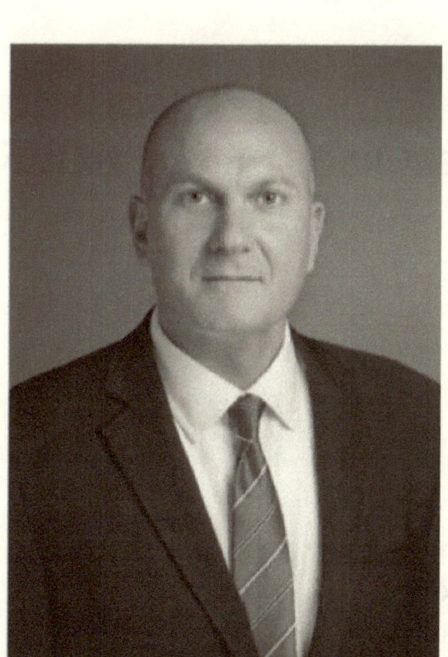

Jonathan Noble David es un abogado y mediador con sede en Miami que se especializa en planificación patrimonial y asuntos de herencia. Nacido en Coral Gables y graduado de la Universidad de Duke (licenciatura) y de la Facultad de Derecho de la Universidad de Miami, el Sr. David ha estado ejerciendo por más de 20 años, y se enorgullece de ser concienzudo, práctico y poseer la habilidad de transmitir conceptos a sus clientes sin usar más jerga legal de la necesaria, y enfocándose en un enfoque más humano de las cuestiones legales. Puede ser contactado en jdavd@southmiamilegal.com. La dirección web de su bufete de abogados es www.southmiamilegal.com

26

RECURSOS DE LA CAMPAÑA

Living Beyond Breast Cancer
10 East Atthes Avenue, Suite 204
Ardmore, PA 19003
Phone - 610-645-4567
FAX - 610-645-4573
http://www.lbbc.org

Living Beyond Breast Cancer, fundada en 1991, es una organización nacional sin fines de lucro dedicada a capacitar a todas las mujeres afectadas por el cáncer de mama para que vivan el mayor tiempo posible con la mejor calidad de vida. Los programas y servicios incluyen:

- Conferencias;
- Teleconferencias;
- Línea gratuita de ayuda para sobrevivientes (1-888-753-5222);
- Sitio web lbbc.org;
- Boletines trimestrales gratuitos;

- Publicaciones para mujeres afroamericanas y latinas;
- Grabaciones;
- Programas de conexión en red;
- Entrenamientos para proveedores de atención médica;
- y la Biblioteca y Centro de Recursos Paula A. Seidman.

1. The Susan G. Komen Breast Cancer Organization
2. http://www.komen.org
3. Young Survival Coalition (YSC)
4. Phone 646-257-3000 - toll free - 1-800-972-1011
5. LympheDIVAS, founded by RachelTroxell http://www.lymphedivas.com
6. FORCE (Facing Our Risk Of Cancer Empowered)
7. http://www.facingourrisk.org/index.php
8. Positively Pat - founder Patricia San Pedro www.postivelypat.com
9. Facebook Link of Hope Sistas Support Group www.facebook.com **Note:** This is a private group; use the search feature on Facebook to look it up and request to join.
10. American Cancer Society http://www.cancer.org
11. Beatriz Amendola, M.D. Innovative Cancer Institute http://www.innovativecancer.com/oncologist/beatriz-e-amendola-md-pa

EPÍLOGO

Querida vida,

A medida que me acerco a mi cumpleaños número 64, donde muchos contemplan la jubilación y al cual otros no tienen el privilegio de llegar, pienso en envejecer y hacia dónde se dirige mi vida. Nunca pensé que llegaría a esta edad. Recuerdo el día que cumplí los 13 años pensando en lo genial que fue llegar a ser una adolescente. Fue un momento divertido en la vida, cuando todos jugaban juntos y no había teléfonos celulares ni computadoras. A través de los años, he experimentado un aborto espontáneo y una histerectomía, y he perdido ambos senos, a mi padre y a mi hermano, debido al cáncer. Sin embargo, me doy cuenta de que todavía tengo mucho por lo cual estar agradecida, incluyendo a las personas asombrosas de mi vida. Doy gracias a Dios y a todos ustedes que han apoyado mi trabajo como defensora y han estado ahí para mí siempre que he tenido crisis. Estaré eternamente agradecida. Doy la bienvenida a mi próximo cumpleaños el 6 de julio y espero celebrarlo con mis amigos cercanos a quienes considero mi familia.

Con amor y gratitud, Cindy

9 780578 557465